医学影像危急值备忘录

主　编　刘怀军　解　朋　王文燕
　　　　张　岩　田　欣　李　英

科　学　出　版　社

北　京

内 容 简 介

本书是系统阐述医学影像危急值的参考书,全书分5章,前4章为全身各部位影像危急值,第5章为体内医用内置器影像危急值。每一部分,先阐述X线、CT、MRI的图像阅读、报告描述、测量数据等重要基础知识,然后详细阐述各部位相关疾病的危急值。本书采用以典型病例为引导的写作方式,便于读者在生动的病例中,掌握复杂多样的危急值。本书提出了与危急值相关的关键问题,讲述了医学影像学医师在诊疗中的业务责任,讲述了临床医师在影像检查方面需要了解的内容,从而使医学影像学医师能够针对临床需要全面掌握相关实用技能。

本书适用于医学影像学医师、临床医师、医院管理和质量控制与质量保证工作人员。

图书在版编目 (CIP) 数据

医学影像危急值备忘录 / 刘怀军等主编. —北京:科学出版社,2021.2
ISBN 978-7-03-067775-4

Ⅰ. ①医… Ⅱ. ①刘… Ⅲ. ①影像诊断—研究 Ⅳ. ①R445

中国版本图书馆CIP数据核字(2021)第003864号

责任编辑:高玉婷 / 责任校对:郭瑞芝
责任印制:赵 博 / 封面设计:龙 岩

科学出版社出版

北京东黄城根北街 16 号
邮政编码:100717
http://www.sciencep.com

三河市春园印刷有限公司 印刷

科学出版社发行 各地新华书店经销

*

2021 年 2 月第 一 版 开本:787×1092 1/16
2021 年 2 月第一次印刷 印张:21
字数:490 000

定价:156.00 元
(如有印装质量问题,我社负责调换)

编者名单

主　　审　武柏林　杨冀萍　殷小平

主　　编　刘怀军　解　朋　王文燕　张　岩　田　欣　李　英

副 主 编　吴亚兰　李　静　高国栋　王佳宁　刘　燕

编　　委　（按姓氏笔画排序）

丁思萱（河北医科大学影像学院）

马燕山（石家庄市中医院）

王　勇（河北医科大学第一医院）

王小峰（渭南市中心医院神经外科）

王文燕（河北医科大学第二医院）

王玉君（河北省秦皇岛北戴河医院）

王立新（河北医科大学第二医院）

王在然（河北医科大学第二医院）

王佳宁（河北大学附属医院）

王颖杰（河北医科大学第二医院）

尹华旭（河北医科大学第二医院）

石建成（北京大学第三医院延庆医院）

田　欣（河北医科大学第二医院）

史朝霞（河北医科大学第二医院）

冯平勇（河北医科大学第二医院）

冯旭然（河北医科大学第二医院）

邢　舜（天津医科大学）

刘　燕（河北医科大学第二医院）

刘怀军（河北医科大学第二医院）

刘海霞（河北省唐山市工人医院）

闫昊月（河北医科大学影像学院）

李　达（华北理工大学）

李　英（河北医科大学第二医院）

李　娜（辛集市第一医院）

李　晖（华北理工大学附属医院）
李　静（唐山市妇幼保健院）
李东雪（中国医学科学院北京协和医院）
李淑静（河北医科大学第一医院）
李雅晴（河北医科大学第三医院）
杨　飞（河北北方学院附属第一医院）
杨　桦（河北医科大学第二医院）
杨海庆（河北医科大学第二医院）
杨新宇（河北省唐山市工人医院）
吴亚兰（河北省儿童医院）
杨冀萍（河北医科大学第二医院）
张　岩（河北医科大学第二医院）
张　聪（河北医科大学第二医院医学影像）
张　霞（河北省儿童医院）
张雪松（河北医科大学第三医院）
张寅丰（河北医科大学第二医院）
陈　静（河北北方学院附属第一医院）
武柏林（河北医科大学第二医院）
季泽强（河北医科大学第一医院）
周立霞（河北医科大学第二医院）
孟令惠（河北医科大学第三医院）
郝　清（河北医科大学影像学院）
南成睿（河北医科大学第二医院）
钱东旭（河北医科大学第二医院）
殷小平（河北大学附属医院）
高　铎（河北医科大学第二医院）
高志红（河北医科大学第二医院）
高国栋（河北医科大学第二医院）
郭素敏（河北省胸科医院）
梁　莹（解放军总医院第三医学中心）
隋　鑫（河北医科大学第三医院）
解　朋（河北医科大学第三医院）

前　言

　　医学影像学危急值报告制度，是医院管理工作中的重要制度。什么是危急值？哪些病需要报告危急值？哪些征象属于危急值？危急值都有"值"吗？这些"值"的意义又是什么？这些内容在实际工作中又应该如何掌握？笔者认为：所谓的医学影像学危急值，有的可以用测量方法获得某些器官或组织结构的数据值，并以平均值作为诊断参考和依据。但是，有些疾病的"危急值"，又不能靠测量的数据值来描述，这种"值"其实是这位患者当前的医学影像学表现，可能需要报告给临床医师（首诊医师），提请对本病的征象加以权重，防止在检查和搬运过程中发生次生损伤，如脊柱骨折伴有脊髓损伤；脑动脉瘤破裂后又可能发生对侧脑半球或其他脑血管破裂出血；严重的肋骨骨折；舟状骨腰部骨折等。这些情况应该注意，工作做到提前量，患者就会受益。

　　危急值，首先应重在危急二字，有时"值"是"死"的，而医学思想是"活"的。危急值同时也是一种概念，在实践中急患者所急。笔者曾遇到过：某患者因为腹痛、恶心、周身无力而急诊，在给予腹部透视时，发现腹主动脉下端右侧壁搏动较邻近动脉壁弱，其他并未发现异常征象，经与急诊医师沟通后，给予临床关注和治疗，最后证实为动脉夹层。另一例以胸闷3小时急诊者，拍胸部X线片发现主动脉增宽，纡曲程度较重，降主动脉左缘不锐利，随即透视下观察该处动脉壁搏动弱，并在报告中描述了这个征象，后来以大动脉夹层收住院治疗。这些情况也可以算作"问题"，提出问题加以解决，就是某种意义上的"危急值"。因为，这些问题第一时间得到了关注，所以就可能防止了次生损伤或其他急性损伤事件的发生与发展。

　　本书以问题的提出，达到加深注解的目的，提出了就本病而言的医学影像学医师的责任问题，这个责任正是临床医师迫切想了解的内容，因为这些内容信息对治疗方案的优化特别重要，也很急。所以，医学影像学医师在诊断报告中所描述的内容就应该是临床医师要知道的内容。

　　以上所叙，仅是笔者认为的医学影像学危急值，当然了，很多学者已经总结和报道了诸多疾病的医学影像学危急值，并在临床工作中发挥了非常重要的作用，做出了很大贡献。本书只是从另外一种视角叙述了一些病例的危急值，仅供大家参考，希望得到大家的批评与指正。

河北医科大学第二医院

刘怀军

2020年8月

目　　录

第1章　头颈部影像危急值 ·· 1

第一节　X线图像阅读 ·· 1

一、颅骨正常X线检查报告描述的基础知识 ············· 1

二、颅骨异常X线检查报告描述的基础知识 ············· 2

三、眼耳鼻咽喉正常X线检查报告描述的基础知识 ····· 4

四、眼耳鼻咽喉异常X线检查报告描述的基础知识 ····· 5

第二节　CT图像阅读 ·· 5

一、颅脑CT图像阅读 ··· 5

二、垂体CT图像阅读 ··· 6

三、颞骨岩部CT图像阅读 ·· 7

四、眼眶CT图像阅读 ··· 7

五、鼻旁窦CT图像阅读 ·· 7

六、颈部软组织CT图像阅读 ····································· 8

第三节　MRI图像阅读 ·· 8

一、颅脑MRI图像阅读 ··· 8

二、垂体MRI图像阅读 ··· 8

三、内耳道、颞骨岩部MRI图像阅读 ························· 9

四、眼眶MRI图像阅读 ··· 9

五、鼻旁窦MRI图像阅读 ·· 9

六、颈部软组织MRI图像阅读 ··································· 9

第四节　头颈部典型病例及危急值 ······························· 10

一、脑动静脉畸形伴卒中 ··· 10

二、脑内转移瘤（多发或单发转移） ··························· 14

三、多发性硬化活动期、进展期 ································· 19

四、出血性、静脉性脑梗死伴静脉窦血栓 ····················· 22

五、颈内动脉夹层及脑卒中 ······································ 29

六、大脑中动脉闭塞 ··· 30

七、动脉瘤破裂蛛网膜下腔出血 ································· 31

八、继发性眼眶蜂窝织炎 ··· 33

九、慢性中耳乳突炎合并胆脂瘤及颅内脓肿 ………………………………… 35

十、脑皮质出血性挫裂伤 ………………………………………………………… 38

十一、硬膜下血肿 ………………………………………………………………… 40

十二、脑囊虫病 …………………………………………………………………… 42

十三、小儿缺氧缺血性脑病 ……………………………………………………… 44

十四、脑室分流术后继发感染 …………………………………………………… 48

十五、高血压脑出血 ……………………………………………………………… 51

十六、脑轴索损伤 ………………………………………………………………… 53

十七、颅骨骨折伴硬脑膜损伤 …………………………………………………… 55

第2章 胸部影像危急值 ……………………………………………………………… 58

第一节 X线图像阅读 …………………………………………………………… 58

一、胸部正常X线检查报告描述的基础知识 ………………………………… 58

二、常见胸部异常X线报告描述的基础知识 ………………………………… 59

三、循环系统正常的X线报告描述的基础知识 ……………………………… 63

四、循环系统异常X线报告描述的基础知识 ………………………………… 64

第二节 CT图像阅读 …………………………………………………………… 65

一、胸部CT图像阅读 ………………………………………………………… 65

二、心脏CTA图像阅读 ……………………………………………………… 67

第三节 MRI图像阅读 …………………………………………………………… 69

胸部器官MRI图像阅读 ……………………………………………………… 69

第四节 胸部典型病例及危急值 ………………………………………………… 72

一、心肌缺血 …………………………………………………………………… 72

二、肺脓肿 ……………………………………………………………………… 74

三、肺水肿 ……………………………………………………………………… 76

四、张力性气胸 ………………………………………………………………… 79

五、气管与支气管异物 ………………………………………………………… 82

六、支气管断裂 ………………………………………………………………… 85

七、外伤性纵隔血肿 …………………………………………………………… 87

八、胸部外伤伴肋骨骨折 ……………………………………………………… 90

九、新生儿肺炎 ………………………………………………………………… 93

十、血管炎伴肺泡出血 ………………………………………………………… 96

十一、特发性肺间质纤维化肺大疱伴感染 …………………………………… 98

十二、肺动脉栓塞 ……………………………………………………………… 100

十三、癌性肺淋巴管炎 ………………………………………………………… 106

十四、肺及颅脑隐球菌感染 …………………………………………………… 109

第3章　腹部、盆腔影像危急值 ········· 111

第一节　X线图像阅读 ········· 111
一、泌尿系统正常X线检查报告描述的基础知识 ········· 111
二、泌尿系统异常X线检查报告描述的基础知识 ········· 112
三、子宫输卵管造影正常X线检查报告描述的基础知识 ········· 113
四、子宫输卵管造影异常X线检查报告描述的基础知识 ········· 113
五、腹部正常X线检查报告描述的基础知识 ········· 113
六、腹部异常X线检查报告描述的基础知识 ········· 115

第二节　CT图像阅读 ········· 120
一、女性盆腔CT图像阅读 ········· 120
二、男性盆腔CT图像阅读 ········· 120
三、上腹部器官CT图像阅读 ········· 121
四、肝脏CT图像阅读 ········· 122
五、胰腺CT图像阅读 ········· 123
六、肾脏CT图像阅读 ········· 124
七、肾上腺CT图像阅读 ········· 125

第三节　MRI图像阅读 ········· 125
一、女性盆腔MRI图像阅读 ········· 125
二、男性盆腔MRI图像阅读 ········· 125
三、睾丸MRI图像阅读 ········· 126
四、上腹部器官MRI图像阅读 ········· 126
五、肝脏MRI图像阅读 ········· 127
六、肾脏MRI图像阅读 ········· 127
七、肾上腺MRI图像阅读 ········· 128

第四节　腹部、盆腔典型病例及危急值 ········· 129
一、肠系膜上动脉栓塞 ········· 129
二、门静脉栓塞 ········· 131
三、门静脉炎 ········· 134
四、溃疡性结肠炎 ········· 136
五、急性胰腺炎 ········· 140
六、特发性腹膜后纤维化 ········· 144
七、肝脏、肾脏及肾上腺外伤 ········· 148
八、新生儿食管闭锁 ········· 153
九、先天性幽门肥厚 ········· 155
十、先天性十二指肠闭锁 ········· 157

十一、先天性小肠闭锁 ……………………………………………… 159

十二、先天性肛门闭锁 ……………………………………………… 160

十三、小儿肠套叠 …………………………………………………… 162

十四、消化道异物 …………………………………………………… 164

十五、尿道异物 ……………………………………………………… 178

十六、胃石、肠石 …………………………………………………… 180

十七、肾囊肿 ………………………………………………………… 185

十八、肾、输尿管结核 ……………………………………………… 190

十九、前列腺癌 ……………………………………………………… 193

二十、腹腔膀胱破裂 ………………………………………………… 195

二十一、输卵管炎伴卵巢囊肿 ……………………………………… 199

二十二、卵巢囊肿蒂扭转坏死 ……………………………………… 202

二十三、子宫肌瘤蒂扭转 …………………………………………… 204

二十四、异位妊娠破裂 ……………………………………………… 206

二十五、外伤性十二指肠血肿 ……………………………………… 208

二十六、急性阑尾炎 ………………………………………………… 211

二十七、儿童腹部创伤 ……………………………………………… 213

二十八、食管癌侵及奇静脉系 ……………………………………… 224

二十九、小儿消化道发育不良及疾病 ……………………………… 226

第4章　四肢、脊柱影像危急值 ……………………………………… 240

第一节　X线图像阅读 …………………………………………………… 240

一、骨与关节正常X线报告描述的基础知识 ……………………… 240

二、骨与关节异常X线报告描述的基础知识 ……………………… 241

第二节　CT图像阅读 …………………………………………………… 246

一、颈椎CT图像阅读 ……………………………………………… 246

二、胸椎CT图像阅读 ……………………………………………… 246

三、腰椎CT图像阅读 ……………………………………………… 246

第三节　MRI图像阅读 ………………………………………………… 246

一、颈椎MRI图像阅读 …………………………………………… 246

二、胸椎MRI图像阅读 …………………………………………… 247

三、腰椎MRI图像阅读 …………………………………………… 247

四、颞下颌关节MRI图像阅读 …………………………………… 248

五、肩关节MRI图像阅读 ………………………………………… 248

六、肘关节MRI图像阅读 ………………………………………… 248

七、腕关节MRI图像阅读 ………………………………………… 248

八、髋关节 MRI 图像阅读 ······ 248

九、骶髂关节 MRI 图像阅读 ······ 249

十、膝关节 MRI 图像阅读 ······ 249

十一、距小腿关节和距下关节 MRI 图像阅读 ······ 249

第四节 四肢、脊柱典型病例及危急值 ······ 252

一、肩关节脱位 ······ 252

二、肩锁关节损伤 ······ 254

三、寰枕脱位 ······ 256

四、寰椎骨折伴寰枢椎关节不稳 ······ 264

五、创伤性枢椎前滑脱（杭-曼骨折） ······ 268

六、Chance 骨折 ······ 272

七、两侧椎小关节脱位伴胸椎屈曲滑脱 ······ 273

八、锁骨骨折 ······ 274

九、尺骨鹰嘴骨折 ······ 275

十、孟氏骨折 ······ 277

十一、舟状骨骨折 ······ 278

十二、月骨脱位及月骨周围脱位 ······ 280

十三、Bennett 骨折 ······ 282

十四、Rolando 骨折 ······ 283

十五、髋臼骨折 ······ 285

十六、Malgaigne 骨折 ······ 287

十七、胫骨平台骨折伴有半月板损伤 ······ 290

十八、Jones 骨折 ······ 291

十九、Lisfrancs 骨折 ······ 293

二十、足关节三踝骨折 ······ 295

二十一、距骨外侧突骨折 ······ 297

二十二、幼年特发性骨关节炎 ······ 299

二十三、类风湿寰枢椎关节炎 ······ 302

二十四、腰椎间盘突出症合并马尾神经综合征 ······ 305

第5章 体内医用内置器影像危急值 ······ 307

第一节 MRI 特殊检查技术 ······ 307

一、颅脑动脉 MRI 检查技术 ······ 307

二、颅脑静脉 MRI 检查技术 ······ 310

三、肾动脉 MRI 检查技术 ······ 310

四、骨盆和下肢血管 MRI 检查技术 ······ 311

五、磁共振胰胆管造影技术（MRCP） ………………………………… 311

六、颈动脉MRI检查技术 ………………………………………………… 311

第二节 体内医用内置器典型病例及危急值 …………………………… 312

体内医用内置器医学影像学评估 …………………………………… 312

第1章

头颈部影像危急值

第一节　X线图像阅读

一、颅骨正常X线检查报告描述的基础知识

（一）颅骨正位像主要显示的影像描述

1.颅缝的描述　颅缝均呈锯齿状低密度影。矢状缝居中线两顶骨之间。人字缝由矢状缝下端向两侧下外方走行。冠状缝与人字缝平行位于颅骨顶端边缘部。颅缝正常宽度不超过2mm，于30～50岁时闭合。但可有正常变异：额缝正常2周岁闭合，约有5%的人终身不闭合，居额骨中线呈垂直线状。

缝间骨：X线表现为后囟及人字缝之间的多余骨块，数目不定，形态不整齐，本身无临床意义，但应同颅骨骨折相鉴别。

2.蛛网膜粒压迹的描述　X线表现为蛛网膜压迫内板而形成的轮廓不整齐，但较清楚的密度减低区，常对称地位于额顶骨中线两旁4cm范围内。本身无病理意义，但有时应与颅骨破坏等病理状况相鉴别。

3.岩骨及内听道的描述　X线摄片显示于眼眶内，两侧对称。岩骨尖密度较低。内听道位于岩骨中部呈横行的管状透明影，内听道口呈向外凸的弧状影。内听道宽径最大为10mm，平均为5.5mm。两侧相差不超过3mm，宽于对侧3mm以上的一侧可考虑异常。

4.眶下裂的描述　X线摄片显示于两侧眼眶内的上部，其两侧裂隙大小可不对称。如一侧显著扩大或边缘不清楚时，应考虑有病变的存在。

5.大脑镰钙化斑的描述　X线表现为居中线呈带状或三角形致密影，如系脑膜瘤所致时，还可引起邻近脑组织水肿和脑质受压征象。

6.正常头颅额枕位（Towne位）的描述　X线摄片可显示枕骨的全貌、枕骨大孔的全部或半部，以及两侧颞骨的岩骨结构，特别是内听道及两侧乳突清楚可见。人字缝及矢状缝也可清楚显示。

（二）颅骨侧位像的放射学描述

1.颅骨壁结构的描述　颅骨诸组成骨形态与结构如常。颅骨分为内板、外板及板障三层。内板、外板显示为致密的高密度阴影，与长骨的皮质相似。外板较内板厚。中间的板障则显示为小颗粒状稍低密度影。颅骨壁的厚度随年龄的增长而有所改变。儿童较薄，密度低。成人额骨及顶骨较厚，约为5mm，有时可达1cm。颞骨

鳞部及颅后窝较薄，为2～3mm。

2.颅缝的描述 冠状缝居前，位于额骨与顶骨之间，自下而上呈锯齿状线形低密度影。人字缝居后，位于顶骨与枕骨之间，呈"人"字形稍低密度影。枕乳缝为人字缝向下延续的骨缝，骨缝密度稍低。

3.颅骨脑回压迹的描述 为大脑脑回压迫颅骨内板而形成的圆形或椭圆形低密度影。在4～10岁脑发育快时，脑回压迹较明显。2岁前和成人则不太显著。当前可比对CT、MRI图像进行综合诊断。

4.颅骨血管压迹的描述 X线表现为脑膜动、静脉压在内板上所致的透明沟状低密度影。脑膜中动脉压迹位于冠状缝后面，从颅底棘孔入颅，向上向后延伸，分前后两支。脑膜中静脉与脑膜中动脉并行，其透明沟影较宽，走向较直且多无分支。板障静脉显示为网状或星状密度减低区，粗细不匀，无一定走向，不受颅缝限制。硬脑膜内的静脉窦显示为宽阔、边缘整齐而不分支的长条形密度减低影。位于枕骨后部向前伸展的为横窦，由该条状影弯曲向下，位于岩骨后方的部分即成为乙状窦。临床应用时应注意与线样骨折区分和骨折线是否波及血管压迹。

5.颅底 X线表现为三个颅窝排列呈梯形，呈前高后低。颅前窝由额窦至蝶骨小翼。颅中窝由蝶骨小翼至蝶鞍背部。颅后窝由鞍背至枕骨内壁。

6.蝶鞍的描述 X线表现为蝶鞍位于颅中窝，其正常形态有圆形、卵圆形、扁平形三种。其中以卵圆形常见。蝶鞍前缘为鞍结节及前床突，后缘为鞍背及后床突，中间向下面的凹面为垂体窝，又称为鞍底。鞍底即为蝶窦的顶部。其大小常用径线表示，正常成人蝶鞍前后径

为7～16mm（平均为11.7mm），深径为7～14mm（平均为9.5mm）。

7.松果体钙化斑的描述 侧位X线片示松果体位于距鞍背后方及上方各约3cm处，呈圆形或卵圆形轮廓清楚的小斑片状致密影，直径一般小于0.5cm。10岁以下儿童少见。

二、颅骨异常X线检查报告描述的基础知识

1.颅骨穹窿部骨折的描述 根据骨折线的X线表现，大致可分为三种。

（1）线形骨折：表现为边缘锐利、走向较直、长宽不等的线条状密度减低影。需与血管沟影、颅缝等相区别。后者为边缘不锐利，有分支及锯齿形态。

（2）粉碎性骨折：为颅顶诸骨多处断裂，有碎骨片分离、陷入或重叠，骨折线交错。

（3）凹陷骨折：为颅骨板全层向内凹陷，骨折线多不规则或呈环状，常摄切线位片以确定骨片凹入的深度。其表现为凹入深度超过0.5cm者，需手术复位。儿童乒乓球形骨折也为凹陷骨折的一种，仅颅板向内凹而不断裂。

2.骨折线跨过脑膜中动脉的描述 X线表现为骨折线穿过颅板上的血管压迹，可以撕裂血管产生颅内出血。此种描述常能提示临床医师注意，此时应加做头颅CT，了解头颅内血肿情况，以此征象作为放射学危急值处置。

3.骨折线延伸入颅底的描述 常见于颅顶骨的线形骨折向颅前窝、颅中窝或颅后窝延伸所造成的联合骨折。若骨折线通过鼻旁窦、中耳及乳突，应在报告中提示临床医师注意可导致颅内的感染。

4.颅骨化脓性骨髓炎的描述

（1）急性期：X线表现为颅骨溶血状破坏。

（2）慢性期：X线表现为大片状骨质增生、硬化，多以内板为重。骨质增生区内可有小无效腔及砂粒样或小条形死骨。

（3）愈合期：X线表现为骨质增生硬化，密度均匀，脓腔消失，死骨吸收，破坏区内重新出现正常的板障结构。

5.颅骨结核的描述　一般以额骨、顶骨颅缝附近为好发部位。X线表现如下：

（1）局限型：可见单个或多个边缘整齐、清楚的穿凿样骨破坏，破坏区周围有骨硬化，可有细小死骨形成或称"纽扣"样死骨。

（2）弥漫型：可见广泛的骨质破坏，如鼠咬状，又称为葡萄状骨破坏，可延及邻近颅骨，常伴有骨质增生。

6.颅骨多发性骨髓瘤的描述　X线表现为多发性圆形或卵圆形、大小不等、边缘清楚的骨质破坏区。破坏区周边缺乏硬化，无骨质增生及骨膜反应。其为骨髓的原发恶性肿瘤，常伴脊柱、肋骨、盆骨等处骨质破坏。

7.颅骨转移性肿瘤的描述　溶骨型X线表现为单有骨质破坏，形成缺损区，无新骨生长。增生型一般发展比较缓慢，X线表现可有骨质增生。

8.颅内压增高的典型X线表现　根据颅内压增高的原因可分为两类：颅内病理肿块（包括肿瘤、血肿、脓肿）的占位常伴脑组织水肿；脑脊液循环受阻而致脑积水。

颅内压增高的X线表现如下：

（1）颅缝分离或增宽：是诊断婴儿颅内压增高的主要征象。颅缝分离以冠状缝明显，矢状缝、人字缝均可累及。判断颅缝分离的标准为4周岁以后在颅骨侧位X线片上颅缝不应超过2mm。

（2）蝶鞍的改变：早期主要表现为后床突和鞍背的骨质吸收，晚期引起蝶鞍扩大，以前后径扩大为主且多见，是诊断成人颅内高压的重要征象。

（3）脑回压迹显著：由于颅内压增高，颅骨内板普遍受到脑回的压迫，使颅骨内板压迹数目增多加深，呈圆形或椭圆形密度减低模糊影。值得注意的是，正常脑回压迹随年龄、个体的不同而有很大的差异，故只能作为诊断时参考。

颅骨一般性萎缩变薄。此种征象只在颅内高压晚期才出现，表现为颅骨骨质普遍吸收，骨板变薄，密度减低。

9.颅内肿瘤钙化的X线表现特征　脑膜瘤的钙化多位于颅腔的外围，钙化呈砂粒状、球形和结节状。一般以砂粒状为其特殊形态。颅咽管瘤的钙化多位于鞍上区，显影率占75%，钙化呈零星小点聚集成堆或呈蛋壳状，临床上多见于儿童。如果颅内出现条带状钙化，多为深部少枝胶质瘤。如果在松果体区出现直径大于1cm的钙斑，患者又系儿童，则多为松果体瘤。儿童颅后窝出现钙斑时多为室管膜瘤。

10.颅内血管病变钙化的X线表现特征　动脉硬化的钙化其形态常与血管的外形相似。出现在颈内动脉的虹吸部，呈弧形或平行的双弧影。

斯特奇-韦伯综合征（Sturge-Weber综合征，脑面血管瘤病）的钙化常可刻画出脑回的形态。

海绵状血管瘤钙化常在蝶鞍骨附近及颅后窝等处，呈小点状钙质沉着阴影。

11.颅内炎性病变钙化的X线表现特征　结核性脑膜炎钙化的形态多呈多数细小的斑片状，分布在蝶鞍上部的基底池或外侧裂等处。结核瘤的钙化形态常呈弧形蛋壳状或分叶状不规则影，可局限于一处或数处。儿童多为颅后窝的炎性病变钙化。慢性脑脓肿发生的钙斑表现为不规则的块状影，钙化部位不定。

12.松果体钙斑的移位　松果体钙斑为颅内正常生理钙化，居颅中线。颅内占位性病变时可借助它的位置改变来推测病变的部位。头颅正位片上如松果体钙斑偏于一侧2mm以上，即可提示对侧大脑半球有占位病变。侧位X线片上如系额区占位病变，可使其向后向下移位。其向下移位明显时，可为顶区病变。其向上移位，可为颞区占位病变。其向前移位为枕叶占位病变。

13.占位性蝶鞍的几种类型

（1）鞍内占位型（鞍内肿瘤型）：肿瘤位于鞍内，直接压迫可使蝶鞍呈球形扩大，鞍背竖起抬高变直，后床突可有破坏变薄，鞍底下凹，前床突少有变化或变尖。多见于垂体瘤、脑膜瘤、垂体脓肿等。

（2）鞍旁占位型：肿瘤位于蝶鞍一侧时，使同侧蝶鞍骨质受压破坏吸收，可出现双鞍底，伴有蝶鞍扩大和前床突上翘或消失。常见于三叉神经节瘤、颈内动脉瘤。

（3）鞍上型：由于肿瘤压力，后床突早期骨质被吸收破坏，鞍背变短或消失，蝶鞍扩大呈扁平形，以宽口向上。常见于颅咽管瘤、脑膜瘤、星形细胞瘤等。

（4）蝶鞍附近侵入病变型：颅底恶性肿瘤侵入蝶鞍可引起骨质吸收破坏。常见于鼻咽癌、脊索瘤等。

14.内听道扩大及压迫性骨质吸收　X线表现为患侧内听道扩大（较正常侧扩大3mm以上），骨质破坏呈宽度不等的缺口，缺口的底部指向内耳，岩锥尖端可以保存。常见于听神经瘤，为发生在内听道内听神经远端鞘膜细胞的肿瘤。

15.颅缝过早闭合产生的头颅畸形的X线表现　矢状缝早闭伴顶缝早闭，产生舟状头，即前后径过长。冠状缝早闭伴人字缝闭合，产生短头畸形，伴颅后窝缩短，窝底加深。矢状缝及冠状缝均早闭，产生尖头畸形。所有颅缝早闭则产生小头畸形，伴脑发育障碍，同时可出现颅内高压。

三、眼耳鼻咽喉正常X线检查报告描述的基础知识

（一）乳突

1.乳突侧位X线片（Sclluller位）的描述　X线表现在颞颌关节后方有类圆形透光影，为内、外耳道及鼓室重叠影。锥上缘轻度隆凸部为鼓室盖（即脑板）。距外耳孔后缘1～2cm处的弧形线影为乙状窦（侧窦）前壁。脑板与侧窦前壁汇合即成硬脑膜角（窦硬膜角）。侧位可观察乳突气化类型及乳突有无重要解剖变异。常见变异的X线表现如下：

（1）乙状窦前位：X线表现为乙状窦前壁距外耳道后壁的距离小于1cm者。

（2）鼓室盖低位：正常鼓室盖的位置在眶下缘与外耳道上缘连线上方0.5～1cm处，低于此值即为低位，表示硬脑膜位置低。

（3）导静脉高位：导静脉连于乙状窦与头皮窦中部，如位于上1/3处则为高位。

以上三种变异，平时无临床意义，但手术时应注意勿损伤，故在书写X线检查报告时必须给予提示。

乳突气化类型的X线表现如下：

（1）气化型：蜂窝较大，气化良好，大多数正常乳突属此型。

（2）硬化型：无气化蜂窝，乳突骨质密实，一般视为病理表现。

（3）混合型：为气化型及硬化型的混

合表现。

2.乳突轴位（Mayer位）的描述　此位置主要观察乳突窦及外耳道的正常解剖结构，对诊断胆脂瘤有帮助。X线表现为椎体长轴呈直立状，颞颌关节位于外下方。关节下方为外耳道前壁，外耳道呈喇叭形透光区，外耳道内后方的稀疏透光区为乳突窦（即鼓窦）。

（二）鼻旁窦

鼻旁窦柯氏位（Caldwell位）：此位置主要观察额窦、前组筛窦的解剖与病变。X线表现为额窦呈扇形分房状，周围由一层薄的致密骨围绕，分界清楚。其窦内透光度应与眼眶相仿，后组筛窦投影于上颌窦内。

鼻旁窦瓦氏位（Water位）：此位置主要观察上颌窦、筛窦的解剖与病变。X线显示全部窦腔，各窦腔显示清楚。

鼻旁窦侧位：各窦腔均可显示清楚。蝶窦轮廓清晰，毗邻关系明确、清楚。

四、眼耳鼻咽喉异常X线检查报告描述的基础知识

（一）常见乳突病变的X线表现的描述

1.慢性中耳乳突炎　X线表现因乳突小房内的黏膜与鼓室、乳突窦（鼓窦）黏膜连续，慢性炎症刺激使房壁骨质增生硬化，骨质密度增高。气化小房密度增高或呈边缘性增高，外耳道与内耳道均可有相关性改变。

2.胆脂瘤型中耳乳突炎　胆脂瘤型中耳乳突炎为慢性化脓性中耳炎发展过程中一种常见而重要的并发症。好发部位是上鼓室、乳突窦入口及乳突窦，一般发生于硬化型乳突。X线表现为骨质破坏呈圆形或卵圆形透光区，边缘光滑且有骨质硬化反应。大型胆脂瘤可破坏鼓室盖和乙状窦前壁，引起颅内并发症。

（二）常见鼻旁窦病变的基本X线表现的描述

1.窦腔密度普遍性增高　常见于感染后黏膜肿胀、充血渗出。黏膜增生肥厚，骨白线增厚或模糊。

2.窦腔密度局限性增高　表现为圆形或不规则的软组织块影。如有积液，坐位X线片有时可见液平面。常见于囊肿、息肉、肿瘤。

3.窦腔周围呈环形密度增高　X线表现为肥厚的黏膜呈环形与窦壁平行，为慢性炎症有纤维变时的表现，多见于上颌窦。

4.窦腔扩大　X线表现为窦腔扩大，窦壁光滑呈蛋壳状改变。常见于黏液囊肿及良性肿瘤的占位、肿胀，为压迫周围窦壁所致。

5.窦腔缩小　可见于骨纤维异常增殖症、发育不良、黏膜增厚等所致鼻旁窦窦腔容积变小，密度增高。

6.窦腔骨壁密度增高　见于慢性炎症时骨质的增生硬化。

7.窦腔骨壁密度减低　因疾病而使骨质疏松脱钙、密度减低，骨壁边界不清。

8.窦腔骨质破坏　X线表现为骨质的锐利边缘中断、缺损或虫蚀状改变。窦腔内密度增高，窦腔失去常态。常见于肿瘤。

第二节　CT图像阅读

一、颅脑CT图像阅读

重要的测量数据

1.正常CT值　　　白质　　皮质

*平扫（平均值）　　39Hu　　32Hu

*增强（平均值）　　41Hu　　33Hu

（每个数值的偏差 ±2Hu）

皮质和白质之间的CT值相差约7Hu。

2.脑室的大小

（1）侧脑室体部指数：B/A＞4为正常。

（2）侧脑室前角：（Monro孔水平）

1）40岁以下：＜12mm。

2）40岁以上：＜15mm。

（3）第三脑室的宽度

1）儿童＜5mm（婴儿稍宽）。

2）60岁以下成人＜7mm。

3）60岁以上成人＜9mm。

（4）眼静脉的宽度：3 ～ 4mm。

（5）视神经（轴位）

1）眼球后节段：5.5mm±0.8mm。

2）最狭窄的位置（约在眼眶中央部位）：4.2mm±0.6mm。

（6）眼球的位置：眼球的后缘在颧骨间线后9.9mm±1.7mm处。

3.垂体　矢状重组图像中垂体的高度：3 ～ 8mm。

注释

在以下情况标准有变化，妊娠期可高达12mm；青春期女性可达10mm，男性可达8mm。

4.内耳道　5 ～ 10mm（平均为7.6mm）；两侧相差应该在3mm之内，但要注意窗口技术的选择。

眼眶横断面上，眼球显示为一中等密度的环，即"眼环"，也称为"巩膜色素环"。环内可见低密度玻璃体和高密度晶状体。

内听道：形状可分为①直管形（内听道各部差异1mm内，占51%）；②烧瓶形（内端口径至少1mm以上，占30%）；③纺锤形（中部膨大至少1mm以上，占19%）。

桥小脑角池：位于岩骨后上方；上界为小脑幕，内界为小脑和脑干，是脑桥池向两侧的延伸，并向上与环池及四叠体池相通，并经四脑室的侧孔与脑室相连。

注释

此节内容要特别提示对第三脑室的影像学识读，因为脑中央区、中间部及半球病变均可以最早先导致第三脑室的形态学异常，稍不注意，易漏诊。笔者的经验是观察第三脑室形态大小时，还应注意了解第三脑室边缘是否锐利，边缘变模糊时，有医学意义；观察脑垂体图像时，要注意扫描方法的选择，如矢状位、冠状位重建图像不如矢状位、冠状位扫描图像质量好。

二、垂体CT图像阅读

如果需要用CT观察蝶鞍及垂体情况，建议加做冠状位、矢状位扫描，这样更利于补充横断面的不足，从而更好地了解该部位的病理、生理变化。

重要的测量数据

1.垂体

（1）高度（在正中冠状面）：3 ～ 8mm。

注释

在以下情况时标准有变化。

*妊娠期：可高达12mm。

*青春期：女孩可达10mm，男孩可达8mm。

（2）宽度（在冠状面上的横向长度，分娩年龄的女性）：12.9mm±1.6mm。

冠状面上垂体的面积（高度×宽度，

分娩年龄的女性）：$93mm^2 \pm 1.6mm^2$。

2.视交叉

（1）冠状位：宽度为 9 ～ 18mm；高度为 3 ～ 6mm。

（2）轴位：宽度为 12 ～ 27mm；厚度为 4 ～ 9mm。

3.垂体柄 ＜4mm。

注释

笔者提示观察垂体病变时，是否存在微小腺瘤应该作为精准观察指标，一般情况下，无论外形大小，只要垂体边缘有局限性隆凸或局灶性密度不均匀时，均应高度怀疑小腺瘤存在。有时哪怕垂体高度＞8mm时，如边缘平直，也不能确定垂体瘤存在。

另外，此层面上还应仔细地观察鞍上脑脊液池的形态与密度和毗邻关系的异常结构变化。正常时，鞍上池常呈六角星形。前角为大脑前纵裂池后缘，后角为脚间池前缘，两侧其余各两个角分别由外纵裂池和桥小脑角池前缘组成，也有人呈五角星形变异。

三、颞骨岩部CT图像阅读

重要的测量数据

内耳道 5 ～ 10mm，左右侧之间的差异约为3mm。

四、眼眶CT图像阅读

重要的测量数据

1.眼球直径

（1）轴位

右：$28.6mm \pm 1.2mm$。

左：$29.4mm \pm 1.4mm$。

（2）矢状位（重组）

右：$27.8mm \pm 1.2mm$。

左：$28.2mm \pm 1.2mm$。

2.眼球的位置 后缘位于颧骨间线后 $9.9mm \pm 1.7mm$。

3.视神经（轴位）

（1）球后段：$5.5mm \pm 0.8mm$。

（2）最狭窄的部位（约在眼眶中间部分）：$4.2mm \pm 0.6mm$。

4.眼静脉

（1）$1.8mm \pm 0.5mm$（轴位，4mm的层厚）。

（2）$2.7mm \pm 1mm$（冠状位）。

5.眼肌

（1）上直肌：$3.8mm \pm 0.7mm$。

（2）斜肌：$2.4mm \pm 0.4mm$。

（3）外直肌：$2.9mm \pm 0.6mm$。

（4）内直肌：$4.1mm \pm 0.5mm$。

（5）下直肌：$4.9mm \pm 0.8mm$。

6.泪腺 少于1/2的腺体位于颧骨额突前方。

五、鼻旁窦CT图像阅读

此部位的CT扫描图像因其解剖结构复杂而在阅读时需更科学地优化窗口技术参数，否则会影响某些信息的识读。要注意鼻骨的形态与位置，有时鼻骨的线样骨折需要有冠状位和矢状位图像相参照。

观察鼻旁窦时，要注意窦壁骨白线的连续性与完整性，是否有中断和增厚，白线下方的软组织影有无增厚。筛窦板较薄，应调整成适当的骨窗观察，注意骨折。

重要的测量数据

1.额窦 高度为 1.5 ～ 2cm。

2.蝶窦 宽度为 0.9 ～ 1.4cm。

3. 上颌窦

（1）宽度约为2cm。

（2）高度约为2cm。

六、颈部软组织CT图像阅读

重要测量数据

1. 椎前软组织

（1）咽后部：1.7mm±0.7mm。

（2）舌后部：6.0mm±1.1mm。

（3）气管后部：8.4mm±2.5mm。

2. 上呼吸道管腔（正常呼吸）

（1）喉部入口（舌骨水平）：19mm±4mm。

（2）声门：21mm±4mm。

（3）气管：17mm±3mm。

（4）甲状腺的大小

1）长度：3.6～6cm（重组）。

2）宽度：1.5～2cm。

3）深度：1～2cm。

3. 血管的管径（甲状腺水平）

（1）颈总动脉：6～10mm。

（2）食管：壁厚3mm。

注释

颈动脉测量时，要注意观察管壁有无局限性变薄或增厚，增厚的壁内侧面是否光滑。同时，要测量血管的腔对腔径线和壁对壁径线，综合判断有无血管病变的斑块及判定斑块稳定性。

第三节　MRI图像阅读

一、颅脑MRI图像阅读

重要的测量数据

脑室大小

（1）侧脑室中央部（体部）指数：B/

A＞4为正常。

（2）侧脑室前角（Monro孔的水平）

1）40岁以下：＜12mm。

2）40岁以上：＜15mm。

（3）第三脑室的宽度

1）儿童＜5mm（婴儿稍宽）。

2）60岁以下的成人＜7mm。

3）60岁以上的成人＜9mm。

（4）眼静脉的宽度：3～4mm。

（5）视神经（轴位图像）

1）球后段：5.5mm±0.8mm。

2）最狭窄的位置（约在眼眶中央部位）：4.2mm±0.6mm。

（6）眼球的位置：眼球后缘位于颧骨间线后9.9mm±1.7mm处。

（7）内耳道：5～10mm；左右相差不超过3mm。

（8）垂体：矢状面垂体的高度为3～8mm。

注释

正常大小变化如下。

妊娠期：可达12mm。

青春期：女性为10mm，男性为8mm。

二、垂体MRI图像阅读

重要的测量数据

垂体

1. 矢状径

（1）男性和绝经后女性：＜8mm。

（2）分娩期间的女性：＜10mm。

2. 矢状面的高度　3～8mm。

注释

在以下时期正常尺寸的变化。

妊娠期：可达12mm。

青春期：女性为10mm，男性为8mm。

3. 垂体柄　＜4mm。

4.视交叉

（1）冠状位：宽度为9～18mm；高度为3～6mm。

（2）轴位：宽度为12～27mm；深度为4～9mm。

三、内耳道、颞骨岩部MRI图像阅读

重要的测量数据

1.内耳道　5～10mm，平均为7mm。

2.左右内耳道的差异　约3mm。

四、眼眶MRI图像阅读

重要的测量数据

1.眼球直径

（1）轴位：右侧为28.6mm±1.2mm。

　　　　　左侧为29.4mm±1.4mm。

（2）矢状位：右侧为27.8mm±1.2mm。

　　　　　　左侧为28.2mm±1.2mm。

2.眼球的位置　后缘位于颧骨间线后9.9mm±1.7mm。

3.视神经（轴位）

（1）球后段：5.5mm±0.8mm。

（2）最狭窄的点（约在眼眶中间部分）：4.2mm±0.6mm。

4.眼肌

（1）外直肌：2.9mm±0.6mm。

（2）内直肌：4.1mm±0.5mm。

（3）上直肌：3.8mm±0.7mm。

（4）斜肌：2.4mm±0.4mm。

（5）下直肌：4.9mm±0.8mm。

（6）上睑提肌：1.75mm±0.25mm。

5.眼静脉

（1）1.8mm±0.5mm（轴位图像，层厚4mm）。

（2）2.7mm±1mm（冠状位图像）。

6.泪腺　少于1/2的腺体位于颧骨额突前方。

五、鼻旁窦MRI图像阅读

重要的测量数据

1.额窦　1.5～2cm。

2.蝶窦　宽度0.9～1.4cm。

3.上颌窦

（1）宽度约为2cm。

（2）高度约为2cm。

六、颈部软组织MRI图像阅读

重要的测量数据

硬腭枕大孔线（Chamberlain线）：硬腭后缘和枕骨大孔后缘的连线。

*齿状突顶部不超过硬腭枕大孔线1mm±6.6mm。

1.椎前软组织

（1）咽后部：1.7mm±0.7mm。

（2）舌后部：6.0mm±1.1mm。

（3）气管后部：8.4mm±2.5mm。

2.上呼吸道管腔（正常呼吸状态下）

（1）喉部入口（舌骨水平）：19mm±4mm。

（2）声门：21mm±4mm。

（3）气管：17mm±3mm。

（4）甲状腺的尺寸

1）长度：3.6～6cm。

2）宽度：1.5～2cm。

3）深度：1～2cm。

3.血管管径（甲状腺水平）

（1）颈总动脉：6～10mm。

（2）食管：壁厚3mm。

第四节　头颈部典型病例及危急值

一、脑动静脉畸形伴卒中

▶病例1：男性，29岁，于2天前出现头痛，无明显诱因起病，呈持续性，伴恶心、呕吐，呕吐物为胃内容物，未见咖啡色样物质及鲜血，自觉双下肢麻木，伴视物不清，无视物旋转、无言语障碍等。CT示：右侧枕叶脑出血（约13ml）伴周围脑组织水肿，建议治疗后复查（图1-1）。

手术过程：可见脑动静脉畸形位于右侧枕叶，脑动静脉畸形由大脑后动脉多支供血，有2支引流静脉较粗大，引流至矢状窦，沿动静脉畸形周边分离，离断供血动脉及畸形静脉，颈矢状窦处脑表面可见一丛引流静脉汇入矢状窦。

肉眼所见：脑组织一块，大小为3.8cm×2.5cm×0.7cm，切开边缘可见一直径2cm的红褐色区，质软，余组织呈灰白淡褐色，质软。

病理诊断：右枕脑组织内见畸形扩张的血管伴出血，符合动-静脉畸形。

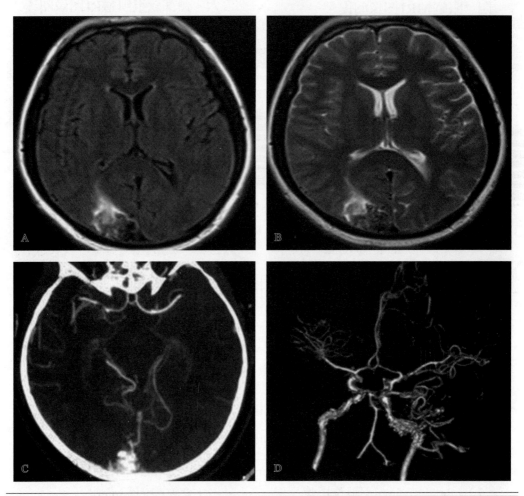

图1-1　A.头MRI FLAIR横断面；B.头MRI T$_2$横断面；C.头CTA MIP成像；D.头CTA 3D图像。头MRI检查可见右侧枕叶急性期脑出血（约13ml），并可见血管畸形。头CTA图像显示右侧大脑后动脉分支畸形

▶病例2：男性，7岁，骑自行车摔伤头部，精神萎靡伴右侧肢体力弱9小时（图1-2）。

入院9小时前，患儿放学回家路上骑一自行车不慎摔伤，具体摔伤原因及外伤后患儿情况无法提供。其自行回家后躺在床上，精神萎靡，家长发现其异常，追问，患儿诉说骑车摔伤经历。患儿头痛、精神较差，观察其自行走路困难，右侧肢体力弱，未见头部、周身伤口及皮肤损伤，无昏迷情况，鼻道、外耳道无出血、流液，无呕吐、抽搐、尿便失禁等情况，立即被送至安国市医院就诊，途中患儿恶心呕吐数次，为胃内容物，并自行大便、小便，无失禁情况。

手术过程：见硬脑膜菲薄，张力高，下方皮质颜色不均，局部有隆起，呈暗红，四周钻孔悬吊硬膜后，放射状剪开硬膜，见脑张力高，并可见皮质血管走行较紊乱，部分脑皮质颜色呈暗红色，脑搏动

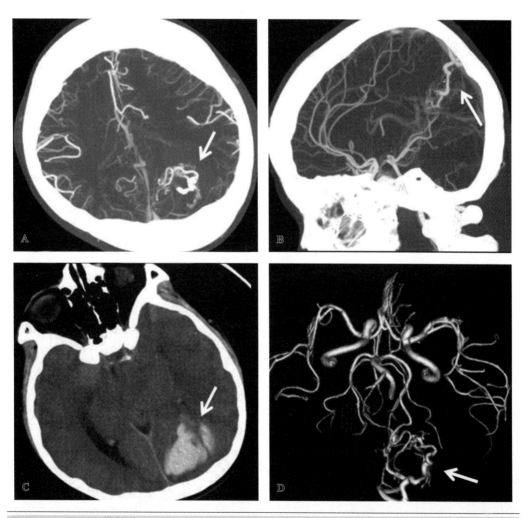

图1-2 A.头CTA横轴位MIP图；B.头CTA矢状位MIP图；C.头CT横轴位图；D.头CTA 3D图像。左枕叶可见高密度血肿，头CTA显示血肿部位可见畸形血管，走行紊乱。3D图像上显示畸形血管供血来自左侧大脑后动脉分支，引流入上矢状窦静脉。诊断为脑动静脉畸形破裂出血

明显。显微镜下操作：选取皮质隆起明显处，暗红色区域血管稀疏区皮质电凝止血并造瘘，可见暗红色液体涌出，约20ml后，皮质张力稍下降，切开皮质下约3cm见陈旧性血凝块，清除血肿量约40ml，血肿内可见畸形血管呈团状，走行紊乱，汇入一条较粗大引流静脉，引流静脉最终汇入矢状窦，血管团波动明显，血管壁呈动脉化改变，内部血液颜色较鲜红，畸形血管穿插走行于局部脑组织间。

肉眼所见：畸形血管团，不整形软组织2块，大小为3.5cm×2.5cm×1cm和1.5cm×1cm×0.5cm，切面呈灰白红褐色，质软。

病理诊断：左枕叶动静脉血管团，少量脑组织及畸形扩张的血管伴出血，符合动-静脉畸形。

脑动静脉畸形的破裂后出血图像是最明显特征。非外伤性的器质性血肿还可见于高血压等情况。其他作为头颅内血管畸形的还有静脉畸形、毛细血管扩张症、硬脑膜动静脉瘘等。

问题

儿童和成人的蛛网膜下出血的常见原因是什么？

医学影像学医师的责任

动静脉畸形的患者会受到急性脑内出血和血管畸形的影响。在怀疑血管畸形造成出血的情况下，应由CTA或MRI进行部位判定。如果还是不确定，应进行血管造影。

临床医师需要了解的内容

（1）动静脉畸形发生的地方在哪里？尺寸是多大？

（2）供血动脉和回流静脉是什么？

（3）有没有动静脉畸形并发症？

（4）以前有没有接受过血管内治疗？

（5）如有出血，血肿有没有造成影响，有没有脑积水并发症？

注释

1.脑内出血最多的情况是外伤。特发性的蛛网膜下出血的最常见原因：儿童为动静脉畸形，成人为动脉瘤破裂。

2.脑动静脉畸形至少由一个供血路径和排血路径构成，其间的动脉和静脉有异常血管脑桥动静脉畸形的发生率在0.1%以下，出血的风险一年在3%～4%。血管畸形造成脑卒中的发生率为1%～2%，占所有的脑内出血的20%，同时也是儿童和年轻人的非外伤头颅内出血最多的原因。因此，年轻人中在发生特发性脑出血后要迅速检出是否有血管畸形。在没有外伤、高血压、凝血异常的情况下，血肿的地方和形状要怀疑是否是非典型性背景下因素造成的。无创性检查可以采取CTA或MBA。通过血管造影，正确性会降低，但对出血原因的血管异常判定有高度的敏感度（90%），所以在怀疑血管异常时血管造影是第一检查选择。血管造影是动静脉畸形诊断的黄金手段。脑动静脉畸形位置发生在交通血管时会发现有血管瘤，此时出血概率增高，血管瘤很有可能是由供血路径的动脉产生的。

3.动静脉畸形的初期治疗目的在于减少出血的危险性和未治疗动静脉畸形自然形成的并发症。治疗主要是外科切除。脑动静脉畸形通常按照Spetzler-Martin分级评估病变风险并作为治疗依据。Spetzler-Martin分级按照病变大小、位置、引流静脉进行评分，依据分数定级。深部静脉1分，表层静脉0分，运动性语言中枢1分，按动静脉畸形大小来看，未满3cm是1分，3～6cm是2分，超过6cm是3分。无法手术的是6级。例如，Ⅰ级病变评分为 1 分，指病灶 < 3cm，位置不在重要功能区，有浅表引流，没有深部引流。根据 Spetzler 和 Martin 阶段分类，运动性语言中枢是指感觉运动区、语言区、视觉区、视丘下部、视丘、内囊、脑干、小脑脚和小脑核。非运动性语言中枢是指额叶和顶叶的顶部、小脑皮质。运动性语言中枢切除在神经学上会给患者留下较大的后遗症。

治疗选择有开颅术和血管内栓塞术、放射线治疗，也经常会采用多种方法组合使用，取决于患者的情况和病变位置。开颅术是多数动静脉畸形发现时理想的选择方法。栓塞术是开颅术和放射线治疗无法实施时采用的辅助方法。供血路径和排血路径存在多条的情况下血管内单独治疗并不是最佳的方式。放射线治疗在外科切除无法实施的状态下，从低死亡率和并发症的方面来说是较为常用的代替治疗方法（针对小的动静脉畸形）。*Neurosurgery* 杂志刊登了 "Spetzler-Martin 分级 Ⅰ 级和 Ⅱ 级脑动静脉畸形的立体定向放射外科治疗：国际立体定向放射外科学会（ISRS）实践指南"。目前高级别的动静脉畸形的治疗方法可以用 γ 刀，但大的病变所需的放射量大，数年后可能会出现水肿、出血、放射线性坏死和囊肿形成等。即使是血管完全闭塞的情况下，应用 MRI 随诊仍是治疗后数年观察病变有无复发或并发症的有效方法。

二、脑内转移瘤（多发或单发转移）

▶病例1：女性，51岁。右侧乳腺癌（图1-3）。

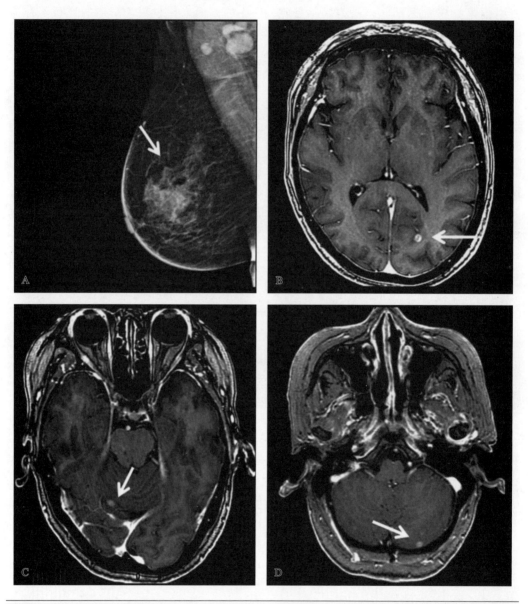

图1-3 A.右侧乳腺钼靶侧斜位；B～D.头MRI增强扫描横断面。右侧乳腺癌，乳腺肿物边界不规整，伴右侧腋窝多发淋巴结肿大。左枕叶、小脑蚓部右侧份、左侧小脑半球可见多发小类圆形强化影，为多发脑转移瘤

▶病例2：女性，65岁，右侧乳腺浸润性癌术后15个月发现脑转移（图1-4）。

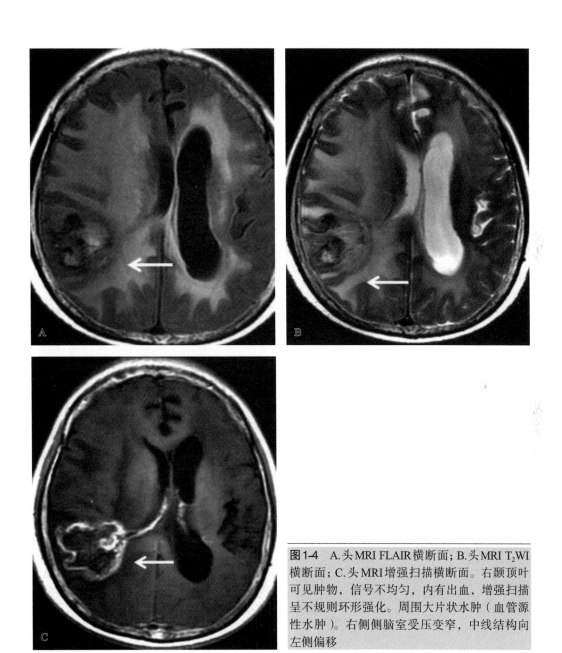

图1-4 A.头MRI FLAIR横断面；B.头MRI T$_2$WI横断面；C.头MRI增强扫描横断面。右颞顶叶可见肿物，信号不均匀，内有出血，增强扫描呈不规则环形强化。周围大片状水肿（血管源性水肿）。右侧侧脑室受压变窄，中线结构向左侧偏移

▶病例3：女性，54岁，左侧乳腺癌术后1年半（图1-5）。

乳腺癌脑转移较骨转移和内脏转移少见，但最近研究发现，乳腺癌脑转移发病率呈快速增长趋势，三阴性乳腺癌的脑转移发生率为20%，而HER-2阳性乳腺癌的脑转移发生率则高达25%～50%。据统计，10%～16%乳腺癌患者会出现脑转移，但16%～30%的乳腺癌患者在尸检时发现脑转移。增强MRI、MRI功能成像等灵敏检测方法的普及使用在一定程度上增加了乳腺癌脑转移的发现率。

影像表现及其机制：CT平扫有出血，是因为瘤内新生血管不成熟，具有高度脆性；瘤内异常血管侵犯正常血管壁，或肿瘤直接侵犯、压迫邻近组织结构造成变性、坏死，使血管失去支撑被拉伸；或肿瘤压迫邻近回流血管致局部血流淤滞，压力增高。MRI FLAIR序列示高信号（血管源性水肿）。MRI增强扫描T_1WI表现为结

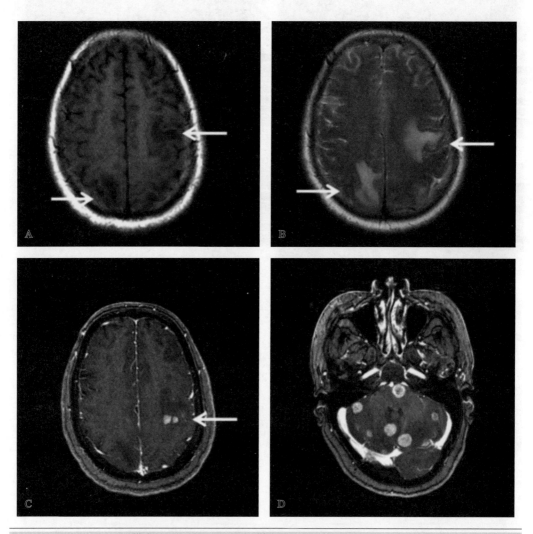

图1-5　A.头MRI T_1WI横断面；B.头MRI T_2WI横断面；C、D.头MRI增强扫描横断面。头MRI平扫仅见左额叶、右顶叶片状异常信号，增强扫描后发现左额叶病变内多个小结节样强化影，为转移瘤，位于灰白质交界区，并且小脑可见多个转移瘤

节状、厚壁状强化。

鉴别诊断：

1.脑内多发病变首先应想到转移瘤和多发脑脓肿。脑转移瘤有结节状或环状强化；脑脓肿边缘有较薄的壁强化或内壁光滑的环状强化，中心区DWI高信号。

2.脑转移瘤与多发转移性脑肿瘤相鉴别。在造影CT和MRI中可见结节状浓密现象和环状/边缘状的浓密现象。另外，脑肿瘤一般呈薄状且只边缘有浓密现象。在典型的脑脓肿的情况下，肿瘤中心部分在DWI中呈高信号，有扩散状的在ADC中呈低信号。伴随环状浓密的转移性脑肿瘤一般在DWI和ADC中均呈高信号，但造影效果无法出现。在肿瘤形成中最明显的就是T_2WI在内部呈低信号。

3.多发性硬化（MS）也可以是不完整的环状强化，病灶与脑室壁垂直分布。MS可见脱髓斑的活跃，在脑实质内呈现多发性病变或不完全环状浓密现象。脱髓病灶一般在脑室内呈现直交形状，可见T_2WI高信号。

4.多形性胶质瘤常伴有瘤内出血。

5.导致脑转移的前三位原发癌是肺癌、乳腺癌、恶性黑色素瘤。因为60%～75%脑转移瘤无症状，所以脑转移是改变治疗方案的优选依据。

问题

为什么脑转移瘤会发生在脑灰白质交界区？

医学影像学医师的责任

1.怀疑转移性脑肿瘤时在CT上观察到时，应与首诊医师联系，并建议进行精度高的MRI检查。影像报告上要记载脑转移的数量、位置，有无占位及其程度和有无脑实质领域外的转移。

2.应该报告脑转移灶的位置（幕上、幕下、基底节），数目（3个以下的生存率不同），占位效应与程度如何。脑以外的病变是否发现有颅底和颅骨、上位颈椎、头部软组织转移的评价。

3.确认是否有血块和恶性黑色素瘤的T_1缩短。

临床医师需要了解的内容

1.转移灶的数量及位置。

2.有无包括硬膜、软脑膜、脑室、脉络丛在内的脑外转移，有无骨和软组织的转移。

3.肿块占位效应，中线结构是否移位，第四脑室有无受压。T_1高信号多提示肿瘤出血。

注释

1.灰白质交界区血供丰富，因此脑转移常发生在此。脑转移时，灰白质交界区病变代表有血行转移及肿瘤栓塞后发生转移倾向。

大多数的转移性脑肿瘤在增强扫描后的T_1WI中呈现明显强化效果。若为环状增强的脑转移瘤，未强化的内部领域内可出现DWI异常信号。在发现T_2WI高信号的血管源性水肿的情况下，或没发现的情况下，一般来说在脑皮质范围不大的脑转移中不太会发现血管源性水肿。存在出血的情况下T_1信号缩短（发病时期有症状）。

转移性脑肿瘤的治疗有外科切除、化学治疗和放射治疗等，治疗要考虑到原发病灶和全身状态，颅内病变程度，化学治疗和放射治疗对肿瘤的感受性等因素，并不能采用同一治疗方法。针对多发转移性脑肿瘤为主轴的治疗要进行全脑放射治疗。定位手术的照射对全身状态好的患者或局部病变可以实施。多发转移性脑肿瘤的外科手术一般会有暂时的好转，但对于

3个病灶以下者，生存时间有所延长。

2.一般显示向脑部进行血行转移，因肿瘤栓塞后急性血管变细所致的白质-灰白质交界区转移灶。

癌症患者15%～40%可见转移性脑肿瘤。伴有高频度的脑转移的原发性病灶有肺癌、乳腺癌、恶性黑色素瘤，影像所见有50%的患者有2处或多处脑转移现象。但是转移性脑肿瘤患者的60%～75%无症状。在转移性脑肿瘤的情况下，必要时要变更治疗方法，对全身是否转移要确认。

癌症的出现在神经学症状发现后需进行影像检查，大部分转移性脑肿瘤可见在大脑半球的白质、灰白质边界。在小脑（15%）和基底核（3%）也会有转移的概率。子宫和前列腺为原病灶的情况下，容易转移至脑后部，也会转移至脑室内和下垂体。恶性黑色素瘤和绒毛膜癌、肾脏细胞癌、甲状腺癌都会发生出血。肺癌和乳腺癌的转移性脑肿瘤会伴有出血，与其他癌症相比，脑转移的概率高。在确认脑内转移性病变的情况下，髓膜和颅骨是否有转移也要密切注意。

单纯CT扫描对脑神经学异常的初次确认中经常被使用，但是单纯CT扫描对转移性脑肿瘤的检测敏感度偏低。单独的转移搜索检查不推荐作为筛选手段。单纯CT扫描对转移性脑肿瘤的单发性或多发性有意义，或根据密度值变化和程度了解是否会有血管源性水肿及出血。

转移性脑肿瘤的筛查一般可采用MRI增强扫描。脑转移瘤一般在T_2WI为高信号，在T_1WI为等信号至低信号。有学者报道，DWI序列在脑转移的应用方面非常有价值。

三、多发性硬化活动期、进展期

▶病例：女性，62岁，2天前晨起后出现双下肢无力，右侧为著，走路不稳，无视物模糊及视物成双，双上肢肌力Ⅴ级，左下肢肌力Ⅳ级，右下肢肌力Ⅲ级（图1-6、图1-7）。

多发性硬化在欧美国家还有脱髓鞘性疾病的说法。这种慢性炎症病因还不明确，多考虑为自我免疫因素。在年轻人和中年人中，多发性硬化是神经疾病原因的主要组成。统计学上，对于女性，30岁前后是发病高峰期。当然也不是绝对，可以说不分性别和年龄大小。临床症状有多种，如无力、麻痹、视力退化等轻度症状，也有排泄不畅、失眠、脑神经障碍等重度症状。

医学影像是诊断多发性硬化的辅助检

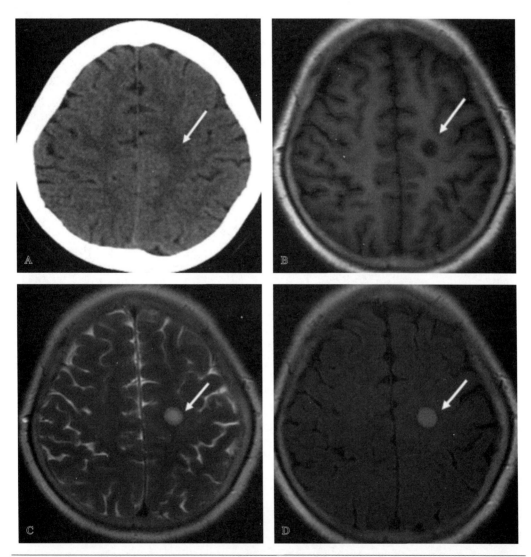

图1-6　A.脑CT平扫示左侧半卵圆中心的呈斑片状稍低密度影（直箭头）；B.脑MRI平扫T_1加权像示左侧半卵圆中心低信号，称为"黑洞"（直箭头）；C.脑MRI平扫T_2加权像示左侧半卵圆中心高信号，中心信号更高，呈煎蛋征（直箭头）；D.脑MRI平扫FLAIR像示左侧半卵圆中心高信号（直箭头）

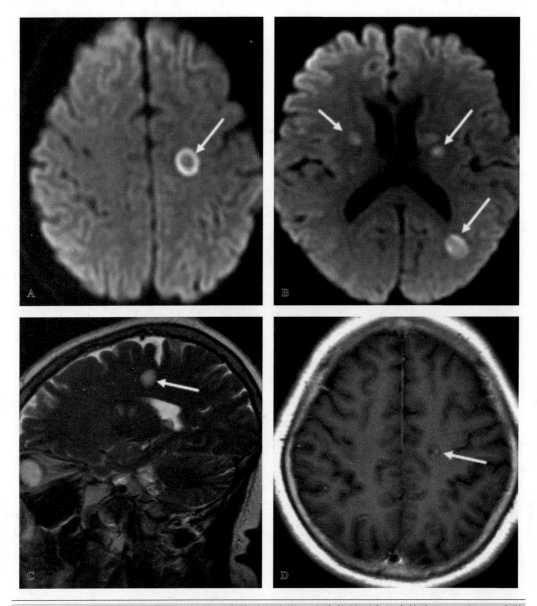

图1-7 A.脑MRI弥散加权像示左侧圆形弥散受限病变，边缘信号更高（直箭头）；B.脑MRI弥散加权像示病变空间多样性，左侧颞叶深部白质及两侧放射冠多发斑片状弥散受限病灶（直箭头），两放射冠病变垂直脑室分布；C.矢状面脑MRI T_2加权像示左侧半卵圆中心高信号，中心信号更高，呈煎蛋征（直箭头）；D.脑MRI增强示左侧半卵圆中心有轻度开环样强化（直箭头），本例MRI增强为激素治疗之后，故强化不明显

查之一。随着症状的进展还需要借助多种检查手段。

MRI是多发性硬化患者通常选用的检查方法。通常 T_2 高信号的病灶部位（包括皮质下白质、胼胝体、小脑、视神经）

与 T_1 低信号区域一致。

增强扫描的敏感性根据临床检查对疾病活动性的检出有好的效果。多发性硬化斑块的增强效果普遍存在2～8周，即使过了6个月也能看出。随着病状的进展，其会发生脑组织的萎缩、脊髓萎缩和胼胝体的萎小。

现在多发性硬化的治疗以抑制症状进展为中心。这些治疗会存在副作用。免疫抑制剂在中枢神经系统能引起JC病毒的活性运动，导致进行性多灶性脑白质病（PML）。MRI观察到的进行性多灶性脑白质病是指T_2/FLAIR序列在脑皮质下和脑室周围白质呈融合性高信号。

问题

为什么典型的多发性硬化斑块对胼胝体是垂直方向分布的?

医学影像学医师的责任

初次检查时，医学影像学诊断报告应确切地记载脑白质内T_2高信号的数量与位置（特别是脑室周围、皮质下及脊髓的病变）。在初次和随诊报告中，新发现的病变和增强应记录新病变位置，这和症状进展紧密相关。T_1加权像中的慢性斑块位置和个数、脑皮质和胼胝体的萎缩也需要记载。给患者使用基因转换药物时若出现进行性多灶性脑白质病的状态，应立刻与主治医师沟通具体的影像学表现。

临床医师需要了解的内容

1.在未确定诊断前，要注意是否存在多发性硬化病变。

2.增强扫描是否有斑块，T_1加权像是否有"黑洞征"。

3.是否有脑萎缩、胼胝体萎缩，如果存在，其程度如何?

4.是否有进行性多灶性脑白质病表现。

注释

多发性硬化斑块垂直胼胝体边缘的外观，是因沿着脑室周围的髓质静脉走行的炎症性变化和脱髓鞘形成的。

四、出血性、静脉性脑梗死伴静脉窦血栓

▶病例1：女性，26岁，宫内妊娠8周，32小时前无明显诱因出现左侧肢体抽搐，伴牙关紧闭，左上肢无力，左上肢抬举费力，头痛，无恶心、呕吐，无双眼上视，抽搐呈阵发性（图1-8）。

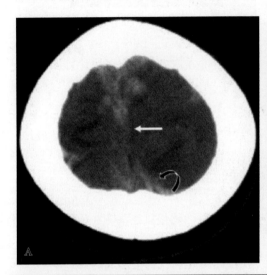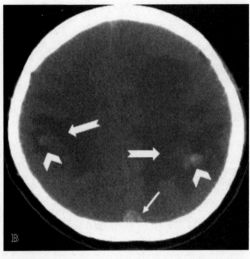

图1-8　上矢状窦密度增高（直箭头），属支（弯箭头）扩张，双侧顶叶引流区多发水肿（燕尾箭头）伴内出血（无尾箭头），密度较动脉性出血低。两侧大脑半球肿胀、脑沟狭窄

▶病例2：男性，34岁，头痛伴抽搐4天（图1-9）。

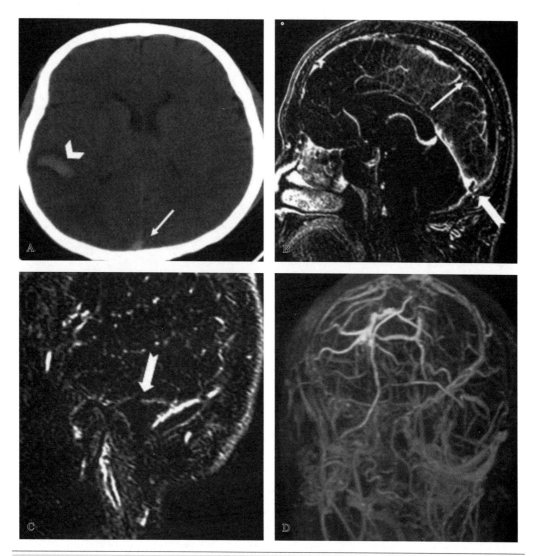

图1-9　A.颅脑CT平扫示上矢状窦高密度（直箭头），右侧顶叶皮质出血（无尾箭头）。B、C.脑MRI增强静脉成像原始像示上矢状窦后部（直箭头）及右侧横窦未见对比剂充盈（燕尾箭头）。D.脑MRI增强静脉成像最大信号投影示上矢状窦后部及右侧横窦显示不清

▶病例3：女性，52岁，头晕、定向力差3天，伴头痛、呕吐（图1-10）。

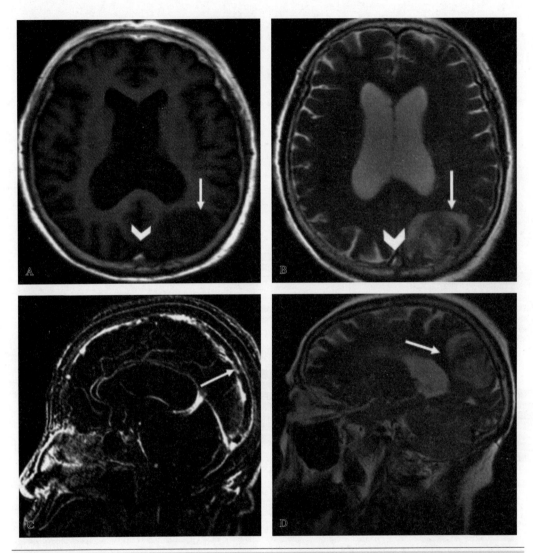

图1-10　A.脑MRI平扫T_1加权像示上矢状窦高信号（无尾箭头），左侧顶叶水肿（直箭头）。B、D.脑MRI平扫T_2加权像示上矢状窦高信号（无尾箭头），左侧顶叶水肿（无尾箭头），水肿内呈短T_2信号，结合T_1等信号表现，符合急性出血改变。C.脑MRI增强静脉成像示上矢状窦后部未见对比剂充盈（直箭头）

▶病例4：女性，21岁，主因发作性抽搐3.5小时，既往剖宫产术后15天（图1-11、图1-12）。

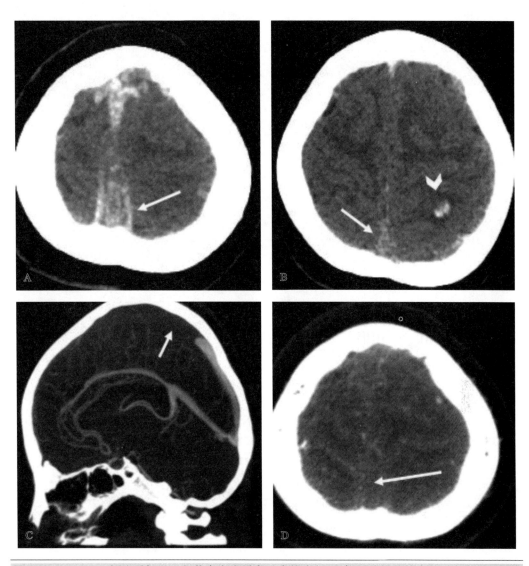

图1-11　A、B.CT颅脑平扫示上矢状窦密度增高（直箭头），左侧顶叶局灶性水肿、出血（无尾箭头），双额顶叶脑沟狭窄；C、D.脑动脉CTA示上矢状窦前中部未见对比剂充盈（直箭头）

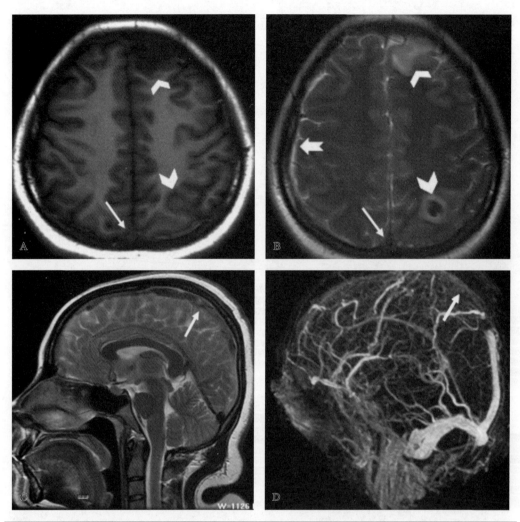

图1-12 A.脑MRI平扫T₁加权像示上矢状窦空信号消失（直箭头），左侧额顶叶多发水肿（无尾箭头）。B、C.脑MRI平扫T₂加权像示上矢状窦流空信号消失（直箭头），左侧额叶、顶叶多发水肿（无尾箭头），左顶叶水肿内呈短T₂信号，结合T₁等信号表现，符合急性出血改变，右侧额叶、顶叶薄层硬膜下积液（燕尾箭头）。D.MRI增强脑静脉成像示上矢状窦前中部未见对比剂充盈，相应属支减少。上矢状窦后部虽然于矢状面T₂像显示高信号，但对比剂充盈尚好，提示通而不畅

▶病例5：正常新生儿静脉窦（图1-13）。

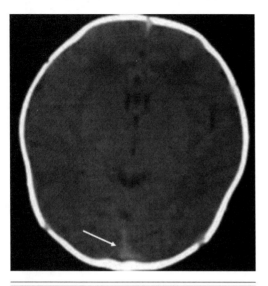

图1-13 新生儿正常时也可以静脉窦显像密度增高（直箭头）

硬膜静脉窦血栓（各种原因）→血栓导致脑皮质的血液循环障碍→脑静脉压升高→血管源性脑水肿，脑组织肿胀、出血及血脑屏障损伤→细胞损伤性（毒性）水肿及梗死。

常见年龄：90%发生在16～60岁；20～50岁发病率最高，75%的患者为女性。

血栓部位：血栓通常发生在1个以上的静脉窦；约86%的发生在横窦；约62%的发生在横窦；其次为其他脑静脉窦。

临床症状：一般为非特异性症状。多以精神疲惫、恍惚、表情淡漠、头痛及颅内压增高为主要症状。

CT、MRI表现

CT平扫：静脉窦内密度增高，正常脑静脉窦形态消失，边缘模糊，脑沟裂变浅，脑沟边缘模糊，脑室变小。脑皮质下可以见到不规则的低密度层，有的表现为蛇头形，低密度边缘区可伴有条片状出血样密度影。其出血密度低于动脉性出血的密度。

CT强化：静脉窦内有完全性或部位性充盈转换，低密度区内有时（1个月病程时）可有类环状强化，但强化环不如肿瘤或脓肿的壁清楚，而是类似于脑血管的环状。

MRI：脑实质内病灶区有长T_1信号，T_2像上脑梗死区的高信号明显低于动脉性脑梗死和炎性及肿瘤的高强度信号，伴有脑水肿和其他表现。

MRV：脑静脉窦内信号不均匀，有完全性或部位性充盈缺损，同时伴有与脑动脉支供血一致的脑皮质区水肿和出血样信号。上矢状窦栓塞时可见汇入的静脉丛区域脑损伤，表现为水肿、梗死或有出血。深静脉回流受阻时可引起两侧丘脑的脑水肿梗死或出血。

磁化率权重像（SWI）：可清楚地显示出血情况。

问题

（1）是否完全理解颅内静脉窦的解剖学结构与影像学正常表现。

（2）是否理解颅内静脉窦血栓形成的病理基础与病理变化过程。

（3）是否明白静脉窦栓塞时伴有出血的影像学意义。

（4）是否了解引起脑静脉窦栓塞的常见病因。

（5）是否了解高龄脑静脉窦栓塞时应高度追踪哪方面的病史？

（6）新生儿脑静脉窦的正常影像学表现是什么？

医学影像学医师的责任

（1）熟知脑静脉窦的正常影像学表现。

（2）能理解医学影像学征象的医学

意义。

（3）描述有无脑静脉窦栓塞，是陈旧性的栓塞吗？有无静脉性脑梗死？伴有出血吗？脑室变小的程度如何？有无其他脑部疾病，有无鼻窦炎，特别是蝶窦炎？

（4）哪个静脉窦栓塞？是否具有多个静脉窦栓塞？

（5）是否提示临床医师追问病史或做其他的检查？

临床医师需要了解的内容

（1）脑静脉窦栓塞是否存在？静脉窦栓塞与血栓相关的脑深静脉系和皮质静脉系是否受损？是单方面的还是两者均有，程度如何？

（2）脑水肿的程度及出血情况。

（3）显著的脑肿胀和脑室受压情况。

（4）高凝状态下的栓塞应与感染或肿瘤栓塞相鉴别。

注释

（1）中耳乳突炎、鼻窦炎伴有骨膜炎时在青年者中是常见的病因。

（2）高龄患者应除外肿瘤性栓塞。

（3）新生儿的脑静脉窦因其发育阶段正常静脉窦内血流量增加，所以其可以是高密度的。读片时应予以注意。

（4）评价静脉窦栓塞时要注意评价静脉孔的情况及慢性化的血栓。

（5）静脉窦血栓伴有静脉性脑梗死合并出血时，在治疗方案的优化上有所不同。

五、颈内动脉夹层及脑卒中

▶病例：主因发作性头晕、右侧肢体无力8天入院。神经系统检查阴性（图1-14）。

问题

（1）在脑梗死的情况下，颅颈CTA检查的主要作用是什么？

（2）脑梗死的危险因素包括哪些？

（3）诊断颈内动脉夹层的依据是什么？处理原则是什么？

（4）颈内动脉夹层的风险是什么？

医学影像学医师的责任

（1）脑梗死的发生部位、大小及CT值。

（2）脑梗死的责任血管。

（3）颈内动脉夹层的发生与脑梗死有无关系。

（4）颈内动脉夹层发生的范围。

（5）立即与临床医师沟通。

临床医师需要了解的内容

（1）有急性脑缺血吗？

（2）脑梗死的范围、部位、责任血管。

（3）是否有颈内动脉夹层，夹层的情况如何？

（4）有无脑出血。

（5）是否需要MRI检查。

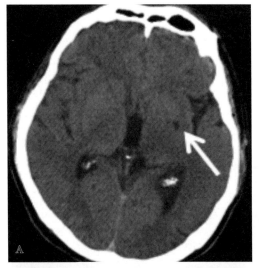
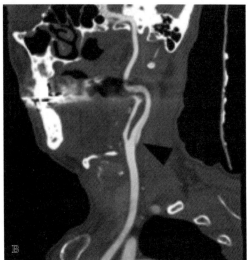
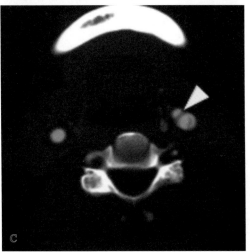

图1-14　颅脑CT平扫（A）显示左侧基底节区脑梗死（直箭头），颅颈CTA（B、C）示左侧颈内动脉夹层形成（三角箭头）

六、大脑中动脉闭塞

▶病例：女性，65岁，右侧肢体麻木1天（图1-15）。

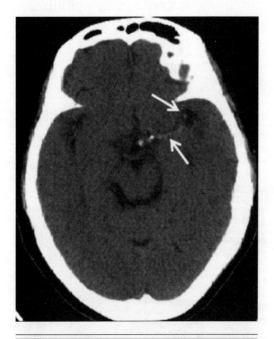

图1-15 颅脑CT平扫显示左侧外侧裂池内的斑点状或虫形高密度血管征（直箭头）

大脑中动脉内有高密度征（hyperdense MCA sign）时，鉴别诊断不难，应结合病史及脑实质的缺血性变化进行综合分析，区别于病毒性脑炎和伪影。

颅脑CT平扫在脑裂池内见到斑点状或虫形高密度血管征，可以提示为脑动脉内血栓形成，帮助判断脑实质缺血的致病原因。但是，血栓位于动脉分支部时，在断面图像上仅显示为点状或线状高密度血管征，应仔细分析其供血区脑实质的灌注情况，小的血栓有时不足以发生脑的梗死，但是可以发生脑的缺血和脑的肿胀，

早期表现为脑的基底节边缘模糊、灰白质交界面模糊、脑沟裂变浅等微结构变化。

问题

（1）在急性脑卒中的情况下，单纯CT检查的主要作用是什么？

（2）急性脑卒中患者的单纯CT检查中高密度血管征的灵敏度和特异度是多少？

（3）高密度血管征的灵敏度和特异度的依据是什么？

（4）高密度血管征为什么要列入危急值管理？

医学影像学医师的责任

（1）高密度血管征的形态、大小及CT值。

（2）高密度血管征与脑缺血有无关系？

（3）是否存在脑灰白质交界面变模糊、脑基底节边缘模糊及脑沟变浅等征象？

（4）是否有脑梗死？

（5）需要做MRI检查吗？

（6）立即与临床医师沟通。

临床医师需要了解的内容

（1）有急性脑出血吗？

（2）有无低密度区、脑沟消失及灰白质交界线模糊。

（3）如果发现脑实质低密度区，是否占据MCA区域的1/3以上？

（4）脑中线结构有无移位？

（5）有无脑疝？

（6）是否具有脑血管高密度征，其形态与大小如何？

（7）是否建议做MRI检查？

七、动脉瘤破裂蛛网膜下腔出血

Hunt-Hess分类多数用在临床判定和术后预测中。该分类从0级（未破裂动脉瘤）至5级（昏迷及去大脑僵直）。

在脑动脉瘤性蛛网膜下腔出血治疗方面，还有一种常被利用的工具是CT的Fisher分级，具体内容如下。

Ⅰ级：虽然存在脑动脉瘤，但不存在蛛网膜下腔出血。

Ⅱ级：虽然存在蛛网膜下腔出血，但宽度在1mm以下。

Ⅲ级：蛛网膜下腔有血块或垂直层血肿＞1mm。

Ⅳ级：与破裂动脉瘤来源的脑室内血块相关，为术后不良征兆。

蛛网膜下腔出血的初期在CT检查下可以看到蛛网膜下腔的血块（图1-16）。在非造影头部CT中，关于蛛网膜下腔出血的检出，随着初次头痛时间的增加，敏感度下降。即使CT是正常的，但在临床中重点怀疑时，要进行腰椎穿刺。从MRI

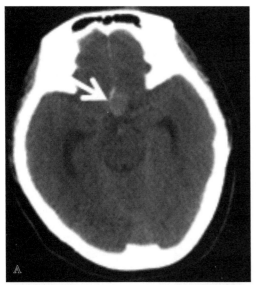

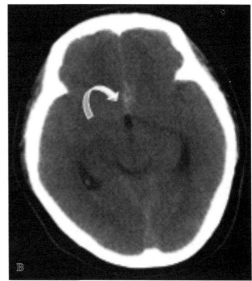

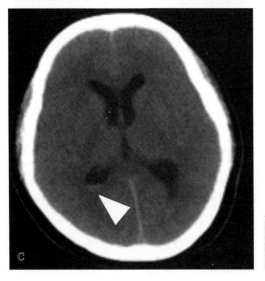

图1-16　颅脑CT平扫显示动脉瘤（直箭头）破裂导致蛛网膜下腔出血（弯箭头），伴脑室内积血（三角箭头）

检查中FLAIR的图像来看，针对蛛网膜下腔出血，即使敏感度较高，也不是特殊征象。在GRE和SWI中根据血铁质代谢物量的大小认为蛛网膜下腔呈低信号。为了确定脑动脉瘤的大小、形态、部位需要实施CTA。如果血块和怀疑破裂动脉瘤位置没关系或非侵袭性血管造影看不到动脉瘤时，要进行DSA。

蛛网膜下腔出血致死的原因多为颅内血管由于刺激引起的血管痉挛。血管痉挛典型表现在破裂后3～4天后发生，7～10天发作且重症程度达到顶峰。血管造影最能看出血管痉挛，但大多数病例即使是CTA也能看出头颅内血管的狭窄区域。随着脑梗死的进展，CT的血管痉挛可间接检出。脑血管痉挛的治疗包括保持血压的平稳、保持高循环血浆量、进行血液稀释、稳定血流等。

问题

（1）脑动脉瘤的最新分类是什么？

（2）偶发性小的脑动脉瘤该如何处理？

医学影像学医师的责任

（1）蛛网膜下腔出血的分布、出血量。

（2）CTA和MRA需报告动脉瘤的大小、数量、形态、瘤的状况及是否有局限性血块或脑室内出血。

（3）发现脑积水和脑梗死要迅速报告主管医师。

临床医师需要了解的内容

（1）蛛网膜下腔出血的分布，是否有局限性血块或脑室内出血。

（2）是否有脑动脉瘤，部位和大小如何？

（3）囊状动脉瘤颈部宽度如何？

（4）是否有脑血管挛缩，是直接证据还是间接证据（脑动脉的狭窄和脑梗死）？

（5）是否有脑积水？

八、继发性眼眶蜂窝织炎

▶病例：男性，6岁，右侧牙痛伴发热2天后，出现右侧眼睑红肿。血常规检查示白细胞计数为13.4×10⁹/L，C反应蛋白为55.06mg/L。

眼眶蜂窝织炎为细菌性感染引起的眶内软组织急性炎症，常由鼻窦炎、外伤、睑腺炎、颜面部化脓性感染引起，以小儿发病多见（图1-17）。

问题

眼眶蜂窝织炎的影像学特征是什么？如何鉴别诊断？

医学影像学医师的责任

（1）明确病变的影像学特征是否足以确诊眼眶蜂窝织炎，明确能否排除眶内原发性病变，特别是眶内进展较快的肿瘤。

（2）从影像诊断及鉴别诊断考虑，是否需要补充其他影像学检查？如果需要，明确告知临床医师需要补充哪些检查，需要与哪些病变进行鉴别？

（3）仔细寻找引起眼眶蜂窝织炎的常见病因的影像征象。

（4）清楚眶蜂窝织炎的发展阶段或分期。

（5）准确描述眼眶蜂窝织炎的范围及累及的结构。

临床医师需要了解的内容

（1）是否明确诊断了眼眶蜂窝织炎？能够鉴别除外眶内进展较快的肿瘤。

（2）是否需要及如何进一步补充其他的影像学检查及相关的实验室检查？

（3）最佳诊断和鉴别诊断的CT与MRI的检查方法及价值。

（4）是否明确找到了眼眶蜂窝织炎的病因？

（5）眼眶蜂窝织炎累及了眶内哪些结构？能否解释所有的临床症状？

注释

1.大多数眼眶蜂窝织炎继发于鼻窦炎，约占2/3。鼻旁窦感染很容易由菲薄的骨性眶壁或其他孔道扩散至眼眶；眼眶

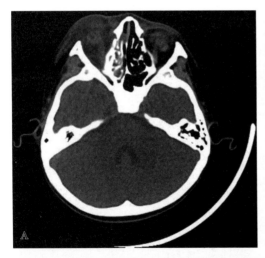
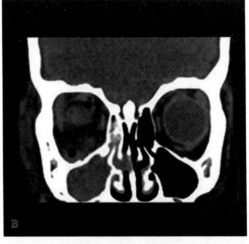

图1-17　眼眶CT平扫示右侧眶内、眼球周围密度不均匀升高，呈斑片、索条状改变，可见少量积气，下直肌增粗、边缘模糊；眶周及眼睑肿胀；邻近右侧上颌窦及筛窦内充满软组织密度影。考虑为右侧上颌窦、筛窦炎，继发右侧眼眶蜂窝织炎

的外伤也是较常见的病因，约占1/4；感染还可以沿着相互连通、缺少瓣膜的面部、鼻旁窦和眼眶的静脉系统蔓延。

2.眼眶蜂窝织炎的临床表现为典型的炎症改变，即眼睑红肿、球结膜充血水肿、眼球运动障碍，可伴有视力减退。实验室检查常有明确的白细胞计数升高。

3.眶蜂窝织炎可分为以下5期：①炎性水肿；②骨膜下蜂窝织炎和脓肿；③眼眶蜂窝织炎；④眼眶脓肿；⑤眼静脉和海绵窦血栓形成。以上各期有重叠，因此严格区分较为困难。

4.眼眶蜂窝织炎的CT表现：分期不同，表现不同。炎症早期，眼睑软组织增厚，边界不清，眶内结构尚正常。随着病情进展，病变经眶隔累及眼内肌椎外间隙，常见眼外肌增厚和边界模糊，球后脂肪密度略升高，其内斑点、索条影增多。之后，眶内结构界面不清，眶内软组织密度弥散升高，并眼球突出。同时显示眼眶周围结构的病变，邻近上颌窦、筛窦或蝶窦是否有炎症改变，眶壁是否有眶壁骨折及相应并发症，积极寻找感染来源。增强扫描可以显示环状强化的脓肿壁。

5.眼眶蜂窝织炎的MRI表现：可以清楚地显示眼眶内、外的结构和病变。炎症早期，病变局限于眼眶肌椎外间隙，病变多位于眼眶内壁、下壁与鼻旁窦相邻处；与眼外肌相比，病变T_1WI呈中等信号，T_2WI呈高信号，边缘模糊且不规则；常伴有邻近鼻窦炎症状。弥漫性蜂窝织炎可造成眼眶内结构不清，眼球不同程度突出；T_1WI脂肪抑制增强扫描可见眼眶内炎性组织弥漫性增强。脓肿形成时表现为眼眶脂肪内边界不清的软组织团块影，脓肿内因脓液较多的坏死成分而T_1WI呈低信号，T_2WI呈高信号；脓肿壁纤维组织较多，T_1WI呈低信号，T_2WI呈等、稍低信号；增强扫描脓肿壁明显强化，中央坏死区无强化，内外壁均较光整；在DWI脓肿内部弥散受限，呈高信号。蜂窝织炎还可造成眼上静脉血栓性静脉炎，此时患侧眼眶脂肪较对侧T_1WI呈低信号、T_2WI呈高信号改变。MRI扫描对继发颅内的脑膜炎和硬膜下脓肿也可清晰显示。

6.眼眶蜂窝织炎诊断要点：①常见于小儿；②急性起病，早期眼睑发红、肿痛，累及眶内造成突眼，眼肌麻痹；③病变多位于眼眶内侧和鼻旁窦相邻处，或明确病变与眶壁骨折相关；④边缘模糊且不规则，严重时造成眶内结构不清；⑤增强后眶内炎性组织弥漫性强化，常不均匀。

7.眼眶蜂窝织炎的鉴别诊断：需要与发展较快的肿瘤进行鉴别，如眶内横纹肌肉瘤。二者均可表现为急性发病，临床出现红、肿、热、痛等炎症表现。在影像上，眼眶蜂窝织炎范围更为弥散，可累及颅内结构，合并脓肿时，密度、信号不均匀，强化不均匀，眼眶骨壁破坏少见；横纹肌肉瘤范围相对局限，密度、信号相对较均匀，多可见眶壁骨质破坏。

8.推荐的影像学检查方案：如有典型的病史，实验室检查支持，CT平扫能找到明确的病因，眶内病变较弥漫，未见明确骨质破坏，诊断明确，基本能满足临床的需要；如眶内病变较局限或似有骨质破坏，或有影像不能解释的临床症状，这时需要进一步行MRI平扫、DWI和增强扫描，往往有助于进一步诊断和鉴别诊断。

九、慢性中耳乳突炎合并胆脂瘤及颅内脓肿

▶病例：女，21岁，双侧耳聋1年，右侧耳聋加重伴头痛、眩晕1个月；追溯既往病史，半年前左侧曾流出豆渣样物质，病理诊断胆脂瘤（图1-18）。

慢性中耳乳突炎多由急性中耳乳突炎治疗不彻底、迁延所致；少数无急性感染病史，可由低毒性细菌感染引起。大多数病变由多种化脓性细菌混合感染所致，包括变形杆菌、铜绿假单胞菌、厌氧菌等。临床表现为耳部疼痛、耳漏及听力下降，急性发作可有面瘫，耳镜检查见耳道分泌物及肉芽组织。病理上分为3型：①单纯型，炎症主要局限于黏膜，不侵犯骨质；

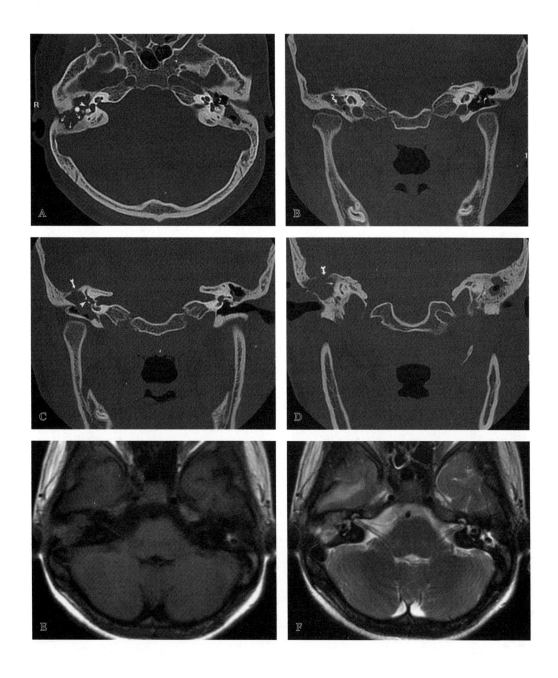

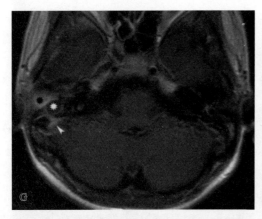
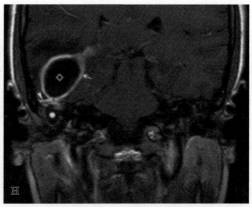

图1-18　CT平扫（图A-D）：右侧鼓室、鼓窦内充满软组织结构影，听骨残存砧骨长脚向下移位（白曲箭），鼓窦入口扩大（白星），鼓窦扩大，后壁、外壁及内壁骨质破坏，残存窦壁光整、硬化（白箭），水平半规管骨质破坏（白箭头），鼓室盖及鼓窦盖骨质破坏（白羽箭）。左侧鼓室盾板变钝（白弯箭），听骨向内侧移位，Prussak间隙增宽，鼓窦内可见不规则软组织结构影，鼓窦壁及听骨未见明确骨质破坏。MRI平扫（图E-F）和增强（图G-H）：右侧鼓室、鼓窦内病变呈T_1WI等信号和T_2WI高信号，信号欠均匀，增强后鼓窦内部分本身无强化（白星），周边呈环状强化，其前外方部分呈明显强化（黑星），鼓室内病变呈轻度不均匀强化；右侧耳蜗、前庭及半规管较对侧T_1WI信号略高，呈等信号，T_2WI上水平半规管局部受侵（与CT所见相对应），增强后右侧迷路均轻度强化；邻近右侧颞叶可见较大片状长T_1WI、长T_2WI信号区，增强后其内可见一较大明显强化环状结构（白箭），内部无强化（白方块），且与耳部病变相邻的中、后颅窝均可见脑膜增厚强化（白箭头）。左侧鼓窦内病变T_1WI和T_2WI均呈较高信号，强化后病变未见强化。影像诊断为：①右侧慢性中耳乳突炎，合并继发性胆脂瘤，累及内耳迷路，伴脑脓肿及脑膜炎形成；②左侧上鼓室胆脂瘤排出后改变。

②骨疡型，炎症呈肉芽组织或息肉状生长，破坏黏膜及其下方骨质，形成慢性骨疡；③胆脂瘤型，又称为继发性胆脂瘤，是反复上呼吸道感染引起咽鼓管阻塞、中耳长期负压，鼓室松弛部囊袋状凹陷，角化物积聚于囊袋内，膨胀形成胆脂瘤。胆脂瘤破坏周围骨质结构，常引起硬膜外脓肿、脑膜炎、脑脓肿等颅内并发症及迷路炎等颅外并发症。

问题

继发性胆脂瘤的典型影像学特征是什么？

医学影像学医师的责任

（1）明确病变的影像学特征是否足以确诊继发性胆脂瘤，明确能否排除其他破坏骨质结构的恶性肿瘤？

（2）从影像诊断及鉴别诊断考虑，是否需要补充其他影像学检查？如果需要，明确告知临床医师需要补充哪些检查？

（3）明确有无合并颅内外并发症，以及累及的结构。

临床医师需要了解的内容

（1）是单纯的慢性中耳乳突炎，还是合并继发性胆脂瘤？是否伴有颅内外并发症？

（2）是否需要及如何进一步补充其他的影像学检查？

（3）如何更好地体现CT和MRI各自的优势，对继发性胆脂瘤进行明确诊断和鉴别诊断？

注释

1. 单纯型慢性中耳乳突炎的影像学表现　①HRCT表现为鼓室、鼓窦及乳突内软组织密度影，多呈条索状或小片状，少数仅表现为鼓膜增厚或乳突部骨质增生、硬化，病变周围骨质及听骨无破坏征象，不伴有颅内、外并发症。②MRI表现为病变T_1WI多呈等、低信号和T_2WI呈等信号，病变因黏膜呈炎性改变，增强后呈轻中度强化。

2.典型继发性胆脂瘤的HRCT表现 ①Prussak间隙增宽，其内可见软组织密度影；②鼓室盾板破坏、变钝；③听骨向内侧移位，常有受侵破坏；④鼓窦入口扩大，病变进入鼓窦内；⑤外半规管及面神经管侵蚀破坏；⑥鼓室盖或鼓窦盖破坏；⑦乙状窦壁破坏；⑧岩鳞隔破坏；⑨病变破坏的骨质边缘光整、硬化。

3.典型继发性胆脂瘤的MRI表现 ①平扫表现为病变T_1WI呈低、等信号和T_2WI呈高信号；②病变增强后本身无强化，边缘炎性反应可见环状强化；③DWI序列病灶弥散受限，呈高信号。

4.继发性胆脂瘤常见颅内外并发症的影像学表现 ①颅内感染灶较小时呈较均匀的明显强化，较大时呈环状强化，其内坏死区不强化，周围均可见较大片水肿区；②脑膜炎表现为邻近区脑膜明显增厚、强化；③乙状窦血栓表现为乙状窦充盈缺损；④迷路炎表现为受累迷路骨壁局部缺失，增强后有明显强化。

5.继发性胆脂瘤的鉴别诊断 ①胆固醇肉芽肿，病变MRI T_1WI和T_2WI均呈高信号；②先天性胆脂瘤，无耳流脓病史，如病变位于上鼓室听骨内侧，病变早期听骨受压向外侧移位，晚期病变广泛破坏周围骨质及听骨，与继发性胆脂瘤鉴别困难；③与外中耳癌、恶性外中耳炎、鼓室球瘤等肿瘤相鉴别。

6.临床可疑继发性胆脂瘤、明确颅内外并发症的最佳影像学检查组合 颞骨区高分辨薄层CT和MRI平扫、增强扫描及DWI序列。CT主要观察病变区细微结构及骨质结构改变；MRI主要进行定性、鉴别诊断及发现颅内外并发症。

十、脑皮质出血性挫裂伤

▶病例：男性，61岁，车祸伤。

约50%脑皮质损伤在CT上表现为出血性（图1-19）。

脑回表面有卵圆形高密度区，周围伴有很薄的水肿带。出血性脑挫裂伤早期CT诊断时有困难。一般数小时及数天后出现水肿区，大的出血损伤在48小时内有增大改变，早期非出血性挫伤可以伴有

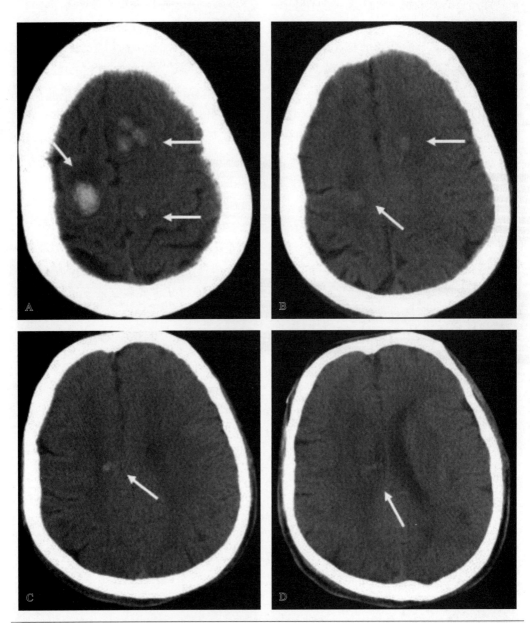

图1-19 A.轴位CT见两侧额叶脑回表面多发类圆形高密度出血影，周围伴低密度水肿带，邻近脑沟变窄，提示为脑皮质出血性挫裂伤；B～D.同一患者，轴位CT可见中线区白质内类圆形及条片状高密度出血影，周围伴低密度水肿带，考虑为轴索损伤

迟发性出血改变。出血和水肿要经过数天或数周才可吸收，可残留脑软化灶。脑皮质挫伤可以伴有弥漫性轴索损伤，枕叶、小脑及脑干的挫裂伤可伴有显著的占位效应。闭合性脑外伤可损伤基底节和视丘，可伴有脑深部灰白质深穿支剪切伤，预后差。

问题

（1）枕叶及小脑挫裂伤的病理演变过程需要注意什么？

（2）如何鉴别脑皮质挫裂伤与单纯的脑出血？

医学影像学医师的责任

（1）详细描述颅内出血的部位、种类。

（2）脑实质出血应鉴别是挫裂伤与脑实质轴索损伤，后者预后较差。

（3）脑水肿和肿块效应的存在程度是脑外科医师关注的征象。

（4）CT表现怀疑有脑实质轴索损伤时，可建议进一步行MRI检查。

临床医师需要了解的内容

（1）脑实质出血时，是单纯的挫伤，还是出血性剪切伤？还是两者均存在？

（2）颅骨是否有骨折，骨折的具体位置与程度怎样？是否有凹陷性骨折，内陷是否大于0.5cm？是否伴有蛛网膜下腔出血，出血是否与脑外伤相关？是否有硬膜下血肿和硬膜外血肿？

（3）神经外科急需手术治疗的脑水肿和占位效应的依据有哪些？是否存在脑脑疝？

十一、硬膜下血肿

▶病例：男性，45岁，左侧额顶部外伤3小时（图1-20）。

硬膜下血肿为发生在硬脑膜与蛛网膜之间的血肿疾病，出血多为脑皮质动脉损伤而引发。急性颅脑外伤患者硬膜下血肿可在短时间内急性扩大，引起颅内压迅速增高，脑静脉血流迟缓，使得脑脊液循环受阻和吸收障碍，从而压迫脑组织发生继发性脑水肿。

医学影像学表现：颅骨内板下半月形或新月形、波浪形、短弧形、三角形高密度阴影，可见明显的中线位移，可跨越颅缝。少量出血可仅表现为颅板内缘假性增厚、颅板内缘显影不清晰。这种情况血肿厚度一般不超过3mm。

问题

（1）如何区分硬膜下血肿与硬膜外血肿？

（2）大小相似的硬膜下和硬膜外血肿，哪种血肿临床后果更严重？

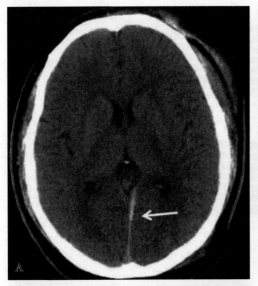
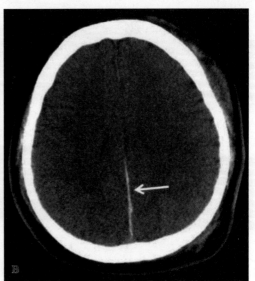
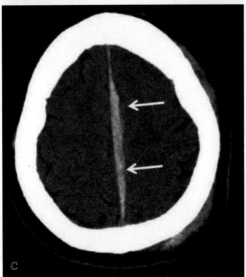

图1-20　大脑镰左旁条状高密度影示硬膜下血肿（直箭头），左侧额顶部头皮软组织肿胀及头皮血肿

（3）大脑镰CT平扫呈稍高密度，如何与镰旁硬膜下血肿相鉴别？

医学影像学医师的责任

（1）了解患者的外伤史、外伤部位和受伤当时的情况。

（2）充分评估血肿范围、大小、附近是否伴有脑挫裂伤或外伤性蛛网膜下腔出血甚至形成脑疝的危险性。

（3）比较患侧和健侧脑肿胀情况、中线移位情况。

（4）评价脑灰白质交界线移位情况，是否有神经源性水肿，如有急性脑循环状况改变，应及时与临床医师沟通。

（5）提醒临床医师病变变化，务必短期复查颅脑CT。

临床医师需要了解的内容

（1）脑肿胀的程度。

（2）是否存在脑疝风险。

（3）是否并发脑挫裂伤及程度。

（4）是否有大量颅内出血。

（5）是否伴其他重要脏器损伤可危及生命。

注释

正常大脑镰呈稍高密度，大脑镰旁硬膜下血肿诊断应注意与正常大脑镰进行鉴别，以提高诊断准确度。正常大脑镰的厚度均匀，边缘规则，硬膜下血肿时大脑镰不规则增宽，密度增高，边缘模糊，依据血肿情况可表现为双侧或单侧；正常的大脑镰与急性血肿灶为高密度影。因此，从形态改变上进行疾病的鉴别十分重要。

十二、脑囊虫病

▶病例：男性，25岁，间断癫痫发作5月余（图1-21）。

囊虫病是由猪带绦虫的幼虫囊尾蚴感染引起的一种人畜共患性寄生虫病。人体的脑组织、肌肉、眼和神经鞘等均是囊尾蚴易寄生的部位。囊尾蚴寄生于人中枢神经系统导致的囊虫病称为脑囊虫病。脑囊虫病可发生于脑实质、脑室、蛛网膜下腔等部位。由于进入颅内囊尾蚴的数量存在差异，脑囊虫病患者的病灶可分为单发性病灶和多发性病灶。临床表现主要是癫痫发作、颅内压增高、视力障碍等。现阶段，临床上主要是采用脑脊液细胞学检查、免疫学检查、CT和MRI检查等诊断脑囊虫病。

医学影像学表现

脑囊虫病不同时期表现不同，活动期

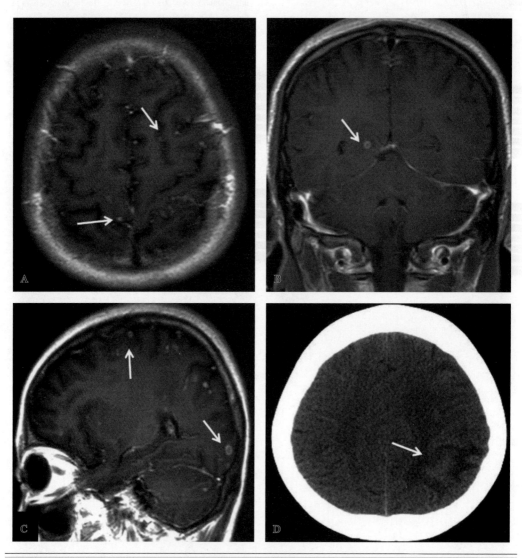

图1-21　A～C.MRI钆对比增强T₁WI图像，脑实质内多发小结节状、环形强化灶；D.同一患者的颅脑CT，部分病灶周围可见水肿带，提示炎症反应

出现多发性小囊，还有脑积水。死亡期，脑部实质会出现广泛的低密度脑水肿，虫囊腔破裂后会导致反应性脑膜炎、蛛网膜炎和脑积水。非活动时期，囊虫死后钙化，低密度灶变为高密度钙化灶。混合期，即为上述症状都存在。MRI对脑囊虫病的定性、定位诊断明显优于CT，能明确脑实质内囊虫病灶的数目及分布情况，且增强扫描可以发现在平扫时未能发现的隐匿病灶。

问题

（1）脑囊肿病CT和MRI检查观察的侧重点有何不同？

（2）诊断脑囊虫病的金指标是什么？

（3）脑囊虫病常见临床表现是什么？

医学影像学医师的责任

（1）了解患者的接触史，追问有可能感染绦虫的过程。

（2）充分地评估颅内病灶的大小、多少、部位，评价疾病严重程度以帮助判断预后。

（3）评价治疗后颅内病灶的变化，评价疗效。

临床医师需要了解的内容

（1）脑囊虫病的全身整体的影像学评估结果。

（2）是否存在脑积水。

（3）是否存在活动性病灶。

（4）是否为陈旧性病变。

（5）神经功能受损情况与影像学表现的对应关系。

注释

脑囊虫病是严重危害人体健康的寄生虫感染性疾病，患者常伴有癫痫发作、颅内高压及精神障碍等一系列临床表现，致死率较高。脑囊虫病临床特征具多样性，不易识别，诊断困难，容易出现误诊，极易与脑膜炎、脑炎、脑部积水等相混淆。免疫学检查是诊断脑囊虫病的有力依据之一，但也存在着一定的局限性。一方面，人为操作影响较大，不同的免疫学检查方法敏感性不同，并且存在交叉反应及假阴阳性。另一方面，抗体可于虫卵感染后数周才出现，故对脑囊虫病的早期诊断和疗效的判定意义不大。囊虫试验多采用ELISA方法，该方法的IgG4检查用以检查血清和脑脊液囊虫特异性抗体或循环抗原，阳性检出率最高。血清学的阳性结果只能说明患者受到了感染，并不能确定是中枢神经系统的感染，也不能判断寄生虫是否存活，而影像学检查是更为直观有效的诊断手段。医学影像学对脑囊虫感染性的小脓肿和蛛网膜炎、脑膜炎、室管膜炎及脑积水的情况应详细地评估，并及时与临床医师沟通，这一点很重要。

十三、小儿缺氧缺血性脑病

▶病例1：男婴，出生后3天，诊断为缺氧缺血性脑病（HIE）（图1-22）。

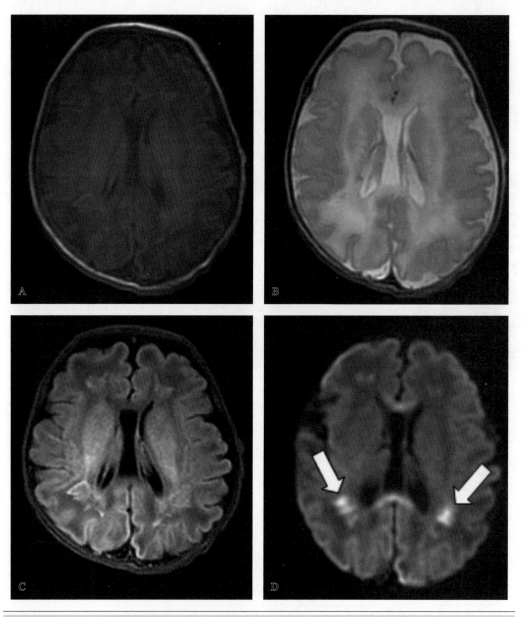

图1-22

▶病例2：女婴，出生后5天，诊断为HIE（图1-23）。

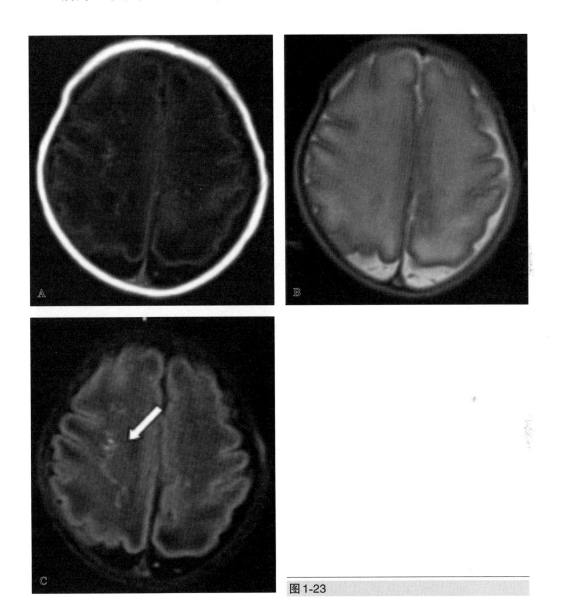

图1-23

▶病例3：女婴，出生后7天，诊断为HIE。

医学影像学表现

（1）矢状旁区脑损伤：皮质、皮质下白质T₁WI可见迂曲条状、点状高信号灶，皮质内呈雪花状高信号区（图1-22）。皮质下白质在T₁WI上呈低信号的小囊状区（脑萎缩、瘢痕脑回）。

（2）深部脑白质损伤：两侧额叶深部白质相当于侧室前角的前外侧，T₁WI可见对称的点状稍高信号。脑白质水肿，表现为脑白质T₁WI信号降低，T₂WI信号升高（图1-23、图1-24）。T₁WI可见沿两侧室壁边缘的条带状高信号。脑室旁白质软化。

（3）基底节区和丘脑损伤：基底节、丘脑T₁WI呈不均匀高信号。T₁WI已正常髓鞘化的内囊后肢的高信号消失呈相对低信号。

（4）颅内出血：脑室内出血、蛛网膜

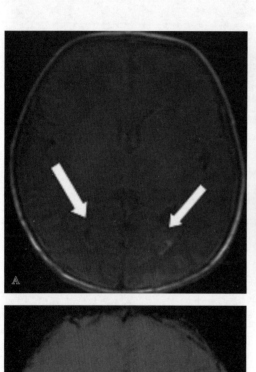

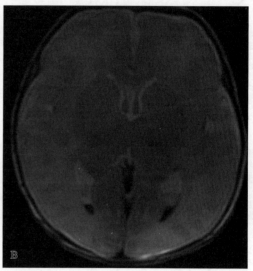

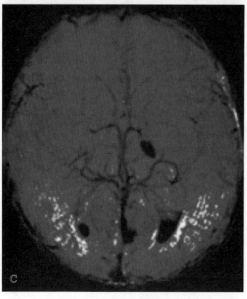

图1-24

下腔出血（图1-24）。

HIE是由于新生儿期各种原因造成呼吸困难、窒息或心脏供血不足导致整个脑的病理改变，而不是局灶性病变，患儿大多会造成不同程度的神经功能缺失，包括癫痫发作、智力下降、肢体运动障碍、视觉异常等，严重者可导致植物状态甚至死亡。

问题

（1）新生儿缺氧缺血性脑病和早产儿脑白质损伤诊断标准有什么区别？

（2）新生儿缺氧缺血性脑病是否存在深部静脉扩张？

（3）新生儿缺氧缺血性脑病的原因有哪些？

（4）新生儿缺氧缺血性脑病的发病机制是什么？

（5）新生儿缺氧缺血性脑病的临床诊断标准有哪些？

医学影像学医师的责任

（1）确定新生儿缺氧缺血性脑病的病变部位及范围。

（2）确定是否有颅内出血及出血的部位、类型。

（3）对新生儿缺氧缺血性脑病分度。

（4）对新生儿缺氧缺血性脑病进行动态观察，与复查图像进行比较。

（5）评估预后。

（6）了解新生儿缺氧缺血性脑病的后遗症改变。

（7）为早期脑保护治疗提供依据。

（8）及时与临床医师通报医学影像学所见。

临床医师需要了解的内容

（1）有无颅内出血及出血部位、出血量。

（2）有无颅脑先天发育畸形。

（3）新生儿脑组织成熟度。

（4）新生儿缺氧缺血性脑病分度。

十四、脑室分流术后继发感染

▶病例：男性，35岁，脑室-腹腔（V-P）分流术后颅内及腹腔感染10余天。患者2个月前因胶质瘤于当地医院行颅内胶质瘤切除术，具体不详；1个月前患者出现脑积水于当地医院行左侧侧脑室腹腔分流术，具体不详，分流术10余天后出现发热、颈部抵抗、腹痛。头痛主要位于顶枕部，为胀痛，间断发作，一般持续数小时，伴记忆力下降（图1-25）。

安置脑室分流管是一项很普通的神经外科手术，经常用于治疗脑积水及脑脊液自然流动受阻的情况。脑室分流术后感染的发生率较高，但不同的影响因素也与术后感染的发生率有关。例如，出血后分流，先天性脑积水分流或是其他原因导致的梗阻性脑积水等。同时，其分流形式也是很重要的影响因素，如脑室-腹腔分流术是感染率最高的分流形式，术后感染可在分流装置的任何地方发生，所以医学影像评估应系统且全面，包括分流管形成的

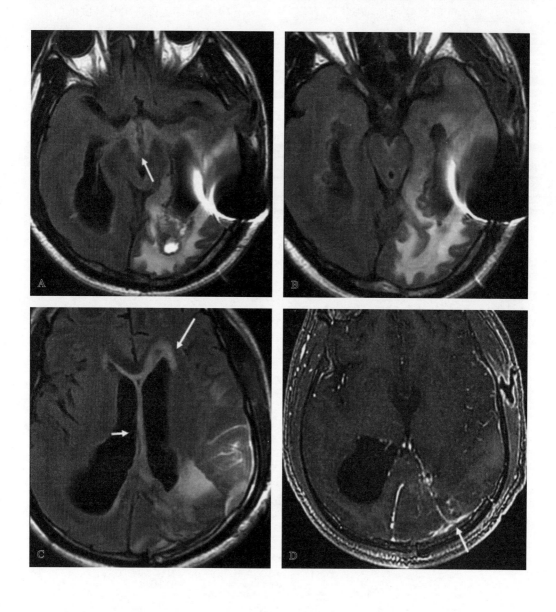

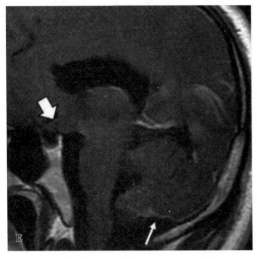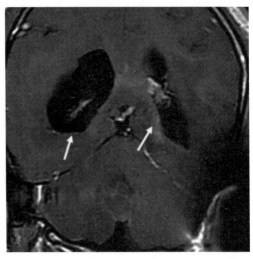

图 1-25　A ～ C.MRI FLAIR 轴位，脑室系统扩张，有积水，并可见沿脑室壁的 FLAIR 高信号影；A. 白直箭头所示为视交叉的水肿；B. 中脑受压变形；C. 脑室壁的水肿；D.T₁WI 增强扫描，左侧大脑半球硬脑膜及软脑膜均增厚强化（白直箭头），左颞部引流管出颅部的软组织肿胀和强化；E. 矢状位 T₁WI 增强扫描，白直细箭头所示为小脑半球脑沟内的软脑膜强化，白直粗箭头所示为视交叉的水肿；F. 冠状位 T₁WI 增强扫描，白直箭头所示为双侧侧脑室内室管膜的强化，左侧侧脑室内脉络丛增粗且明显强化，左侧小脑幕增厚强化

组织水肿和假性囊肿形成等指标。医学影像学有助于了解分流装置是否正常工作，X 线片可以发现分流管是否折断、破损，以及某些液体聚集的征象，还可以发现因腹腔脓肿或体位的突然变化、儿童身高增长而导致分流管脱出腹腔等征象。

CT、MRI、超声医学等对诊断脑室分流术后继发感染所提供的信息很多，室管膜增厚且有增强征象是脑室内感染的特点。脑室周围的异常带状水肿提示伴有间质性脑水肿，并可以通过评价脑室的大小以帮助确定分流装置是否出现故障，多次影像学新旧资料的比较特别重要。

怀疑分流管远端阻塞时，影像学表现为分流管远端组织肿胀增厚，并可在有液体异常聚集时形成脓肿，显示为异常强化环，其内壁一般较为光滑规则，但可以表现为分房形态，脓肿周围存在炎性粘连，其感染灶可以沿分流管分布，也可以是多灶性。

【问题】

（1）脑室分流术后继发感染的病理机制是什么？

（2）医学影像学对评价脑室分流术后情况有何意义？

【医学影像学医师的责任】

（1）系统地评估脑室分流装置及行程状况，是否存在分流管折返、断裂及阻塞的影像学表现；分析分流管周围是否有软组织增厚强化表现，分流管腔是否有充盈缺损，分流管壁是否有增厚表现。

（2）评价分流管远端的确切位置及毗邻关系，周围是否有异常液体聚集。

（3）分流管远端周围是否有脓肿和软组织肿块影，强化程度如何。

（4）评价脑室的形态大小，是否有脑积水加重的新征象。

（5）脑室内密度/信号是否均匀、有

无絮状物。

（6）脑室壁是否有水肿，程度如何？

（7）脑实质内有无感染病灶及其他异常？

（8）脑膜是否有增厚和强化表现。

（9）引流管出颅部软组织有无肿胀和强化。

临床医师需要了解的内容

（1）脑室分流装置是否正常，分流管是否通畅，有无折返或断裂？

（2）分流管远端位置是否正常，有无脱落，周围是否存在感染或脓肿？

（3）脑积水程度有加重吗？加重的原因是什么？

（4）存在脑间质性水肿吗？

（5）脑室壁有感染和炎症吗？

（6）脑实质内有感染性病灶吗？其数目、大小、部位如何？

（7）存在脑膜感染吗？

十五、高血压脑出血

▶病例：女性，71岁，既往高血压病史。20天前无明显诱因于安静状态下突然出现言语不利，能听懂家人语言，说话费力，未予以重视，3天前自觉言语不利加重，伴左侧肢体舞蹈样不自主运动，无目的、不规律、幅度较小，以上肢为著，可短暂控制（图1-26）。

成人的脑出血约有50%的患者是由高血压引起的，而且60岁以上的老年人好发。

脑的深穿支动脉的微小动脉瘤是其出血的原因。

高血压脑出血多位于基底节区、丘脑、脑干，少部分位于皮质区。SWI容易发现这些部位的微小动脉瘤，肿瘤内出血与本病一般容易鉴别，强化扫描后肿瘤有强化或瘤结节，周围水肿明确而具有特征性；动静脉畸形，海绵状血管瘤占位与本病的鉴别点在于后者可以见到畸形的血管，CTA、MRA均能显示，同时血肿内和血肿附近邻接部均由复杂的血管构成，而海绵状血管瘤CT上能显示出钙化。

问题

（1）高血压脑出血发病机制与演变过程是怎样的？

（2）有哪些能显示微小动脉瘤和脑血管畸形的MR技术参照？

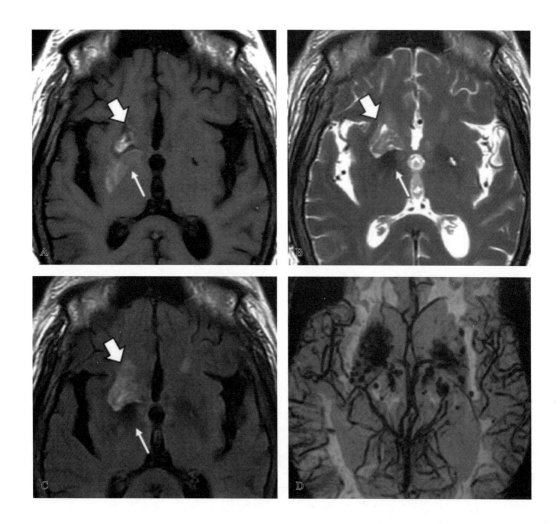

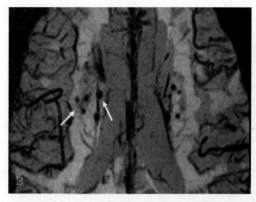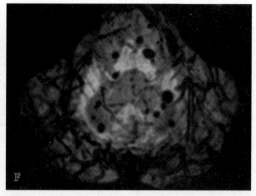

图1-26　A～C.MRI T$_1$WI、T$_2$WI及FLAIR的轴位图像，右侧基底节区可见异常信号，其分为两部分，头侧（直粗箭头）为T$_1$高信号、T$_2$高信号、FLAIR高信号改变，尾侧（直细箭头）为T$_1$高信号、T$_2$低信号、FLAIR低信号改变，占位效应均不明显，综合考虑为不同时期的出血，头侧为亚急性晚期，尾侧为慢性期；D.相应层面的SWI图像，可见双侧基底节区及丘脑多发顺磁性物质沉积；E.放射冠层面的SWI图像，部分低信号结节与血管相连（直箭头），考虑存在微小动脉瘤可能；F.小脑层面的SWI图像，脑干及双侧小脑半球也可见多发低信号结节影，考虑为高血压所致多发微小出血灶

（3）高血压脑出血患者需要加做MRI和SWI序列吗？

医学影像学医师的责任

（1）迅速与临床医师取得联系。

（2）报告是否需要做MRI检查。

（3）能否除外肿瘤内出血，并指出依据是什么？

（4）有无脑血管畸形的影像学征象，意义如何？

（5）综合报告出血的部位，血肿大小、形态、毗邻关系、水肿程度，以及是否进入脑室等（或用软件测量出血量）。

（6）了解血肿占位效应程度，有无脑疝。

（7）有无急性脑积水？程度如何？

（8）血肿有无"岛征"。

（9）血肿远端部位或对侧脑区域内是否存在灶性出血或低密度/低信号灶。

（10）是否建议加做SWI序列检查。

临床医师需要了解的内容

（1）血肿是否发生在高血压脑出血的典型部位。

（2）有无脑中线结构移位，移位的程度如何？

（3）血肿是否进入脑室系统。

（4）急性脑积水的程度如何？主要征象有哪些？

（5）有无脑肿瘤和（或）脑血管畸形病变？

（6）血肿远端部位有无小的出血灶或疑似病变。

（7）是否加做SWI序列检查。

注释

（1）高血压脑出血，其血肿占位效应和有无再出血情况在48小时内变化显著，应该密切观察和对症治疗。

（2）高血压脑出血是危急病况，属于危急值管理范围，但是出血后，其他部位的微小动脉瘤是否会再发生出血也是危急值管理内容，应加以评估。优化MRI检查序列，加做SWI序列扫描。

十六、脑轴索损伤

▶病例：男性，31岁。于20小时前开面包车与小汽车相撞，具体头部受伤机制不详，伤后意识不清，有恶心呕吐数次，呕吐物为暗红色（图1-27）。

在轴索损伤中，典型的神经学看法是与外伤后经过数天恢复无关，不时会有与初期外伤时CT所见不一致的见解。该病使脑外伤和轴索损伤有所关联，进一步检查需要进行MRI。轴索损伤通常是头部突然发生减速加速度，因为力的方向变化所造成的剪断式损伤。图1-27提示的灰白质境界的出血及损伤，是由皮质的回转速度与白质发生不一致所造成的。MRI中可以看到多发现象，但遗体解剖后发现多数的

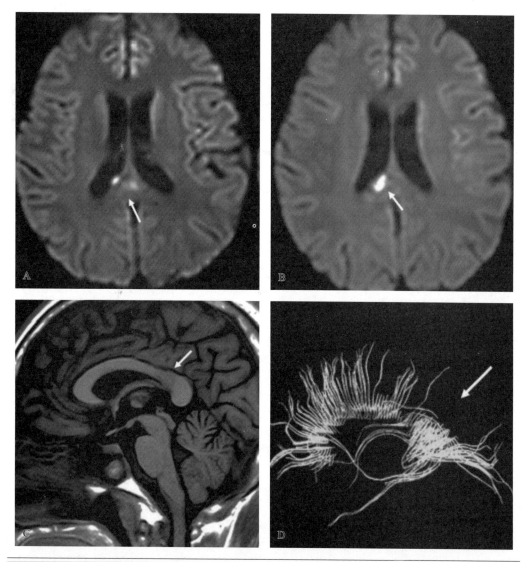

图1-27 A、B.MRI弥散加权成像，可见胼胝体后部的呈斑片状的异常高信号影（直箭头），提示存在细胞毒性水肿；C.矢状位T₁成像，直箭头所示为胼胝体后部病变区；D.MRI脑白质纤维束成像，更为直观地显示了胼胝体后部的纤维损伤（直箭头）

病变通过影像学检查是无法检查出来的。

在SWI中，对于这些领域的无信号现象，是由出血的含铁血黄素异常沉淀造成的高磁化。MRI的无信号表现原因中典型常见的是密集钙化，属于气体/气体、陈旧性含铁血黄素/出血中的一种。FLAIR及T_2信号异常是在提示水肿，同时显示弥散受限病灶则提示了水分子运动的减少、局部神经损伤和细胞坏死。

SWI是针对出血及血液物质的敏感度，发生脑外伤时出现的重要阶段。FLAIR一般是指非出血性领域中最敏锐的阶段。

Adams-Gennarelli分类中轴索损伤分为轻度、中度、重度三类，每一类都是预测恢复效果和死亡率相关的一个指标。

Ⅰ类：额叶和颞顶叶的灰质-白质病变（轻度脑外伤）。

Ⅱ类：脑白质和脑胼胝体的病变（中度脑外伤）。

Ⅲ类：中脑后外侧和脑桥上部病变（重度脑外伤）。

轴索损伤一般由高速外伤造成，还会出现脑挫伤、蛛膜下腔出血、硬膜下血肿、硬膜外血肿等颅内损伤。

问题

（1）轴索损伤的机制是什么？

（2）哪些外伤患者需要进一步做MRI检查？选择什么磁共振检查项目可以更清晰准确地评估白质的损伤情况？

医学影像学医师的责任

（1）脑损伤的范围要向主治医师和患者及其家属进行传达。患者的愈合信息也需要进行传达。急救的情况下，要赶紧告知主治医师，包括外伤带来的出血及重大病变。

（2）对于轴索损伤进行的治疗不是看现在，而是在后续作为唯一的愈合后因素来进行考虑。

临床医师需要了解的内容

（1）轴索损伤呈怎样的状态？病变的范围位置在哪里？

（2）其他关联的颅内异常是否存在？

（3）该如何看待容易引起脑疝的显著的占位现象及其原因？

注释

轻度的轴索损伤表现出头痛、健忘、轻度痴呆、人格变化、脑震荡后综合征，这些状况可能会持续1个月或以上。重症的轴索损伤虽然很少出现即刻死亡的现象，但伴有重度剪断损伤的90%的患者会变成植物状态。其中，10%在1年内基本可以恢复正常状态。痴呆在轴索损伤重症中发生率为100%，中等程度为67%，轻度为10%。病变的数量增加会造成愈合后更严重的不良症状。

十七、颅骨骨折伴硬脑膜损伤

▶病例：女性，4岁。3天前玩耍时不慎于1m高处跌落，头部及肩部着地，具体头部受伤机制不详，伤后伴有头痛、恶心，呕吐1次，呕吐物为胃内容物，非喷射性，无意识不清，无四肢抽搐，无大小便失禁（图1-28）。

脑膜自外向内依次为硬脑膜、蛛网膜和软脑膜。

（1）硬脑膜：由骨膜层和包裹层构成，它们黏着紧密，只有在包绕静脉窦时

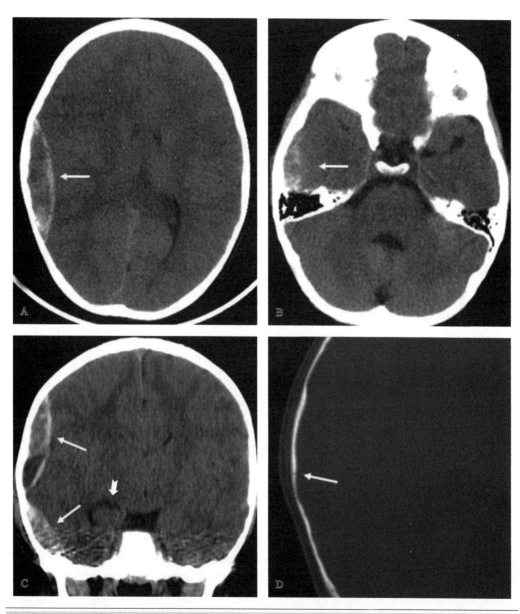

图1-28 A～C.轴位及冠状位示右侧额顶颞部及颞部两处硬膜外血肿（直箭头），其内密度不均匀，提示存在不同时期出血，其压迫邻近脑组织移位，中线结构左移约为0.37cm，右侧侧脑室受压变窄，但颞角扩大（燕尾箭头），考虑存在积水；D.轴位骨窗示右侧颞骨线样骨折（直箭头），邻近头皮软组织肿胀

才分开。静脉窦以两种方式形成：①有两层膜分开；②内层重叠成双层。

骨膜层或外层是颅骨内面的骨膜，它止于枕骨大孔，在颅底与骨黏着紧密；在颅顶黏着较松，但骨缝处例外。于骨缝处，此膜借骨缝膜附着于颅外膜。此层在枕骨大孔与颅外膜相续。

应该注意的是，此层紧密地固着于颅底，因此当颅底部骨折时，常被撕伤；又因其是构成颅底静脉窦（如岩窦等）壁的一部分，因而颅底骨折时常伴有流向耳、鼻或咽的严重出血。

儿童的硬膜外层与颅顶黏着紧密，因此儿童的颅顶骨折较成人的更易引起硬膜及其窦壁的撕伤。

注释

包裹层或内层

1）为离开颅腔的神经构成鞘。

2）在枕骨大孔处与脊髓的硬膜相连续。

3）向内发出四个突

A.大脑镰：是介于大脑两半球内侧面之间的重叠膜，其内含有3个静脉窦：①其上缘内有上矢状窦；②其游离下缘内有下矢状窦；③沿其与小脑幕附着处有直窦。

B.小脑幕：为1个半月形的硬膜重叠，位于小脑和大脑枕叶之间，因而构成颅后窝的顶。其凸曲的外缘附着于枕骨横窦两唇、顶骨乳突角及颞骨岩部的上缘；并于后床突告终。其凹曲的内缘游离，向前延伸并越过凸曲的外缘，附着于前床突。游离缘围成的卵圆形空隙即"幕门"为中脑所占据。脊髓区和脑基底部的脑脊液通过此孔流向脑的外表面，并在该处被吸收。横窦或外侧窦居于小脑幕附着缘后半的两层之间；岩上窦则位于此附着缘的前半内。

C.小脑镰：为介于小脑两半球后部之间的小镰刀形的褶叠层，其内含有枕窦。

D.鞍膈：是构成垂体窝顶的硬膜襞，具有一个由垂体漏斗（柄）通过的中央孔。鞍膈内包含海绵间隙。

（2）硬脊膜：是与硬脑膜内层相连续的单层膜，呈管状，包围着脊髓，但是比脊髓延长5个椎体的长度。

（3）蛛网膜

1）蛛网膜绒毛。

2）蛛网膜粒只见于成人，儿童则没有。

3）蛛网膜下腔：含有脑脊液，供应脑和脊髓的血管也穿行其中。此腔呈现一些膨大的池：①枕大池，位于小脑和延髓之间的后方；②桥前池，位于脑桥前方；③脚间池，位于脑的基底面，内含Willis动脉环；④一些较小的不重要的池。

4）脑腔与蛛网膜下腔之间的交通：①第四脑室正中孔（Magendie孔），位于第四脑室顶部；②第四脑室外侧孔（Luschka孔），有2个，分别位于第四脑室两侧的外侧隐窝处。

以上这些基础知识应该在评价和研究脑的损伤时详细地阅读图像，辨识其正常的解剖学结构，综合判断有无脑膜损伤及损伤的程度，并详细地在诊断报告中给予描述，重点内容应与临床医师通报。

（4）软脑膜：菲薄而柔软，脑和脊髓的所有血管在进入脑和脊髓之前，都行经软脑膜表面，而软脑膜本身则无血管。

软脑膜发出窦的情况如下：

1）血管周围间隙：分布于脑的血管在穿经软脑膜之前，先行于蛛网膜下腔内，它们从蛛网膜和软脑膜携带双层"袖套"一道入脑。双袖套的外层来自软脑膜，内层来自蛛网膜。

2）没入脑沟和裂的隔。

3）所有脑神经和脊神经的鞘。

4）第四脑室脉络丛组织位于其内。

5）第三脑室脉络丛组织是位于第三脑室顶部的软脑膜；第三脑室和两个侧脑室的脉络丛都被软脑膜突所包绕。

6）伸入脊髓前正中裂的隔是从软脑膜发出的。

7）齿状韧带：是软脑膜顶着蛛网膜伸向硬脑膜的 20 个齿状凸起。

问题

（1）颅骨骨折伴硬脑膜损伤的重要性有哪些？

（2）硬膜损伤时应注意什么？

（3）神经外科医师为什么重视颅骨骨折时是否伴有硬脑膜损伤？

医学影像学医师的责任

（1）全部阅读颅脑的图像，分析其有无损伤。

（2）颅底骨结构是否清楚、正常，有无骨的不对称和骨的不连续；颅缝有没有异常变化；蝶鞍和海绵窦部结构是否有异常。

（3）鼻骨、上颌骨和蝶骨有无骨折。

（4）额顶骨是否有骨折，骨折线的走向、走行情况，是否跨越颅缝。

（5）岩骨和筛骨结构是否存在异常，程度如何？

（6）脑实质结构有无异常，有无脑挫裂伤。

（7）脑池、裂沟及脑室内有无出血。

（8）颅底或颅骨骨折的情况，如碎片骨折、骨分离，错位、凹陷及颅缝分离。

（9）颅底骨折时怀疑是否波及血管？

（10）颅枕部结构有无损伤和错位。

（11）是否建议扩展医学影像学检查部位？

（12）如有脑脊液外漏或重度脑挫裂伤或脑癌时，应及时向临床医师通报。

临床医师需要了解的内容

（1）是否有颅底骨折。

（2）骨折是否伴有硬脑膜损伤？程度如何？

（3）有无波及脑血管损伤的情况。

（4）脑的损伤程度，有无剪切伤。

（5）脑癌情况。

（6）是否需要继续检查其他部位。

（7）搬运患者时应该注意哪些情况？

注释

对于神经内外科医师来说，他们非常重视硬脑膜损伤的有无和损伤程度。在头部创伤中，硬脑膜是感染的屏障，功能非常重要。对于开放性脑损伤的预后，主要决定于是否能够关闭硬脑膜。所以医学影像科医师在工作中必须注意硬脑膜的解剖结构变化并给予评价，如有异常，应及时向临床医师通报。

第2章

胸部影像危急值

第一节　X线图像阅读

一、胸部正常X线检查报告描述的基础知识

1. 纵隔的描述　常在胸部侧位片上将纵隔划分为以下几个区。上纵隔：自胸骨柄下端至T_4椎体的下缘连线以上区域。下纵隔：自胸骨柄下端至T_4椎体的下缘连线以下区域。

在这个区域里又以心影前后缘为界分为下纵隔的前纵隔、中纵隔、后纵隔。下前纵隔：胸骨与心影前缘之间的区域，其内为胸腺、淋巴结和疏松结缔组织。下中纵隔：居中，主要部分有心脏及大血管。下后纵隔：心后缘与脊柱之间的区域，有降主动脉、气管下段和神经及其他组织。

2. 肺野的描述　肺野的透亮度一般情况下与含气量成正比，深吸气时，肺泡含气增多，体积相对膨大，血管显示稀疏，肺透明度则增加。肺透明度又与肺循环血管成反比，呼气时肺血量增多，血管呈密集状，致肺透明度相对减弱。

通常采用下列划分方法，人为地将肺野划分为三个带、四个部。

三个带：内带，指肺野的内1/3部分，包括肺门结构及一部分较粗大的肺纹理；中带：指肺野的中1/3部分，此部分肺纹理显示较细；外带，指肺野的外1/3部分，为肺的边缘部分，正常时只显示极细小的肺纹理。

四个部：也称为肺四野。肺尖部，指位于锁骨水平以上的肺野；肺上部，为第2肋前端下缘画一水平线以上的肺野，又称为上肺野；肺中部，为上述线与第4肋前端下缘所画水平线之间的肺野，又称为中肺野；肺下部，中肺野以下的肺野，又称为下肺野。

斜裂有时可在侧位片上显示，X线检查表现为一纤细密度稍高的条状或线状致密阴影，其形态系从第4肋后骨水平向前下斜行，止于前肋膈角后3～4cm处。

横裂有的可在正位片上见到，表现为一条由右肺门的中点经右肺野直达右侧胸壁的细线条状致密影，通常也称为毛发线。

横裂与斜裂相夹的部位为中肺叶。左肺只有斜裂结构，故只有上下两个叶。

肋间隙是指两肋骨之间的间隙，两前肋骨之间为前肋间隙，常作为描述肺部病变的标记。两后肋骨之间的间隙为后肋间隙，常以此表述作为描述胸膜腔积液的

标记。

3.肺门的描述　肺门的主要结构是由肺血管、气管、支气管、淋巴结等构成。肺门的位置位于第2～4肋前的肺野内带，内侧与纵隔阴影相连，外缘显示较清晰，密度比较均匀。

4.胸膜及胸膜腔的描述　正常时一般不被显影。病变的胸膜及胸膜腔才可有不同程度的病理影像学表现。

5.肺纹理的描述　肺纹理主要是自肺门向肺野伸展走行的由血管构成的阴影。主要是以肺动脉分支的投影为主，连同肺静脉、支气管、淋巴管、结缔组织等构成。肺纹理由粗到细呈树枝状分布，走向比较一定，至肺外带时则变得极细，但很少伸至外带。如外带可见较粗乱的肺纹理则为病理状态，多描述为肺纹理增多或伴紊乱。

6.膈肌的描述　正位像表现为位于两肺下缘的向上凸的弧形致密阴影，表面光滑，右侧稍高于左侧，膈顶位于第6肋前端或第10肋后间隙水平，两侧膈肌同时随呼吸而上下运动。有时膈肌可因局部较薄弱而形成局部膨隆，当强力收缩时也可呈波浪状改变，属正常变异。膈肌与心脏投影之间的夹角称为心膈角，膈肌与胸壁间的夹角称为肋膈角，呈锐角。通常后肋膈角位置较低，当有少量的胸腔积液时常首先在该处显示，表现为变钝或消失，此征象宜在侧位像上观察。

二、常见胸部异常X线报告描述的基础知识

（一）纵隔异常的X线表现描述

1.前纵隔异常的描述

（1）胸骨后甲状腺常位于前纵隔上部。临床上多有长期颈部甲状腺肿大的病史与体征。气管受压移位是其重要X线特征，局部密度增高。

（2）胸腺瘤多位于前纵隔中部贴近心底部位。中年人发病率较高。良性者有完整包膜，生长较缓慢，边缘锐利，密度均匀一致，常呈椭圆形或梭形的肿块阴影。恶性胸腺瘤则表现为轮廓毛糙，有明显分叶现象，常并发重症肌无力症。

（3）畸胎瘤、皮样囊肿多位于前纵隔中部，少数可位于下部。二者均可呈圆形或椭圆形阴影。畸胎瘤为实质性，内含三种胚层组织，肿瘤内常有骨骼影或牙齿状阴影为其特征性表现。皮样囊肿为囊性，发生组织比较简单，包含外及中胚层，多内含毛发、皮脂腺等，囊壁常有钙化。恶性者多呈分叶状，边缘不光滑，X线表现为一侧不规则肿块影向肺野内突出。如肿瘤与支气管相通，临床上常可咳出头发及豆渣样的物质。

2.中纵隔异常的描述　中纵隔病变最常见者为恶性淋巴瘤，表现为位于气管周围的占位阴影，肿瘤呈分叶状突出于纵隔两侧，此征象多代表多组淋巴结受侵。常伴有呼吸困难，是由于肿块压迫气管所致。临床上有特殊热型（间歇热）及血象改变，可出现上腔静脉综合征，对放射线治疗很敏感。

中纵隔还可发生良性支气管囊肿、食管囊肿、心包囊肿等疾病。X线表现除显示占位征象外，密度低于实质性肿瘤密度。

3.后纵隔异常的描述　后纵隔病变常见的有神经纤维瘤、神经鞘瘤。X线表现为病变密度均匀、边缘锐利，有自纵隔一侧突出的肿瘤阴影，并有不同程度的占位征象。

4.上纵隔阴影增宽的描述

（1）淋巴结核：X线表现为气管旁淋巴结肿大与上腔静脉阴影相重叠，上纵隔阴影增宽，密度增高，边缘清楚。

（2）淋巴肉瘤：两侧气管旁及肺门的多数淋巴结肿大时，X线表现为上纵隔阴影增宽，轮廓清楚且呈波浪状，密度比较均匀。

（3）纵隔型肺癌：X线表现为上纵隔阴影不规则增宽，伴发肺气肿及纵隔和膈肌位置改变时可以帮助确诊。

（4）恶性病变引起的纵隔淋巴转移：X线表现为气管旁淋巴结肿大，局部密度增加，使上纵隔阴影增宽。

5.纵隔结构移位的描述　当单侧胸腔发生大量积液或积气时，均可导致一侧胸腔压力增高，致使纵隔影向对侧移位。如一侧大面积肺不张或肺纤维化，也可使肺体积缩小。因患侧胸腔压力减低，可使纵隔影向同侧移位。

6.纵隔阴影呈钟摆样摆动的描述　纵隔阴影呈钟摆样摆动是透视下发现支气管内可透X线异物的间接征象。因异物为一活塞状态，故吸气时纵隔阴影处于中间位，呼气时，正常侧的肺缩小，而患侧肺仍保持膨胀状态，故此时纵隔阴影可摆向正常侧，再吸气时又回复原位，从而形成纵隔阴影的摆动病理现象。这种随呼吸运动而产生的纵隔异常摆动称为纵隔阴影呈钟摆样摆动。

（二）肺部异常的X线表现描述

1.肺门阴影增大的描述　临床上血管性肺门增大时常为两侧性的肺门阴影增大，但仍可保持血管分支的影像学特征，严重扩大可呈瘤状阴影，透视下可见血管性搏动的肺门阴影增大，称为肺门舞，此

征象常见于左心衰竭、动脉导管未闭、房间膈缺损等疾病。

肺门淋巴结肿大可见于炎症、肿瘤、结节病等。多表现为单侧性呈结节状或分叶状占位影。如小儿肺门增大多见于结核；青年人肺门增大可为结核或恶性淋巴瘤；中年老年人则以肺癌为多见。偶可有少数正常小儿的双侧肺门影也可表现为生理性增大。

2.肺纹理增强的描述　肺纹理增强是指从肺门向肺野外围延伸增多的放射状条形阴影。常由肺血管扩张、支气管病变及淋巴管性炎症等疾病所致。

（1）血管性肺纹理增强：表现为肺纹理较粗大，边缘较清楚，而且从肺门向肺内保持血管走行。肺静脉高压时，肺纹理可增多增粗，但边缘较清楚，从肺门向肺内保持血管走行。肺动脉高压时，肺纹理增强（主要表现为两肺较大肺动脉分支的扩张和增粗），肺野密度比较清晰。常见于动脉导管未闭等疾病的X线表现。

（2）支气管性肺纹理增强：主要表现为肺纹理粗细不均匀，以两肺下野较明显。常见于慢性支气管炎、支气管扩张症等。小儿肺炎1周后也可出现肺纹理增强，但仔细分辨可见肺门阴影的边缘不甚光滑，显得很模糊。某些成人肺炎吸收后也可以出现局部肺纹理增强。

（3）淋巴性的肺纹理增强：表现为两肺呈纤维网状致密阴影。常见于矽肺、癌性淋巴管炎等。

3.肺部病变的X线表现描述

（1）渗出性病变的描述：渗出性病变X线表现常描述为肺野内片状模糊阴影。可见于各种肺炎和结核病灶的周围炎。在X线表现上，根据病变性质及组织反应的不同，渗出性病变范围又可以表现为大片

状模糊阴影或小片状模糊阴影。

1）小片状模糊阴影（又称云絮状阴影）：通常多指病变范围占据两个肋间隙以下的阴影。①出现于上肺密度不均匀者，多为浸润型肺结核；②散在一侧或两侧下肺野者，多为支气管肺炎；③出现于单侧肺下野近肺门者，应考虑非典型肺炎；④分布于两肺同时肺门也出现蝶翼形阴影者，一般多提示为肺水肿，应结合病史诊断。

2）大片状模糊阴影：通常指病变范围占据两个肋间隙以上的病变阴影。①出现于上肺野时多为大叶性肺炎或上叶肺不张和肺脓肿的早期。②出现在下肺野者多为大叶性肺炎，但阴影的分布与形态应与肺下叶的解剖位置一致。③中等量的胸腔积液，特别是在立位X线检查时，表现为凹面向上、外高内低的弧形阴影。④下叶肺不张，特点为大片状阴影在心膈区呈三角形，其三角形阴影的尖端指向肺门。

（2）增殖性病变的描述：增殖性病变多提示肺泡内有肉芽组织增生，多表现为慢性炎症反应。X线表现为点状、结节状或粟粒状的致密阴影，边缘较清楚、密度比较高。

1）点状及结节状致密阴影：多见于局灶型肺结核的好转期或硬结期。

2）粟粒状致密阴影：最常见于急性粟粒型肺结核，阴影较淡，呈大小相等、密度相同及分布均匀的征象。粟粒状阴影也可见于矽肺，但阴影的密度相对较高，且不太均匀，患者有粉尘接触职业史。两肺粟粒样病变可见于肺泡癌和二尖瓣狭窄，后者多为含铁血黄素沉着及血液中嗜伊红细胞增多症，所以也可有肺部粟粒状阴影改变。粟粒状致密阴影可见于肺泡微石症、结节病、寄生虫病。还可见于肺钩端螺旋体病，其X线表现为两肺对称性弥漫分布的粟粒状阴影。

（3）肺纤维化病变的描述：肺的纤维化病变阴影最常见于慢性肺结核、间质性肺炎、矽肺及肺间质性病变等病。X线表现为索条状阴影，密度增高，索条状阴影粗细不均匀，边缘较清楚。

（4）钙化的描述：肺的钙化灶多为干酪性病灶愈合的结果，也可是其他原因所致。当钙盐沉着于病灶内时，X线表现为边缘清楚、密度极高的斑点状阴影，可局限于肺的某一部或肺门淋巴结等处。

（5）空洞的描述

1）虫蚀样空洞：X线表现为病变密度不均匀，在肺实变的阴影中出现虫蚀空洞样阴影，且无明显洞壁。其多代表单纯肺组织坏死或缺损，多见于干酪性肺炎。

2）薄壁空洞：肺组织内有一层纤维组织围绕破坏区，经肺的平均牵引而形成周围的空洞。X线可见空洞内壁一般较光滑，常见于肺结核病变的早期空洞，空洞周围可有渗出性病变。

3）厚壁空洞：X线表现为肺内的空洞样透光区，外形不规则，有密度增高的渗出性、增殖性及纤维性等不同类型的病变阴影。多见于肺结核病变的晚期空洞。

如果透光区比较大且洞内液体多，周围有较广泛的炎性浸润阴影者，常见于肺脓肿。如果透光区在毛糙边缘的肿块影中呈现偏心性者，应考虑为肺癌中心坏死后所形成的空洞，并多有支气管征。

（6）空腔的描述：空腔的病理并非是由于肺组织的破坏、液化所形成。X线可见其腔壁菲薄且无炎性浸润，可能为局部肺气肿、气囊、胸膜下的大疱或局部气胸所致。常见于慢性支气管炎、肺气肿者，此时，可描述为肺的空腔性病变。

（7）肺肿块阴影的描述：位于锁骨上下区的边缘清楚的球形影，如果周围伴有结核病灶者，多为结核瘤。位于肺的中外带的边缘呈分叶状或有小毛刺者，常见于周围型肺癌。如果周围有炎性浸润的模糊致密阴影，多见于肺脓肿，随着病程的进展也可出现空洞。发生于两肺内多发性、大小不一的棉球状肿块阴影，而且球形阴影边缘清楚而软，常为肺的转移癌。磨玻璃样结节伴有边缘有分叶或毛刺阴影，多为肺癌的征象。

X线报告可只描述在何部位有肿块阴影和可能性诊断（即良性或恶性病变）。

4.肺野透光度异常的描述

（1）肺野透光度增强：代表肺泡内气体的增加。①X线表现为两肺野透光度普遍增强，且伴膈肌下降和膈肌活动度减弱者，多见于慢性阻塞性肺气肿；②X线表现为单侧肺或某个肺叶的某肺段透光度增强时，且合并有邻近肺组织不张及受损者，多见于代偿性肺气肿；③X线表现为在肿块性病变邻近出现肺的透光度异常时，可能是由支气管不完全阻塞所致的肺气肿。

（2）肺野的透光度减低（又称肺野密度增高）：①X线表现为两侧肺野透光度弥漫性减低时，多见于肺水肿和炎症病变，前者在肺野中还可见到散在的片状模糊阴影；②X线表现为单侧肺野透光度减低时，可能为一侧肺不张，并多伴有纵隔向患侧移位；③X线表现可见中等量的胸腔积液时，X线表现的特点是纵隔向健侧移位。

（三）胸膜和胸膜腔异常的X线表现描述

1.胸腔积液的描述

（1）X线表现为肋膈角变钝、模糊或消失：此征象代表胸腔少量流动性积液聚集于肋膈角处所导致，也可能是胸膜的粘连。鉴别方法是，让患者卧位吸气状态下透视检查时，如果肋膈角能显示出来，则为积液，反之则多为胸膜粘连。

（2）X线表现为下胸部呈大片状、上缘为外高内低凹面的反抛物线状模糊阴影：多为中等量流动性胸腔积液，但有时应与大叶性肺炎相鉴别。鉴别方法是，卧位检查时，上缘凹面消失者为积液的表现，如与肺下叶位置一致者则为大叶性肺炎的表现。

（3）X线表现为一侧胸部完全呈密度增高的模糊阴影：多代表有大量流动性积液的影像，此时应与一侧肺不张相鉴别。如果纵隔向患侧移位，则为肺不张的表现；向对侧移位，则为大量胸腔积液的表现。

（4）X线表现为侧胸壁有半圆形致密影：其阴影底部靠胸壁，阴影边缘与胸壁所成的夹角呈钝角，边缘清楚，常为包裹性积液的特征性X线表现。

注意：有时因摄片时患者体位摆放不规范，也可造成两侧肺野密度不一致，应加以鉴别。

2.气胸的描述　气胸的X线表现为沿肺野外周有带状的气体样透亮区，表示胸腔内积气。①胸腔内透亮带宽度相当于患侧胸廓宽度的1/4时，代表肺被压缩35%左右；②胸腔内透亮带宽度相当于患侧胸廓宽度的1/3时，代表肺被压缩50%左右；③胸腔内透亮带宽度相当于患侧胸廓宽度的1/2时，提示肺被压缩65%左右。

3.液气胸的描述　液气胸指胸膜腔内同时有气体与液体存在。X线表现为胸膜腔内有上部为气体与下部为液体的致密影，形成典型的气-液平面征象。

4.胸膜增厚、粘连与钙化的描述　当胸膜粘连的范围比较小时，可表现为肋膈角变钝或消失，患者卧位检查肋膈角不能显示。当胸膜粘连广泛时，可见胸壁有致密的带状致密影，肋间隙变窄，膈肌上升，纵隔向患侧移位。当膈顶与胸膜粘连时，可见膈肌顶部呈幕状凸起，为粘连与牵拉所致，膈肌活动度减弱。当胸膜有钙化时，还可在增厚的胸膜中见到片状或条状不规则的密度增高的钙化阴影，此表现常见于结核性胸膜炎、慢性脓胸、血胸等。

（四）膈肌异常X线表现的描述

1.膈肌升高的描述　膈肌升高一般情况下可由腹腔内和胸腔内的病变引起。腹腔内的病变如肝脓肿、膈下脓肿和肝肿瘤等，均可引起单侧膈肌升高或局部隆凸。肠梗阻、腹水和腹腔内巨大肿瘤也可使两侧膈肌升高。胸腔内病变如肺不张、纤维空洞型肺结核、胸膜增厚粘连、肺底积液等，可引起膈肌升高。另外，膈神经麻痹的患者也可引起膈肌升高，但是常伴有膈肌的矛盾运动。肥胖症或肥胖体型也可形成膈肌位置升高。

2.局限性膈肌膨出的描述　局限性膈肌膨出是指膈肌呈局限性的突出或膨隆，多为先天性异常，应与膈下肿块引起的膈顶局限性升高相区别。

3.膈肌降低或低平的描述　单侧膈肌位置低平者常见于气胸和一侧肺气肿等。双侧膈肌位置低平者常为慢性阻塞性肺气肿所致。个别体型也可以引起双侧膈肌位置低平。

4.膈肌运动减弱或受限的描述　膈肌运动减弱或受限发生于两侧者常见于慢性阻塞性肺气肿及任何能引起膈肌升高的疾病，如外伤、急腹症及腹膜炎等均可引起膈肌运动减弱或运动受限。单侧者可见于肝脓肿、膈下脓肿、胸膜炎、肝肿瘤及贲门胃底部肿瘤等。

5.膈肌呈矛盾运动的描述　X线透视下可见患侧膈肌在吸气时上升、呼气时下降的运动或与健侧膈肌运动方向相反，代表膈神经麻痹。

三、循环系统正常的X线报告描述的基础知识

后前位胸片上心脏是纵隔阴影，其横径的2/3在中线的左侧，其余在中线的右侧。

1.心型　正常人心型依人体体型而存在差异，根据心脏长轴的方向可分为3种类型。①垂直型：体型瘦长者，表现为胸廓较窄，膈肌位置较低，心尖部向下垂稍向内移，心胸比值小于1/2；②横位型：体型多矮胖，胸廓短而宽，膈肌位置稍高，心尖向上稍向外移，心胸比值大于1/2或等于1/2；③斜位型：体型匀称，心型介于两者之间，心胸比值等于1/2（或小于1/2）。

2.心脏大小　正位像上，心脏的横径一般不超过胸廓横径的一半。右前斜位观察时，吞钡后食管无受压及向后移位。左前斜位观察，心后缘不与脊柱影相重叠。

3.心脏各弓影

（1）正位像

1）心左缘分为三个弓（自上至下）：第一弓为主动脉球，稍向左凸，凸度可以随年龄增长而增大；第二弓为肺动脉段投影，由肺动脉主干构成，稍向内凹或平直，称为"心腰"；第三弓为左心室缘，

向左凸明显，其最向左凸的部位，称为心尖部。透视下观察时可见第二弓与第三弓的搏动方向相反，两相反搏动的交换点在影像上称为"相反搏动点"。

2）右缘表现为二个弓（由上至下）：第一个弓为主动脉和上腔静脉复合影的右缘部位，年幼时主要为上腔静脉的投影，随年龄增长而增大，主要由主动脉构成；第二个弓为右心房的右缘所组成。

（2）右前斜位像：前缘由上至下其结构依次为升主动脉、肺动脉主干、右心室及左心室。后缘由上而下依次为左心房、右心房和下腔静脉。心影前缘与前胸壁之间的倒三角形的透光区，称为心前间隙。发生左心室增大或右心室增大时，此间隙变窄或消失。心影后缘与脊柱之间的透光区称为心后间隙，左心室增大时食管可受压变形后移。

（3）左前斜位像：前缘自上而下，依次为升主动脉、右心房和右心室。后缘由上至下，其结构依次为左心房和左心室。正常情况下左心室的后缘不与脊柱重叠。当左心室输入道增大时，左心室可与脊柱有不同程度的重叠。

正常时，在主动脉弓影的下方可有一透光区，称为主动脉窗，其间主要有左主支气管及左肺动脉等结构。左心房明显增大时，该窗可被增大的左心房充填，使其变小或消失。

四、循环系统异常X线报告描述的基础知识

正常心脏、大血管与两侧含气的肺组织可以形成良好的自然对比效果，X线表现可以显出比较清晰的心脏与大血管的轮廓、形态及功能上的某些改变，从而一般

情况下可辨别出某一个心腔、几个心腔或整个心脏发生的异常改变的直接或间接征象。X线诊断报告的描述，主要应体现在心脏与大血管形态、密度和搏动及肺血的分布等方面，并应结合临床所见进行综合评价。

1. 左心室增大的描述

（1）后前位观：左心室弓影延长，心尖向左下移位且圆隆，透视下见相反搏动点向上移，主动脉球部凸出，心腰部凹陷，心外形呈"靴形"，又称为主动脉瓣型。

（2）左前斜位观：心脏后缘左心室段向后凸出，与脊柱重叠，室间沟向前移位。

（3）右前斜位观：心腰部阴影前下缘隆凸且向下延伸。

2. 右心室增大的描述

（1）后前位观：肺动脉段凸出，由于心脏向左后方旋转，肺动脉段可占据心腰的大部分，故使心腰部消失或圆隆，相反搏动点下移。

（2）右前斜位观：心脏前缘向前凸出甚至贴近前胸壁，使心前间隙缩小或闭塞，肺动脉圆锥向前隆凸。

（3）左前斜位观：心脏前缘凸出，右心室的膈面延长。

3. 左心房增大的描述

（1）后前位观：心脏左缘出现四个弓（正常为三个弓）。增大的第三弓为左心耳。心右缘出现"双边影"，上部为增大的左心房，下部为右心房影。

（2）右前斜位观：左心房扩大时可向心后间隙膨出，食管钡剂造影时可见左心房增大的压迹和移位。

（3）左前斜位观：左心房向上增大，使左主支气管向上移位或压迫变窄。

4.右心房增大的描述

（1）后前位观：右心缘向外圆隆凸出。

（2）右前斜位观：心后区的下部因右心房增大而变小或闭塞。食管钡剂无移位及压迫征象。

（3）左前斜位观：心前缘中部的斜行段延长并向前隆凸。

5.心脏普遍性增大的描述　心脏所有各腔均增大。在后前位胸片上如果心脏各弓的正常轮廓尚存在，只是心脏外形普遍性增大，临床上多半为心肌病变、克山病或心力衰竭等，如各弓轮廓消失，心搏减弱或消失则多为心包积液。在X线诊断时应结合临床资料，综合诊断。

6.主动脉伸展扭曲扩张延长的描述

（1）后前位观：主动脉的升部增宽向右侧凸出扭曲，主动脉弓增大，向上伸展扭曲可达锁骨高度，并伸展向左肺野，降主动脉也显著伸长而弯曲。

（2）左前斜位观：升主动脉向前凸出，主动脉窗扩大，降主动脉扭曲可沿胸椎的左后方下行。

以上表现临床上常见于高血压、主动脉硬化、主动脉瓣关闭不全、老年性退行性的改变和主动脉夹层及动脉瘤。

7.肺动脉扩张的描述　肺动脉扩张临床上常见于二尖瓣狭窄、慢性肺源性心脏病、动脉导管未闭、房间隔缺损等。主要表现为肺动脉段不同程度的凸出或肺门血管影粗大。右肺动脉第一下分支扩张，宽度超过15mm，并有右心增大。

8.心脏及大血管搏动异常的描述

（1）心脏搏动增强：X线透视下心脏搏动增强。常见于主动脉瓣关闭不全、二尖瓣关闭不全、甲状腺功能亢进、贫血性心脏病、阵发性心动过速、精神紧张等。

（2）心脏搏动减弱：X线透视下心脏增大、心脏搏动完全消失时表示有心包积液。常见于心肌炎、心力衰竭等。

（3）主动脉搏动增强：X线透视下，表现为主动脉搏动增强。常见于主动脉瓣关闭不全、高血压等。

（4）主动脉搏动减弱：X线透视下，表现为主动脉搏动减弱。常见于主动脉瓣狭窄和能引起心脏搏动减弱的其他相应疾病。

（5）肺动脉搏动增强：X线透视下，表现为肺动脉搏动增强。常见于肺动脉高压和扩张，称为肺门舞蹈征。见于房间隔缺损、动脉导管未闭等。

第二节　CT图像阅读

一、胸部CT图像阅读

胸部CT图像较为复杂，常因呼吸运动和心血管跳动与搏动导致的伪影所引起的图像质量下降，影响阅读。肺的图像应该是各肺野密度均匀，肺的纹理不紊乱、不增多、不增浓。但是长期卧床患者和老年肺均于背侧近胸壁处，肺的边缘出现泡状密度增高影，这种现象提示有坠积现象。但需与肺间质纤维化和肺实变相鉴别，肺间质纤维化应有小叶间隔和小叶内间隔增厚、不规则、扭曲、僵硬。肺实变应有肺泡内渗出，表现为片状高密度影。肿瘤引起肺间质浸润时应与其是否用某种化学治疗药物的反应有关，如某种治疗肿瘤的药物能导致肺间质纤维化。这两种情况鉴别较难，应认真分析。

肺内病变强化图像的分析，要注意肺血液循环的特征，如肺转移瘤因是由支气管动脉供血，所以此病灶的强化模式应符合支气管动脉的循环时相。这是鉴别转移瘤的一个指标。

重要测量数据

1.肺实质的CT值

*−403Hu±25Hu。

2.主动脉直径

*＜4cm。

（1）升主动脉

*肺动脉干分支水平：3.2cm±0.5cm。

*主动脉根部水平：3.7cm±0.3cm。

（2）降主动脉

*2.5cm±0.4cm。

*主动脉弓：1.5cm±1.2cm。

升主动脉与降主脉直径的比率＝1.5∶1。

3.上腔静脉的直径

*主动脉弓水平：1.4cm±0.4cm。

*肺动脉干分支水平：2cm±0.4cm。

4.肺动脉的直径

*肺动脉干：2.4cm±0.2cm。

*右侧肺动脉近端：1.9cm±0.3cm。

*右侧肺动脉末梢：1.5cm±0.3cm。

*左侧肺动脉：2.1cm±0.4cm。

5.主支气管的宽度

*右侧约15mm。

*左侧约13mm。

6.纵隔

*胸腺的横径：1 ～ 2cm。

7.右心房

*最大横径：4.4cm。

−主动脉根水平：1.9cm±0.8cm。

−二尖瓣水平：3.2cm±1.2cm。

−心室中心：2.8cm±0.4cm。

注释

CT报告中，有学者常描述可见"纤维条索影"，在判定有否医学意义时，必须肯定是否为叶间胸膜影，如果发生在肺实质内，常提示为纤维化病变，更多地会考虑是肺实质病变的一个结局。另外，在某些图像上，会见到肺底部近膈肌部位的肺含气量会较其他肺野多，CT值相对也较低，这是因为膈肌运动时带动邻近的肺组织充分充气扩张所致，属正常范围，不轻易诊断局限性肺气肿。

8.左心房

（1）最大前后径：4 ～ 5cm。

*主动脉根部水平：2.4cm±4.5cm。

*二尖瓣水平：2.9cm±4.9cm。

（2）最大横径：9cm。

*主动脉根部水平：5.5cm±8.4cm。

*二尖瓣水平：4.9cm±9.1cm。

9.正中矢状面和室间隔的角度

*38º。

10.室间隔的厚度

*5 ～ 10mm。

11.心包的厚度

*1 ～ 2mm。

12.心肌的厚度

*10 ～ 12mm。

注释

心脏和大血管的CT图像，应重建多方位图像对比阅读。因为心脏的形态所致，所以横断面像上各房室断面可能都不是最适中的断面。测量心脏大小也应多种因素相结合予以分析，尽量注意到某些部位的切线位观察。观察心室流出道和流入道时要多方位观察；观察血管的形态学和腔及壁的情况时，应考虑到收缩相和舒张相的差异，要测量管壁的真实厚度与心脏各房室腔的大小。

注释

肺的小结节病变常是肉芽肿和转移瘤或小肺癌阴影。需要认真分析，有时因为结节小，影像学信息量不足定性，需要动态观察。一般为3个月、6个月、12个月内定期复查，观察至18个月，如无变化多诊为良性病变，也有个案2年后突发增大，表现为肺癌。

关于磨玻璃样病变，病因较多，近年来肺癌以磨玻璃样CT表现者居多，也是一种新的表现类型，包括磨玻璃样结节和磨玻璃样阴影，是早期肺癌CT筛查时的CT表现之一，应高度注意。

关于肺水肿的CT表现，需要与肺间质性病变相鉴别。前者为肺静脉循环不好，肺静脉淤血、增粗、迂曲、渗血，甚至肺泡内渗出。CT图像上表现为以肺静脉增粗、纤曲和间质内小点状出血（因为可以是反复心力衰竭和肺水肿，故这些病理成分中可以具有正铁血红蛋白、亚铁血红蛋白和含铁血黄素沉着），这些线状和点状高密度稍高于其他间质密度。后者多表现为小叶间隔和小叶内间隔的不规则增厚、扭曲、僵硬、粘连等，有时呈网状。笔者关注到有很多老年人存在隐性心力衰竭肺水肿，应与肺部感染区别。

二、心脏CTA图像阅读

冠状动脉开口多位于窦管脊（是指动脉窦与管状的升主动脉间的脊）的下方离主动脉窦底1.5～2.0cm处。但有报告开口高于窦管脊者，致使送入心导管发生困难。

左侧冠状动脉开口多数情况下只是一个，而右侧除主干开口外，还可有副冠状动脉（右冠状动脉的属支）的开口（出现率为43.5%～56.5%），1～3个。开口直径较小，多不超过2mm，导管不易送入。但如开口较大，导管尖端送入，可能只有副冠状动脉显影，而造成主干闭塞的假象，还可因导管阻塞副冠状动脉而形成局部心肌缺血。

1. 左冠状动脉　主要供应左心，主干很短，约1.0cm（0.5～3.0cm），随即分前降支和回旋支两大支。

（1）前降支：于前室间沟内走行，近段常穿行于心肌表层中，长短不等，覆盖的心肌纤维称为心肌桥（出现率为60%±5%。造影上较明显的心肌桥可于心室收缩期，因血管表面的心肌收缩而造成管腔局部狭窄，甚至病变，但于舒张期，则狭窄消失，是与器质性狭窄的鉴别要点。其末段常绕过心尖达后室间沟，向上走行一段距离，造影上可见典型鱼钩状弯曲，终止于心尖时，由于心尖前面圆钝仍能显示轻度的鱼钩状弯曲。其分支如下：

1）前室间隔支：一般有6～10个小分支，向深面发出，供应室间隔前上2/3，其中的1及2两个分支较粗大。分支排列成行，呈垂柳状。

2）斜角支：是前降支的粗大分支，供左心室前侧壁，因向左前方走行与前降支成斜角而得名。多为1～5个分支，均较粗大，从前降支近端发出。

3）右心室支：为几个平行排列的短小分支，供应室间隔附近的右心室前壁，造影上不易辨认。

（2）回旋支：走行与前降支几乎成直角。居左侧房室沟内，从前向后，终止于膈面。其发育程度差异较大，沿途向心尖方向发出心室支。分支数及部位不恒定，但走行于左心室外侧缘的钝缘支较恒定和最发达，正确辨认此支有助于病变在心脏表面的定位。于钝缘支以前发出的心室支为左心室前支，多为一支，短而细。于钝缘支以后发出之心室支为左心室后支，可缺如。向心房方向发出心房支，按其部位及方向分为左心房前支、左心房回旋支及左心房后支。心房支均较纤细，且纤曲。

2.右冠状动脉 主要供应右心及心脏膈面，主干很长，由主动脉发出后很快进入右侧房室沟，向外、下经心右缘绕到心脏后面，再转向左，达房室沟和后室间沟交叉处，或超过该处达左房室沟，分布于左心后面。在两沟交叉处，血管内陷，造成U形弯曲。其分支如下：

（1）右圆锥支：多为第一个分支，向左前方走行，分布于右心室漏斗部和肺动脉根部，能同左冠状动脉的相应分支吻合，成为圆锥环（Vieussen's Circle）。

（2）心室支：向心尖走行，大小及分支因人而异，但位于右心室外缘的锐缘支较恒定，多为一支，也较发达，有助于解剖定位。在锐缘支以前发出的心室支为右室前支，常是1～2支。多细小，有时可比锐缘支发达。在锐缘支以后发出的心室支为右室后支，常较细小。

（3）后降支：走行于后室间沟内，供应室间隔的后下1/3。后降支变异较多，较短，常只为一支。也可由左侧冠状动脉发出。

（4）房室结支：供应房室结及附近组织，短而小，从U形弯曲顶点发出向上几乎呈笔直走行，多无分支，较易辨认。

（5）左心室后支：由越过后室间沟的主干发出，供应左心后面。

（6）心房支：多为1～2支，可为1～5支。右心房前支较恒定，从主干近端发出，供应右心房前壁及心耳，如还供应窦房结，则粗而长。右冠状动脉发达者也可发出左心房后支，供应左心房后壁。

右冠状动脉主干较长，可分成三段：从起始到发出锐缘支间为Ⅰ段，锐缘支和U形弯曲间为Ⅱ段，U形变曲后供应左心部分为Ⅲ段。

3.两侧冠状动脉的分布 右冠状动脉终止于后室间沟，左冠状动脉回旋支不抵达室间沟为均衡型；右冠状动脉超越后室间沟，并供应左心者为右优势型；回旋支供应后室间沟或超越该沟尚供应右心者为左优势型。右优势型较为常见。右优势型，其回旋支一般较细，而左优势型，右冠状动脉干第二段常细小。

4.正常冠状动脉造影表现 冠状动脉呈立体分布于心脏各部，造影只为某一方向的现面投影。所以要有几个位置的摄片才能得出比较完整的概念。一般应选用侧位，20°～30°右前斜位和60°～70°左前斜位等，必要时照正位。

（1）左前斜位上，前降支和斜角支彼此分离，可显示回旋支的近段，但左冠状动脉主干只能显示其断面投影，右冠状动脉近段则显示较满意。

（2）右前斜位上，右冠状动脉主干，右心室前支、右圆锥支、后降支和左侧回旋支的中段、远段、前降支的前室间隔支等均显示比较满意，特别是左冠状动脉主干只有在右前斜位上显示较满意，而前降支和斜角支则常彼此重叠。

（3）侧位上可显示右冠状动脉主干侧面像、居右心缘上以及U形弯曲，后降支和房室结支等。左冠状动脉的显示情况与左前斜位相似。右冠状动脉和左回旋支的心室分支及心房分支也常显示较好。

正常冠状动脉由近向远逐渐变细，轮廓光滑，整齐。两侧冠状动脉主干第一段的管径基本一致。40岁以上和有心脏萎缩时心室分支可有不同程度的迂曲，但不明显。

冠状动脉解剖变异较多，尤其分支

很不恒定，以致当分支起点闭塞，分支不显影时，可被误认为正常而漏诊，但是正常各分支数虽不恒定，从心脏表面看，并无明显的缺血管区。例如，左回旋支的左心室前支和钝缘支不发达时，常有粗大的斜角支。右冠状动脉主干的末梢端及左冠状动脉回旋支的末端相距很近，此两血管的发育程度相互影响。例如，回旋支细而短时，右冠状动脉Ⅲ段和左心室后支则粗大。

5. 冠状动脉狭窄程度的测量

（1）用横断面成像的血管，经血管中心做一条垂线（与IVUS位类似）。评价狭窄处的最小管径直径并与正常参照部位（狭窄的近端或远端）相比较。

例：狭窄程度＝1－（2.2mm/3.3mm）×100＝34%

（2）用3～5mm层厚MIP，与血管长轴平行，形成狭窄部位的长轴位（血管样位），比较狭窄部位与正常参照部位的管腔直径。

例：狭窄程度＝1－（1.2mm/1.8mm）×100%＝34%

描述CTCA时的冠状动脉显著狭窄程度时，推荐CTCA扫描报告格式：

正常——无病变

轻度病变——缩窄小于50%

显著病变——50%或更高狭窄——建议行冠状动脉导管术

高度狭窄——70%或更高狭窄——建议冠状动脉导管术

完全闭塞——建议行冠状动脉导管术

（3）任何情况下都必须以至少两个垂直径评价血管管径，以确定是否存在显著狭窄-横断面或长轴位。任何情况下都应比较对比剂充盈的冠状动脉的"管腔对管腔"，而不是比较"管壁对管壁"。

与导管相比，CTCA倾向于高估冠状动脉的狭窄程度，高估狭窄的主要原因是MSCT和X线血管造影机的空间分辨率差异的容积效应（0.5mm比0.2mm）。例如，对于2mm的血管只有4体素或像素可以用于分析，故只能描述为狭窄为0，25%，50%，75%，100%而不能报告为43%，68%……

第三节 MRI图像阅读

胸部器官MRI图像阅读

重要的测量数据

1. 气管分叉的角度

*55°～65°。

2. 主支气管的直径

（1）右侧约15mm。

（2）左侧约13mm。

3. 主动脉的直径

*＜4cm。

（1）升主动脉

肺动脉分叉水平：3.2cm±0.5cm。

主动脉根水平：3.7cm±0.3cm。

（2）主动脉弓：1.5cm±1.2cm。

（3）降主动脉：2.5cm±0.4cm。

升主动脉与降主动脉直径的比＝1.5∶1。

4. 上腔静脉的直径

（1）主动脉弓水平：1.4cm±0.4cm。

（2）肺动脉干分叉水平：2cm±0.4cm。

5. 肺动脉的直径

（1）肺动脉干：2.4cm±0.2cm。

（2）右肺动脉近端：1.9cm±0.3cm。

（3）左肺动脉：2.1cm±0.4cm。

6. 纵隔

*胸腺的横径：1～2cm。

7.右心房

*最大横径：4.4cm。

（1）主动脉根水平：1.9cm±0.8cm。

（2）二尖瓣水平：3.2cm±1.2cm。

（3）心室中心：2.8cm±0.4cm。

8.左心房

（1）最大的前后径：4～5cm。

1）主动脉根水平：2.4cm±4.5cm。

2）二尖瓣水平：2.9cm±4.9cm。

（2）最大横径：9cm。

1）主动脉根水平：5.5cm±8.4cm。

2）二尖瓣水平：4.9cm±9.1cm。

9.正中矢状面和室间隔的角度＝38°

（随着心室压力和容积的增大而增大）。

10.室间隔的厚度

*5～10mm。

11.心包的厚度

*1～2mm。

12.心肌的厚度

*10～12mm。

附录　心脏 MRI 检查技术

心脏 MRI 扫描观察（图像正常）

*信号特性（腔内信号均匀，无充盈缺损）

　　*轮廓（光滑）

黑血序列：

心脏　　　外形、轮廓位置

　　　　　房室间隔

　　　　　信号（清晰、连续）

右心房、室　形态、大小

　　　　　三尖瓣轮廓（清晰可见）

　　　　　右心室壁厚度

　　　　　心肌信号（均匀等信号）

　　　　　肌小梁、肌束（有无异常增粗，萎细）

　　　　　右心室流出道

　　　　　右心房、室腔内信号（均匀流空信号）

主肺动脉，左、右肺动脉，肺门动脉

　　　　　管壁（光整）

　　　　　管腔（粗细均匀）

　　　　　腔内（均匀流空信号）

肺静脉回流

左心房室　形态，大小

　　　　　二尖瓣轮廓（清晰可见）

　　　　　左心室壁及室间隔肌部厚度

　　　　　心肌信号（均匀等信号）

　　　　　肌小梁、肌束（或乳头肌）

　　　　　左心室流出道

　　　　　左心房、室腔内信号（均匀流空信号）

主动脉窦　瓣环、瓣叶

主动脉升、弓、降部

　　　　　管壁（光滑）

　　　　　管腔（粗细均匀）

　　　　　腔内（流空信号）

　　　　　走向（左弓右降）

主动脉与主肺动脉

　　　　　位置关系

　　　　　其间有无异常通道

左、右冠状动脉

　　　　　起源，走向及血管腔内信号

心包膜、心包腔　无异常增厚，信号均匀如常

亮血序列：

右心房室　舒缩功能（如常）

　　　　　三尖瓣开闭（良好）

　　　　　收缩、舒张末期跨瓣口（有无异常血流信号）

　　　　　右心室壁厚度，心肌信号（中等信号）

　　　　　肌小梁、肌束

　　　　　室壁各段运动幅度（无异常增强或减弱）

　　　　　舒张期顺应性

　　　　　有无"矛盾运动"或"室壁瘤样"膨凸

　　　　　估测收缩期增厚率（如常）

肺动脉瓣　收缩及舒张末期跨瓣口（有无异常血流信号）

左心房室　舒缩功能（如常）

　　　　　二尖瓣开闭（良好）

收缩舒张末期跨瓣口（有无异常血流信号）

左心室壁及室间隔肌部厚度

心肌信号（中等信号）

肌小梁、腱索（有无异常增粗，断裂）

小梁间隙（有无异常增宽）

室壁各段运动幅度（无异常增强或减弱）

舒张期顺应性（良好）

有无"矛盾运动"或"室壁瘤样"膨凸

估测左心室腔大小，估测相应心肌收缩期增厚率（如常）

主动脉瓣 收缩及舒张期末跨瓣口（有无异常血流信号）

见表 2-1 ～ 5。

表 2-1　心腔及主、肺动脉的 MRI 正常测量值（$X\pm S$）（单位：mm）

项目	左心房	右心房	左心室长径	左心室短径	右心室	主动脉	主肺动脉
收缩期	30.7±4.8	41.6±4.1	54.2±8.5	30.2±3.6	27.1±3.8	27.4±3.7（升）	26.5±4.2
舒张期	22.4±3.0	28.2±4.8	71.8±8.4	46.2±3.9	35.9±3.2	20.4±2.4（降）	
差值	8.7±1.7	13.2±4.3	17.2±4.2	15.9±4.1	8.7±2.4		

表 2-2　腔静脉 MRI 正常测量值（$X\pm S$）（单位：mm）

项目	长径	短径
上腔静脉	18.5±2.6	15.0±1.7
下腔静脉	28.6±4.1	20.0±2.5

表 2-3　左心室壁厚度及收缩期增厚路 MRI 测量（单位：mm）

项目	舒张期	收缩期	增厚率（%）
左心室侧壁	7.7±1.1	12.2±1.5	61.0±13.8
室间隔	7.5±1.1	11.7±1.5	59.2±12.9

表 2-4　左心室长轴：左心室径线和室壁厚度测量（$X\pm S$）（单位：mm）

项目	左心室长轴	左心室短轴	前壁厚度	后下壁厚度	心尖厚度
收缩末期	70.5±7.0	28.8±4.0	12.8±1.3	12.8±1.4	12.0±1.5
舒张末期	87.8±6.0	46.7±3.9	7.9±1.0	7.8±1.0	7.0±1.2

表 2-5　左心室短轴：左心室短轴和室壁厚度测量（$X\pm S$）（单位：mm）

项目	左心室短轴	前壁厚度	下壁厚度	侧后壁厚度	室间隔厚度
收缩期	31.0±4.1	12.8±1.1	12.8±1.3	13.1±1.5	13.0±1.5
舒张期	45.4±4.3	7.8±1.0	7.8±1.0	7.9±1.1	7.9±1.2

第四节　胸部典型病例及危急值

一、心肌缺血

▶病例：男性，48岁，银行职员，突感胸部不适，伴有气短3小时，平时无其他不适。

心血管强化CT扫描技术能显示心肌缺血与大血管解剖结构与形态，可以评价心肌是否缺血、心肌的血流灌注量减少、陈旧性心内膜下梗死和透壁性梗死，同时，可以了解冠状动脉钙化的情况，并评估钙化的面积和冠状动脉狭窄的程度。

医学影像学表现

增强扫描动脉期缺血心肌区域呈低灌注，密度略低于周围正常心肌，且分布区域与冠状动脉供血区域相一致。因心功能受损，肺窗常可见不同程度肺淤血或肺水肿改变，表现为仅肺尖和（或）肺底区域的小叶间隔增厚、明显而广泛的小叶间隔增厚、大片近似对称分布的，以内中带为主的絮片状阴影等不同程度肺血

改变。

问题

（1）心脏CTA检查的适应证有哪些？

（2）心脏CTA能发现和评估冠状动脉的哪些内容？

（3）心肌缺血时在心脏CTA检查时有何主要表现？

医学影像学医师的责任

（1）了解患者的心电图检查资料，追问既往是否有心脏缺血的症状。

（2）充分地评估冠状动脉各支的开口部位形态、走行、粗细、血管腔的径、血管壁的厚度、钙化及程度、细小分支情况。

（3）利用比较医学影像学的方法，比较CTA动脉期相时，心肌的各部位灌注情况、心壁的厚薄及心肌桥等项目。

（4）评价肺血情况，是否有肺水肿。

（5）如有心肌缺血征象，应及时与临床医师沟通。

临床医师需要了解的内容

（1）冠状动脉整体的影像学评估结果。

（2）是否存在冠状动脉狭窄，狭窄的

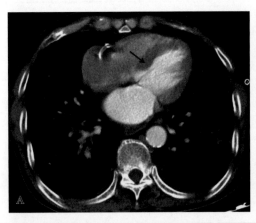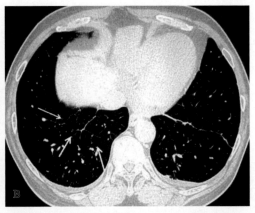

图2-1　A.胸部CT强化检查，于动脉期显示室间隔基底段与心室壁其他区域相比密度低（黑色箭头）；B.该患者肺窗，白色箭头示两肺基底段小叶间隔增厚，提示肺淤血

程度及部位。

　（3）冠状动脉管壁质量。

　（4）是否存在心肌缺血或梗死。

　（5）是否为陈旧性病变。

　（6）还需要做DSA吗？

　（7）是否伴有肺水肿。

注释

　发生心肌缺血或心肌梗死时，除表现病变区域的心肌密度减低以外，同时与邻近区域心肌相比较，病变部位心肌组织因缺血水肿等病理变化，可显示肿胀。同时，还会导致心肺循环紊乱，造成肺的淤血和肺水肿，其影像学表现同肺水肿章节。影像学医师在阅读图像时应综合评价其心肌损伤的具体情况，也应评估心肺循环功能的改变。

二、肺脓肿

▶病例：男性，61岁，间断发热伴咳嗽、咳痰、喘息1周。肿瘤系列、降钙素原、微生物动态检测、粪常规未见异常。尿常规：隐血3＋，尿蛋白2＋。超敏C反应蛋白78.7mg/L↑；血清淀粉样蛋白A测定＞300mg/L；红细胞沉降率77mm/h；痰涂片：G$^+$球菌1＋，G$^-$杆菌1＋，G$^-$双球菌1＋；痰抗酸染色未检出抗酸杆菌。两次痰培养为副流感嗜血杆菌（图2-2）。

肺脓肿的早期诊断对患者预后起着非常重要的作用，而肺脓肿的早期诊断、病变严重程度评估、疗效评估等项目极大程度依赖于胸部CT检查。肺脓肿内可以出现气-液平面（Gas liquid levei），需与空洞性肺癌或有空洞的肉芽肿性多血管炎相鉴别，但是，三者有时鉴别较难，应综合评价。应注意的是：凡是肺内出现空洞病变，都有意义。

医学影像学表现

病变常以单发为主，且具有较为完整的包膜，少数脓肿内脓液未排出，表现为圆形块影，但可见内有小空洞，真正呈实块的不多。纤维化明显时，肺体积可缩小，支气管完全闭塞可有肺不张，也可伴有叶间胸膜增厚。脓肿破向胸腔形成脓胸或脓气胸。

问题

（1）肺脓肿的病理演变过程是怎样的？

（2）肺脓肿周围实变程度与腔内容物

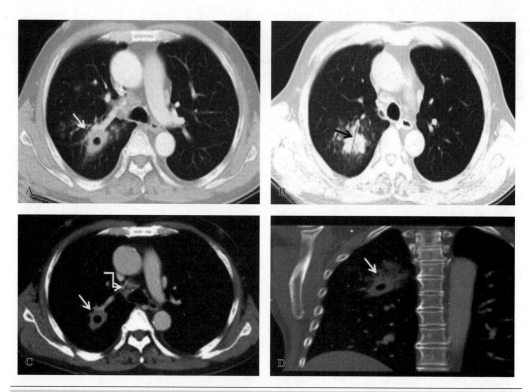

图2-2 A.右肺上叶多灶性实变阴影，伴厚壁空洞，内壁光滑，符合肺脓肿（白色箭头），病变周围云絮状渗出性病变，提示周围仍有新鲜炎症；B.病变中可见充气支气管征（黑色箭头）；C.增强扫描示厚壁均匀强化，有一粗大的血管与病灶内侧壁相连，纵隔4R区轻度增大淋巴结（白色弯箭头），短径约1.2cm；D.病变贴紧水平叶间胸膜

（3）脓肿灶周围的渗出性病变范围及分布情况如何？

（4）肺脓肿的好发部位有何诊断意义？

（5）为什么要评价支气管是否存在阻塞？

（6）病变内出现气-液平面对诊断有意义吗？

医学影像学医师的责任

（1）仔细评估脓肿内壁结构，是否有壁结节。

（2）脓肿腔的形态如何？有否气-液平面？

（3）周围炎性病变的范围与部位，邻近部位炎症范围大小与多少，对侧肺野是否有其他病变。

（4）是否有支气管内栓塞征象。

（5）脓肿壁是否厚度不均匀。

（6）能否排除肿瘤坏死空洞。

（7）有否肺动脉栓塞征象。

（8）是否需要加做强化CT扫描，强化的目的是什么？

（9）全面阅读分析肺部图像，描述实变病灶的数目、范围、大小及位置。

（10）病灶周围的渗出性情况。

（11）病灶内是否有支气管征。

（12）病灶内是否有空洞，空洞内是否有气-液平面或是球形致密影。

（13）洞壁：外壁是否清楚，是否具有偏心性厚壁，内壁是否光滑。

（14）其他肺野是否伴有陈旧性病变。

（15）是否有肺不张。

（16）是否伴有胸膜腔积液，积液量多少？

（17）心脏大血管是否存在异常变化。

（18）其他。

临床医师需要了解的内容

（1）是否能排除肿瘤及肿瘤内坏死空洞。

（2）脓肿灶周围炎症情况如何？

（3）纵隔内淋巴结是否有异常表现。

（4）脓肿是否为单发。

（5）是否需要强化CT检查。

（6）是否存在肺脓肿。

（7）能排除支气管内栓塞吗？

（8）能排除肺动脉栓塞吗？

（9）肺脓肿的病变范围及部位。

（10）空洞内是否浮有球形致密物。

（11）其他部位是否有陈旧性病变或其他类型的疾病。

（12）能否排除肺癌的诊断。

（13）还需要做其他检查吗？

注释

肺脓肿的病理演变过程很复杂，不同时期的病理阶段其临床表现也各有不同。单纯炎症期时，主要表现为炎症的症状，脓肿形成时，可出现很严重的临床症状，并可伴有咯脓血痰。治疗后病变先自脓肿外围的炎症吸收好转。在肺炎阶段应注意，区分细菌或病毒感染性病变。脓肿形成时应与肿瘤空洞坏死相鉴别。同时，也可以出现肺血管炎性水肿及肺血管炎性病变。

另外，应紧密地结合临床症状和其他病史资料，综合分析。值得注意的是：笔者报道的45例新型冠状病毒肺炎（COVID-19）患者的资料显示，影像学上主要表现为扇形构筑分布在肺外围；心肺循环紊乱；肺血管水肿等。在211例新冠病毒肺炎资料总结中未发现有肺结核病灶。

三、肺水肿

▶病例1：男性，49岁，间断胸闷、呼吸困难10余年，加重伴周身水肿7天入院。既往诊为非梗阻性肥厚型心肌病。

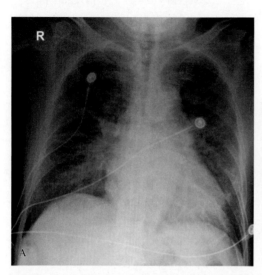
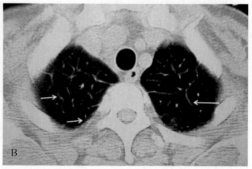

图2-3　A示心影增大，两肺纹理模糊纹理，符合肺淤血；B.同一患者胸部CT肺尖层面见明显的小叶间隔增厚（箭头）示间质性肺水肿

▶病例2：女性，35岁，急性肾衰竭伴肺水肿。

肺水肿在临床和影像学通常分为间质性肺水肿和肺泡性肺水肿两期，但这两期不一定都是连续的。间质性肺水肿，腔静脉压升高，腔内淋巴管扩张、积液，间质性肺水肿时肺泡内无液体。肺静脉压力＞25mmHg时，淋巴管从肺间质引流血管外液体的能力已达最大限度，液体进入肺泡腔形成肺泡性肺水肿。常见诱因：①左心功能不全，体液潴留，血管内压力增高，急性心瓣膜关闭不全、COPD、急性哮喘发作、上呼吸道闭塞、肺动脉栓塞、肺静脉闭塞等；②血管通透性增加，血管内皮损害，如败血症时肺的损伤；③肺泡损伤；④混合性肺水肿：肺切除术后，肺再灌注损伤。

医学影像学表现

间质性肺水肿X线、CT表现为支气管、血管束及小叶间隔的光滑增厚，分布为弥漫性，两侧对称。肺泡性肺水肿X线及CT表现为磨玻璃影及气腔实变，边缘模糊，大量水肿时则边缘清楚，常为双侧性、斑片状、弥漫分布，有融合倾向，可有空气支气管征或空气肺泡征。

问题

（1）肺水肿的发病机制与常见的形式有哪些？

（2）心功能不全时，肺水肿的影像学主要表现有哪些？

（3）肺水肿与肺炎灶病变的影像学表现有哪些不同？

（4）肺小叶间隔增厚常见于哪些疾病？

（5）非对称性肺水肿反复发作的病因是什么？

医学影像学医师的责任

（1）鉴别肺小叶间隔增厚的其他

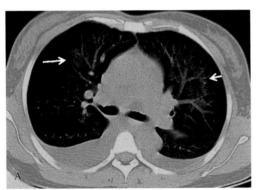
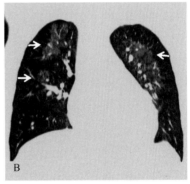
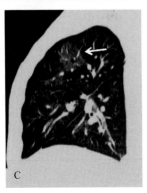

图2-4　两肺近似对称分布渗出性病变，内中带为著，边缘模糊，符合肺泡性肺水肿

病因。

（2）评估是否有叶间胸膜腔积液，其影像学形态如何？

（3）Kerley B线是否存在？是否延续到达侧胸壁。

（4）小叶间隔增厚程度。

（5）要与以往的图像资料进行对照比较，以及目前的症状与体征情况，酌情报告肺水肿加重的情况，以便紧急治疗，特别是急性呼吸窘迫症患者，应给予利尿或呼吸机治疗。

临床医师需要了解的内容

（1）肺间质性水肿的范围与程度如何？

（2）与以前图像相比较，目前状况是否增重。

（3）是否有可能其他病因。

（4）需要加做其他检查？

注释

心肺循环功能紊乱时，早期或者是轻度肺水肿时，可以表现为叶间胸膜腔积液或者是小叶间隔积液、水肿、增厚，应该与其他原因引起的叶间积液和肺小叶间隔增厚相区别。

四、张力性气胸

▶病例1：女性，58岁，肺炎、正压通气后、液气胸、胸部皮下气肿。3天前无明显诱因出现腹泻，2天前出现发热，体温最高达39.9℃，无发冷、寒战，伴咳嗽、咳痰，痰为黄稀痰，易咳出，量多，痰中带血丝，伴胸痛、心悸、气短。WBC 5.1×10^9/L，NE% 79.2%，pH 7.267，PCO_2 31.6mmHg，PO_2 65.8mmHg。5小时前上述症状加重伴呼吸困难，给予无创呼吸机辅助通气（图2-5）。

医学影像学表现

右侧胸部皮下气肿，右侧胸腔内可见气-液平面，提示出现液气胸。C图示右侧液气胸，左侧胸腔积液。冠状位图像可见右肺外带部分肺组织被压缩。

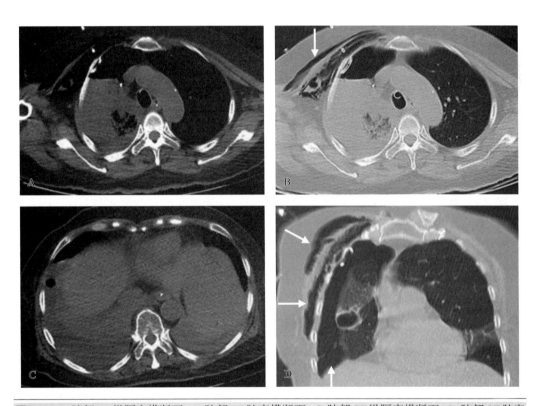

图2-5 A.肺部CT纵隔窗横断面；B.肺部CT肺窗横断面；C.肺部CT纵隔窗横断面；D.肺部CT肺窗冠状面

▶病例2：男性，33岁，12小时前无明显诱因突然出现左侧胸部疼痛。患者约12小时前无明显诱因突然出现左侧胸部疼痛，呈持续性钝痛，无放射痛，伴有胸闷、气短，偶有咳嗽，头晕，为干咳，无发热、乏力，无盗汗、咯血、喘息、心悸，未给予诊治，3小时前症状加重，性质同前，仍无发热、咳痰。胸部X线片检查提示：左侧大量气胸，不除外张力性气胸（图2-6）。

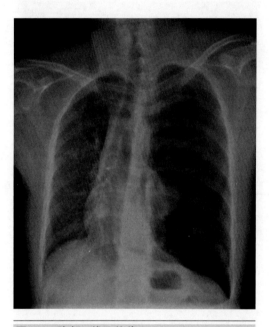

图2-6　胸部X线正位像

医学影像学表现

可见左侧胸腔增大，透光度增强，其内无肺纹理，左侧肺组织被挤压成团，纵隔向右侧移位。

胸部闭合性损伤是指胸部或肺部等遭受创伤后皮肤或黏膜完整，不与外界相通，但有器官或组织的损害。胸部闭合性损伤可引起张力性气胸。气体张力的来源是围支气管或肺脏的活瓣样伤口，造成吸气时空气进入胸膜腔，呼气时由于活瓣闭合气体不能排出，致使胸腔内气体有增无减而形成张力，压力逐渐升高，形成张力性气胸。张力性气胸可使伤侧肺受压萎陷，通气量大大减少，胸内张力将纵隔推向健侧，健侧肺受压。出现纵隔移位，可使腔静脉扭曲，减少回心血流，引起循环衰竭。有时气体也可进入胸壁软组织，形成胸部、颈部及头面部皮下气肿。张力性气胸为气液胸或血气胸。医源性气胸在临床上比较常见，常见形成原因有胸膜腔穿刺、针灸、锁骨下静脉穿刺等。

张力性气胸是指由于肺泡破裂，外伤性肺裂或支气管破裂时，破裂口与胸膜腔相通，形成单向活瓣，导致胸膜腔内压力不断升高，造成肺的压迫萎缩，呼吸和循环功能严重障碍，伴有颈面部，胸部皮下软组织积气，临床症状较危重，表现为呼吸困难、发绀。此时，应及时报告。

影像学表现：①可见皮下软组织内大量散在气肿；②患侧胸腔内透光度显著增强，其内无肺纹理及其他组织影；③肺被挤压成团推向肺门；④纵隔显著向健侧推移；⑤也可伴有血气胸；⑥可伴有肋骨骨折；⑦可伴有气管支气管破裂。

问题

（1）张力性气胸的发生机制是怎样的？

（2）张力性气胸的危急值报告内容及意义有哪些？

（3）张力性气胸的临床处理原则有哪些？

医学影像学医师的责任

（1）及时与患者家属沟通医学影像学表现及其注意事项。

（2）与临床医师沟通报告危急值情况。

（3）科学的评价肺萎缩的程度。

（4）报告纵隔受压移位的情况。

（5）判断有无血气胸、程度如何、有否气管支气管损伤。

（6）有无肋骨骨折，骨折的部位与类型。

（7）是否存在膈的损伤。

（8）皮下气肿的范围与部位。

临床医师需要了解的内容

（1）是否具有气管支气管破裂，部位

及程度如何？

（2）是否有纵隔受压移位？程度如何？

（3）肺萎缩的程度？还需要做医学影像学其他检查吗？

（4）气胸，血气胸的程度如何？

（5）有无肋骨骨折，骨折部位与类型。

（6）有无连枷胸征象。

五、气管与支气管异物

▶病例1：男性，2岁，支气管－肺异物（针）（图2-7）。

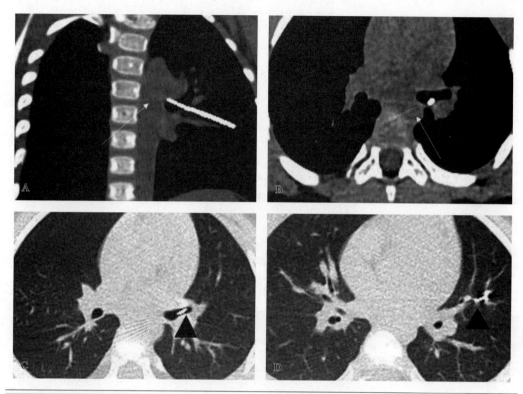

图2-7　胸部CT显示左主支气管－左肺内条形异物（▲），近端与胸主动脉相邻（箭头）

►病例2：男性，6岁，气管异物（葵花籽皮）（图2-8）。

小儿气管和支气管异物，在临床中是较为常见的急症之一，发病急，易发生其他损伤。主要发生在5岁以下儿童中，对患儿的身心健康影响较功能造成的影响大。临床上需加强对此问题的重视程度，加强诊断准确性。使诊断时间窗和救治时间窗前移，提高救治水平。

问题

（1）气管及支气管异物临床处置是如何分级的？

（2）气管支气管异物的次生损伤有哪些？

医学影像学医师的责任

（1）准确描述异物的材质、位置、数量、形态及与气道走行的关系。

（2）异物是否阻塞主气道。

（3）评估异物与相邻结构的关系，尤其与大血管的关系。

（4）准确描述是否存在肺叶、肺段阻塞性不张。

临床医师需要了解的内容

（1）异物的材质位置、数量。

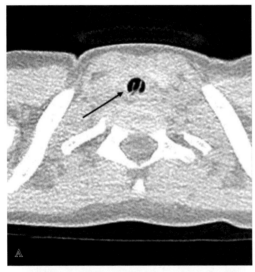

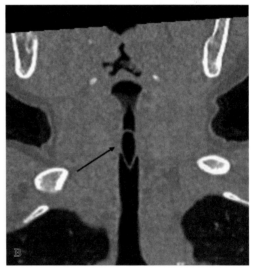

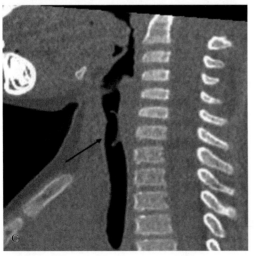

图2-8　胸部CT显示声门下气管内类梭形中空高密度异物影（箭头）

（2）病变与相邻结构的关系。

（3）有无液气胸和肺实变阴影。

注释

依据评估体系划分危重症及一般病例，划分方法如下：①危重病例：主气管或双侧支气管异物；手术前已有气胸、纵隔气肿、呼吸衰竭、心力衰竭、上气道梗阻Ⅱ度以上危重病症的患儿。②重症病例：手术前已有皮下气肿、肺炎、肺不张、胸腔积液、胸膜炎，尚未有明显呼吸困难的患儿；伴有其他先天畸形的患儿，如先天性心脏病。③一般病例：尚未有明显的并发症出现的患儿。

六、支气管断裂

▶病例：女性，2岁，交通事故，车祸外伤后4天，呼吸喘憋，病情危急（图2-9）。

手术记录：开胸后见右肺塌陷，完全不张，位于右侧胸腔下部，右上肺支气管完全断裂，近端直径约3.5mm，夹闭后鼓肺，右肺中下叶充气好。

气管支气管损伤是胸部外科常见急诊。胸部钝器伤或高空坠落伤导致气管支气管损伤的部位常发生在气管分叉部2.5cm以内的区域，以右支气管为多见。常伴有肋骨骨折、肺挫裂伤、气胸和皮下软组织气肿等。影像学严重的纵隔及颈部皮下气肿难以用一般气胸解释。临床常以呼吸困难、咯血等为主要症状，患者病情危急。医学影像学检查和精确的诊断非常重要。应注意"坠落肺"征（下垂型肺不张）的情况。外伤性气管、支气管断裂是一种严重的呼吸道创伤，由于早期症状无特异性，加上合并伤症状的掩盖，难以早期确诊而造成抢救失败。

问题

（1）什么情况下容易发生支气管断裂？易发生在什么部位？

（2）支气管断裂的典型影像表现是什么？

（3）"坠落肺"征有何临床意义？

医学影像学医师的责任

（1）综合各方位CT断面图像分析，充分显示气管支气管的影像学解剖结构。确定是否存在气管支气管损伤破裂。

（2）确定气管支气管损伤的部位与程度，有否纵隔气肿。

（3）是否伴有肋骨骨折，骨折的复杂程度。

（4）评价是否有"坠落肺"征象。

（5）是否存在血气胸，程度如何。

（6）是否建议进一步扩展影像学检查部位。

（7）是否存在软组织内积气。

（8）是否存在食管破裂。

（9）如有疑似气管、支气管、食管破裂时，应及时与临床医师联系。

临床医师需要了解的内容

（1）是否存在气管支气管损伤。

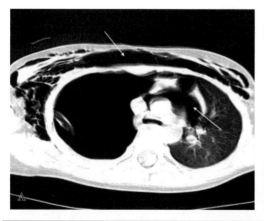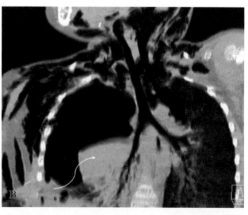

图2-9　A.胸部CT肺窗显示颈胸部皮下及纵隔内多发严重气肿（箭头），右肺上叶支气管未见显示。B.冠状位重建可见"坠落肺"征（弯箭头）

（2）是否存在肋骨骨折及与其相关的其他损伤。

（3）有无食管破裂。

（4）是否存在气胸、纵隔气肿及皮下组织气肿，程度如何。

注释

胸部钝器伤有1%～3%患者发生气管支气管损伤。这些患者80%可在伤后2小时内死亡，因此必须用危急值报告。"坠落肺"征诊断气管支气管损伤特异性较高是其特征性表现。

七、外伤性纵隔血肿

▶病例1：男性，交通事故，胸背部外伤（图2-10）。

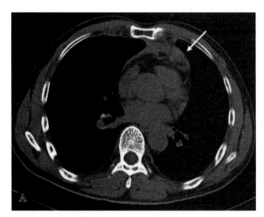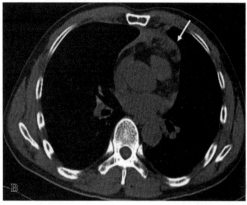

图2-10　胸部CT平扫示前纵隔脂肪间隙内密度增高，可见条片状等或稍高密度，后缘毛刺，前缘边界清楚

►病例2：女性，54岁，于20小时前骑电动车被汽车撞倒，伤及胸部、右部疼痛，伴胸闷，无发憋，右膝关节疼痛，无活动受限，无意识障碍，无恶心、呕吐，无腹痛、腹胀，无耳鼻溢血、溢液（图2-11）。

纵隔血肿最常见的原因是钝性胸外伤或胸部穿透性伤，其他原因尚有抗凝药物的使用、动脉瘤破裂、胸部手术并发症等。胸部穿透伤可造成大动脉或大静脉撕裂，出血迅猛且量大，可致急性纵隔填塞或心脏压塞，或大量血胸，造成急性循环功能衰竭，患者往往因未能被及时运送到有条件的医疗中心获得诊断或救治而死于发病现场。胸部穿透伤除上述大出血外，异物存留也将造成日后纵隔感染，危及患者生命。

问题

（1）交通事故对前纵隔的损伤会引起静脉损伤吗？

（2）前纵隔血肿的原因都有哪些？

医学影像学医师的责任

（1）前纵隔血肿的位置、大小及其分布情况。

（2）是否有大动脉和（或）大静脉的损伤，损伤部位、程度及血肿范围。

（3）是否有胸壁骨折。

（4）肋骨骨折情况。

（5）有无心包积液、心脏形态有无异常。

（6）有无纵隔内及胸腔内积气、有无异物。

（7）有无皮下组织积气。

（8）应当及时与临床医师通报医学影像学所见。

临床医师需要了解的内容

（1）有无急性外伤性动脉损伤、有无大静脉损伤。

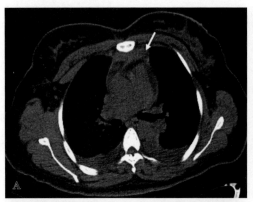
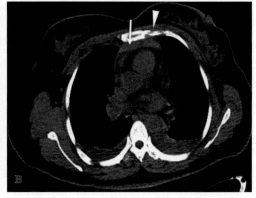
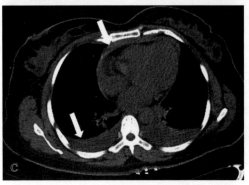

图2-11　A.胸部CT平扫示前纵隔脂肪间隙条带状等或稍高密度血肿（白色细箭头）；B.左侧钙化的肋软骨骨折（白色细箭头）；C.双侧胸腔积液背侧及心包内弧形带状液体密度影（粗箭头）

（2）动脉及心脏有无异常影像学表现。

（3）是否需要外科介入性治疗。

（4）如果是单纯的纵隔血肿，可以进行非手术治疗。

（5）纵隔及胸腔内有无异物。

注释

非常少见的上腔静脉和奇静脉损伤，也是造成纵隔血肿的重要原因，应该结合病史和医学影像学表现给予描述报告。

八、胸部外伤伴肋骨骨折

▶病例1：女性，47岁，交通事故后多发外伤，呼吸困难（图2-12）。

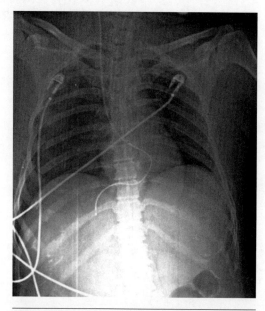

图2-12　右侧第2～8肋骨骨折，右侧气胸
（右肺压缩约30%），右胸壁及右颈部皮下气肿

▶病例2：男性，55岁，车撞伤，全身多处外伤，胸廓塌陷，呼吸困难，病情危急（图2-13）。

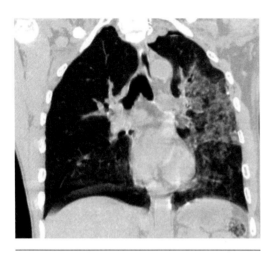

图2-13 左侧气胸，肺组织压缩。左肺可见多处片状高密度渗出影

直立、呼气、侧卧胸部X线片是证实气胸的最好的方法，但有时由于患者的情况只能拍仰卧位X线片，此时可导致气胸诊断的困难。深沟征可能是仰卧位时唯一的气胸征象。出现此征的原因是气体积聚在肺下部位，当患者在仰卧位时容易发生此种情况。因为临床常首先评价床旁或仰卧X线片，如疑有气胸，需摄直立或侧卧X线片以证实此所见。

胸部深沟征又称为肋膈角征。深沟指在仰卧位胸片上，一侧肋膈角变深和透亮度增强，可见透明的侧肋膈角朝肋部延伸分布，异常加深的侧肋膈角变为锐利和成角的阴影。

问题

（1）什么叫连枷胸？

（2）怎么样的情况下会发生肋骨疲劳骨折？

医学影像学医师的责任

（1）肋骨骨折单独损伤虽不是很紧急，但需要即时报告。

（2）持续性并发症（特别是气胸）因为相对紧急，需要与临床医师及时取得联系。

（3）判断患者有无连枷胸征。

（4）是否有连续的3根以上肋骨骨折。

（5）是否有1根肋骨发生两处骨折。

临床医师需要了解的内容

（1）气胸和血胸的存在。

（2）肋骨骨折的部位。上位肋骨骨折显示高能量外伤、下位肋骨骨折与腹部脏器损伤有关。

（3）肋骨骨折的数量。高龄患者有3根以上的肋骨骨折会与死亡率上升有密切关联。

注释

连枷胸是由于有3个以上的节段的肋骨骨折（1根肋骨有两处骨折）和连续5根以上肋骨骨折引起，多根肋骨多处骨折后，导致该处胸壁结构失去了正常的支持作用，而出现所谓的胸壁软化现象，出现反常呼吸。常在骨折初期和骨折开始愈合时出现，最突出的临床症状为呼吸功能障碍后出现低氧血症。常伴胸腔外血肿，肺小叶间隔增厚，肺挫伤。严重的胸部外伤患者约有5%处于这种状态。多合并胸腔内脏器损伤，从而导致呼吸功能及循环功能严重障碍的危重症。

临床上常按照外伤性胸壁软化的部位分为三种类型：

一型：侧胸壁型。连续多发的肋骨骨折断端位于一侧胸壁的侧方。

二型：前胸壁型，是指连续的数根肋骨的前端骨折断裂。

三型：后胸壁型，是指不稳定的肋骨骨折断端位于后胸壁。

重症的胸部外伤患者是否处于这种状态要进行评价。连枷胸还能引起呼吸功能和换气功能低下，但正压换气可能混淆诊断。连枷胸与高死亡率相关。连枷胸被视为重症胸部外伤的一个指标，这些患者在ICU要进行疼痛管理。慢性疼痛可能会引起长期并发症。

肋骨的疲劳骨折是少见的损伤，主要出现在运动员和患有慢性咳嗽的老年人中。胸壁的肌肉和横膈膜因反复的高强度收缩引起肋骨骨折。所以经常使用肌肉的运动员，如棒球、高尔夫、划艇、举重、游泳、摔跤运动员容易出现这类骨折。临床表现为局部性的疼痛、压痛和软组织肿胀。和任何部位发生疲劳骨折一样，若让肋骨处于安静状态，不会引起并发症并可能治愈。不处于安静状态，则会造成完全骨折。疲劳骨折比较细微，常采用CT断层成像方法确诊。故有时建议CT检查。

九、新生儿肺炎

▶病例：男性，4天，家属诉：喉中痰鸣、鼻塞4天，呼吸困难，烦躁不安，哭闹（图2-14、图2-15）。

肺炎仍为威胁小儿生命的重要原因，尤其是感染肺炎，占新生儿死因的第七位。放射学技术很重要，图像的质量直接影响放射学诊断。所以，新生儿放射学检查技术与质量控制非常重要，要注意新生儿X线防护，有的新生儿极不配合拍照，所以获得很好的图像质量更显得特别重要。

常见新生儿肺炎病因分类：

（1）吸入性肺炎：羊水吸入性肺炎，胎粪吸入性肺炎，乳汁或分泌物吸入性肺炎。

（2）感染性肺炎：金黄色葡萄球菌肺炎，病毒性肺炎，新生儿β溶血性链球菌B组引起的肺炎。

问题

（1）新生儿肺炎常见于哪些儿童？有何特征？

（2）新生儿的X线辐射剂量与防护需

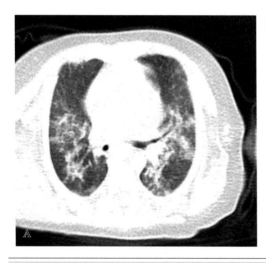
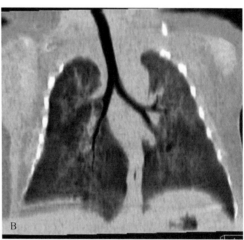

图2-14　胸部CT示双肺多发斑片状高密度影，沿支气管浸润

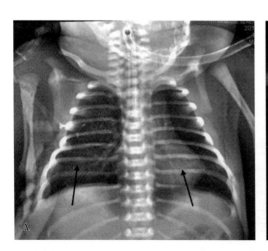
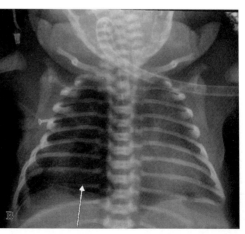

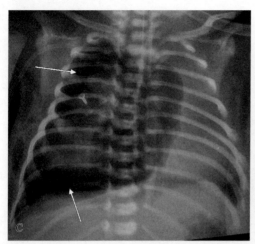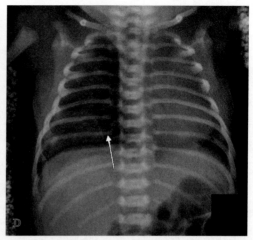

图2-15 A.左肺内带及右肺内可见片状高密度影（箭头）；B.左肺内带及右肺中外带炎症，右肺内带局限性气肿（箭头），纵隔左移；C.双肺炎症，右肺可见气胸（箭头），纵隔明显左移，部分肺组织进入左侧胸腔，形成纵隔肺疝，右侧胸壁软组织肿胀伴积气；D.左肺内带及右肺中外带炎症，右肺内带局限性气肿（箭头），纵隔左移

要注意什么？

（3）新生儿肺部图像特征是什么？

医学影像学医师的责任

（1）严格把握检查适应证，做好新生儿X线检查防护措施。

（2）仔细描述影像特征、病变范围。

（3）吸入性肺炎的影像学特点。

临床医师需要了解的内容

（1）紧密结合患儿病史及临床症状，及时做出正确诊断。

（2）是否能排除吸入性肺炎。

（3）是否能排除病毒性肺炎吗。

注释

（1）在新生儿床边X线摄影过程中要根据检查适应证，尽量避免非临床诊断范围的X线照射，在床边放射线摄影时必须做好防护，应备有铅围防护用品，及时给新生儿的性腺等对射线敏感部位进行防护。医院新生儿重症监护室内的患儿均在保温箱内，因此对同病房其他新生儿的防护也很重要，可用3个铅屏风将床边X线机机头的3个方向进行遮挡，进而减少X线对其他新生儿的电离辐射。

（2）吸入性肺炎影像表现

1）羊水吸入性肺炎X线基本征象：支气管细支气管阻塞征象：两肺透光度增高，肋间肺膨出，横膈位置低下，膈顶变平。肺部阴影。单纯羊水吸入性肺炎，病灶吸收较快。

2）胎粪吸入性肺炎X线基本征象：程度远较羊水吸入严重。表现在：①通气障碍：重度阻塞性肺气肿。如一侧主支气管阻塞严重时，则致纵隔移位。此外尚可见阻塞性肺不张，多为小叶性或节段性，后者多见于右上肺叶。②炎性反应：病变常为双侧广泛性，但分布并不均匀对称，以两肺门显著，常延伸至肺野外带。因同时有羊水吸入，重症病例有出血现象，病灶有时呈多样性。

3）乳汁或分泌物吸入性肺炎：乳汁或分泌物的吸入性肺炎都有诱因，如肠裂、食管畸形、吞咽功能障碍等。X线征象：肺野示过度肺充气，病程延长甚至出现肺纤维化。

（3）感染性肺炎：新生儿感染性肺炎可以发生在宫内（经胎盘或上行性感染）、分娩时或生后，其中出生后感染性肺炎发生率最高，病原体以金黄色葡萄球菌、B族溶血性链球菌、呼吸道病毒等多见。而医源性肺炎常由铜绿假单胞菌引起，起病时常先有上呼吸道感染症状，如鼻塞、咳嗽等。1～2天后出现气促、鼻扇和"三凹"征等。有的患儿仅仅表现口吐泡沫，体温正常或不升，肺部听诊可闻及啰音或完全阴性。

肺炎的X线表现因感染途径不同而异。经胎盘感染引起的血源性感染，肺内有时表现广泛粟粒状病灶，伴肺过度充气。出生后获得性肺炎的X线表现，可自双侧网状阴影、肺门周围浸润至片状支气管肺炎性浸润，偶见真正大叶性实变。因为肺炎的X线形态为特异性，结合患者发病日龄、治疗效果等综合考虑对推测致病菌有一定作用。

十、血管炎伴肺泡出血

▶病例：男性，56岁，间断性咳嗽6个月，发现双肺结节2天，偶有白色黏液痰，无咯血，无发热（图2-16）。

系统性血管炎（systemic vasculitis，SV）是一组以血管壁炎症及坏死为主要病理改变的自身免疫性疾病。其临床表现变化多端，早期诊断难度较大。患者常有多系统多器官受累，可引起多脏器功能障碍甚至衰竭，但是在某些患者，病变也可局限于某一脏器，病因尚未完全明确。①常规实验室检查：多无特异性，红细胞沉降率、C反应蛋白等可提示炎症活动，肝肾功能、尿常规、胸部CT等可提示器官受累情况。②特殊检查：ANCA多与小血管炎相关，大血管炎、中血管炎中极少阳性。③病理学检查：可表现为血管壁炎症细胞、纤维素样坏死、肉芽肿形成、管腔狭窄、闭塞、血栓形成等，其中纤维素样坏死为特征性改变。血管炎病理改变常呈节段性，阴性并不能排除。

问题

（1）肺血管常用的影像检查技术有哪些？

（2）影像检查能提供哪些有助于诊断肺血管炎的信息？

医学影像学医师的责任

（1）及时提示血管炎的存在，争取治疗的时间窗前移。

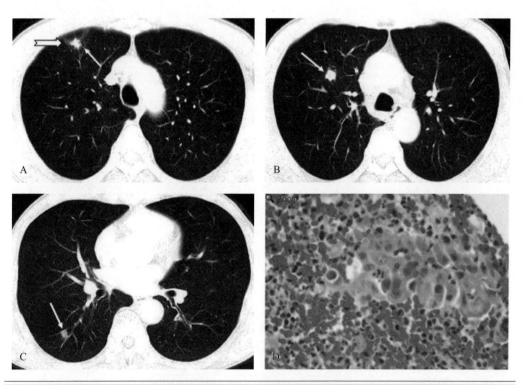

图2-16　右肺多发小叶中心型结节，表现为实性和磨玻璃密度影，多数沿血管分布。A.横断面CT见右肺上叶前段实性结节（直箭头）伴周围渗出性改变（燕尾箭头）；B.右肺前段实性结节，边缘较模糊；C.右肺下叶背段血管周围实性结节；D.结节穿刺活组织检查，可见大量以中性粒细胞为主，炎细胞浸润伴出血，其内可见数个腺上皮异型增生，局部可见纤维组织增生

（2）详细地评价医学影像学表现及其当下的医学意义。

（3）全面评价血管炎累及的器官及程度。

（4）根据肺部病变的特征提示血管炎分型的信息。

临床医师需要了解的内容

（1）肺部病变是否能提示血管炎或其他病变。

（2）病变的范围及器官受累程度。

（3）病变处于演变的哪个阶段？

（4）能排除肺栓塞吗？

注释

影像学检查：①血管彩色超声多普勒探查：为无创检查，方便易行，可发现血管壁狭窄、闭塞和扩张等，但其结果与检查者经验相关，准确性较血管造影差。②血管造影：可发现管壁增厚、管腔狭窄、血管扩张甚至血管瘤形成，也可见血栓形成，是诊断大、中血管炎的重要依据，不适用于小血管炎。③CT与MRI：不仅可以观察大血管的管壁和管腔情况，也能观察到病变累及范围。其中MRI尚可反映管壁是否存在活动炎症，对诊断和病情活动性判断均有帮助。

十一、特发性肺间质纤维化肺大疱伴感染

▶病例：女性，68岁，患者咳嗽1年，2个月前受凉感冒后出现干咳，无痰，伴畏寒、发热，体温最高达39℃，WBC $10.2 \times 10^9/L$（图2-17）。

间质性肺疾病（ILD）是一组异质性疾病的总和，主要病理特征为弥漫性肺泡炎和（或）间质纤维化，也称为弥漫性实质性肺疾病。特发性肺间质纤维化（IPF）是ILD的一种，病因不明，以成年人尤其是50岁以上人群多见，进行性呼吸困难

伴刺激性干咳是其主要的临床特征，组织病理学和影像学类型为寻常型间质性肺炎（UIP），肺功能表现为限制性通气功能障碍伴不同程度的弥散功能障碍，故早期诊断非常重要。

磨玻璃样密度影是指CT图像上肺密度轻度增高，却不掩盖支气管影和血管影。多种病理异常可以表现为磨玻璃密度影。一般来讲，高分辨CT上观察到的磨玻璃密度影和组织学上见到的肺间质或肺泡腔内的炎性过程相关。在间质为主的疾病中，磨玻璃密度是间质纤维化形成和（或）肺泡炎的过程。此时磨玻璃密度影

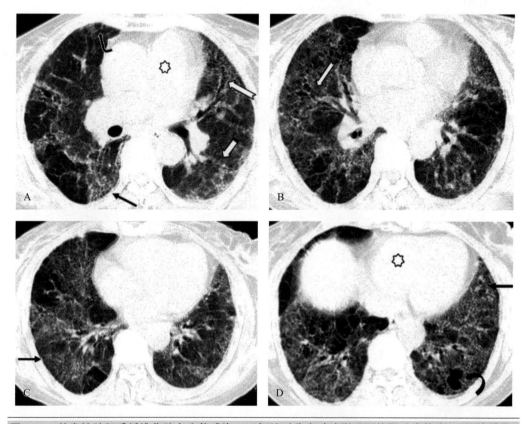

图2-17　特发性肺间质纤维化肺大疱伴感染，双侧肺对称磨玻璃影及网格影（直箭头），边缘模糊，累及全肺，胸膜下及肺基底部较明显，支气管及细支气管牵拉扩张（图A、B燕尾箭头）肺血管边缘模糊（图A粗直箭头），左肺下叶胸膜下肺大疱（图D弯箭头）。可见小叶间隔不规则增厚（图A直角箭头），提示肺淤血，伴有右心增大（图D星号）及肺动脉主干增宽（图A星号）

多分布于肺的周边部位、胸膜下或沿支气管束分布，常无明确边界。同时存在的还有网状影（小叶内间质增厚）和小叶间隔增厚。磨玻璃密度不仅仅见于IPF，同时也见于诸多间质疾病。磨玻璃密度影的分布本身对于肺部弥漫疾病诊断的准确性并不可靠，但是结合蜂窝等其他征象对于间质疾病的诊断准确度可以大大提高。

蜂窝状阴影是高分辨CT诊断肺纤维化疾病的可靠依据，是临床肺间质疾病进一步缩小鉴别诊断的重要线索，它是指簇状的囊性气腔，典型相仿的直径在3～10mm，但偶尔可以达到2.5cm，通常在胸膜下分布，以厚壁为特征。病理上现在倾向于认为是非特异性原因所致的从数毫米到数厘米大小的厚壁的囊和中间的实性纤维组织。另外，细支气管的扩张可能是形成蜂窝状结构的部分原因。牵拉性支气管扩张在蜂窝的形成中可能起重要的作用，凡是有蜂窝状结构的区域必定同时存在牵拉性支气管扩张。

问题

（1）特发性肺间质纤维化的发病机制与病变演变过程有何特点？

（2）影像学表现有何特征？

（3）需要与哪些疾病的肺部影像学表现相鉴别？

（4）伴发感染时，应注意哪些影像学征象？

医学影像学医师的责任

（1）详细地评价医学影像学表现及其当下的医学意义。

（2）分析与评价是否伴发感染。

（3）影像学表现支持何种感染？是细菌性感染，还是病毒性感染或是支原体感染？

（4）心血管结构有无异常改变。

（5）肺动脉形态与其他放射学征象。

（6）是否有肺水肿。

临床医师需要了解的内容

（1）医学影像学表现是否支持特发性肺间质纤维化的诊断。

（2）病变范围、程度。

（3）肺气肿的程度、是否有蜂窝状阴影。

（4）肺实质内是否存在实变。

（5）放射学医师考虑为何种感染可能性大。

（6）心肺循环情况如何。

（7）还需要做其他影像学检查吗？

注释

（1）特发性间质纤维化肺泡壁经过纤维性及上皮脱落病变而增厚，病变进一步进展时，肺泡壁破裂后形成小的圆形气腔。

（2）特发性肺间质纤维化的影像特征为肺底部有模糊致密影，致使血管影清晰度消失，并伴有与血管影相连的模糊结节影，其中含有圆形透亮区。

（3）特发性肺间质纤维化同时伴有明确的陈旧性或新生的肺门/纵隔淋巴结病，表示为类肉瘤可能性大。在中上部及上部同时表现为融合的肿块影多见于矽肺。同时伴有两侧性胸膜增厚及钙化，多考虑可能是石棉肺病。伴有陈旧性或新出现的胸膜渗出液，表示很可能为类风湿关节炎。

（4）伴发感染时在间质性病变的基础上出现肺实质的渗出或实变。

十二、肺动脉栓塞

▶病例1：女性，59岁，间断胸痛2年，加重伴气短10余天，D-二聚体2.54μg/ml。pH 7.461，PCO_2 35.6mmHg，PO_2 66.5mmHg，$PaCO_2$ 23.9mmHg（图2-18）。

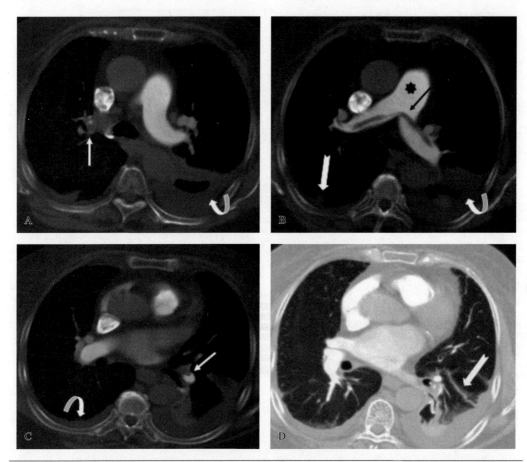

图2-18 横断面增强CT示肺动脉主干增宽（图B星号），右肺上叶动脉（图A白色直箭头）左肺下叶动脉（图C白色直箭头）内多发充盈缺损，条状充盈缺损骑跨左右肺动脉（图B黑色直箭头）。双肺下叶多发条状及楔形高密度影（图B、D燕尾箭头）提示肺不张。可见双侧胸腔积液（图A、B、C弯箭头）

▶病例2：女性，77岁，5天前活动后出现胸闷、胸痛，D-二聚体0.33μg/ml（图2-19）。

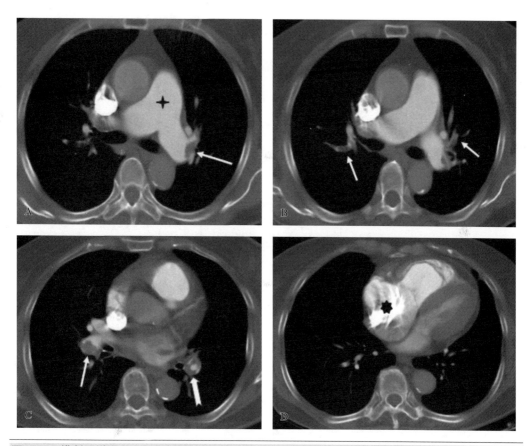

图2-19 横断面增强CT示肺动脉栓塞。肺动脉主干、肺叶动脉及肺段动脉多发充盈缺损（图A、B、C直箭头）左肺下叶动脉附壁血栓，管腔狭窄（图C燕尾箭头），肺动脉增宽（图A"十"字）及右心（图D星号）扩大，提示肺动脉高压

▶病例3：女性，50岁胸闷、气短1年，加重伴胸痛16天。D-二聚体0.93μg/ml。pH 7.450，PCO_2：22.4mmHg，PO_2：56mmHg（图2-20）。

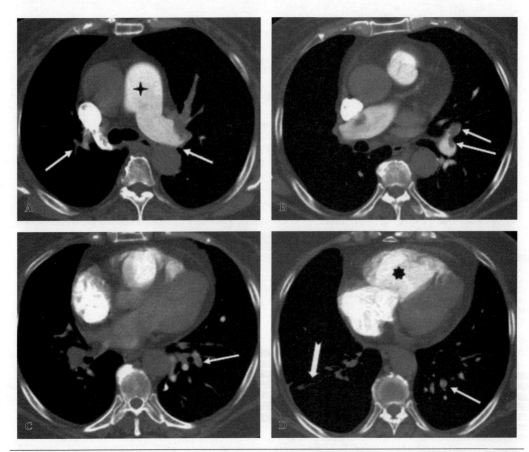

图2-20　横断面增强CT示两肺多发肺动脉栓塞。A.左肺动脉及左肺上叶动脉多发充盈缺损（直箭头），肺动脉主干增宽（"十"字）；B.左肺上叶、下叶动脉内偏心性充盈缺损（直箭头）；C.右肺下叶肺段动脉内充盈缺损；D.左肺下叶亚段动脉内充盈缺损（直箭头），右肺下叶局限性肺不张（燕尾箭头），右心增大（星号）

▶病例4：女性，68岁，突发晕厥10天（图2-21）。

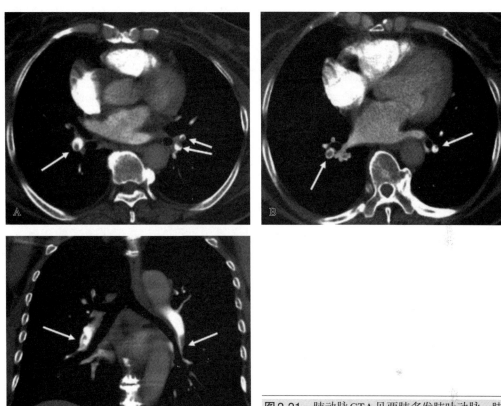

图2-21　肺动脉CTA见两肺多发肺叶动脉、肺段动脉及亚段动脉内充盈缺损

▶病例5：女性，12岁，下肢静脉血栓，治疗过程中出现胸痛、呼吸困难（图2-22）。

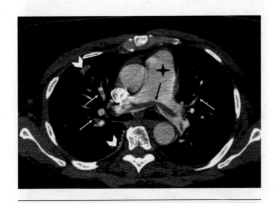

图2-22 横断面增强CT示肺动脉主干增宽（"十"字），肺动脉主干内栓子骑跨左右肺动脉主干（黑色直箭头），双肺动脉分支内多发栓子（白色直箭头），右肺上叶多发肺梗死（无尾箭头）

导致肺动脉栓塞的原因很多，症状也大多危急，早期诊断是特别重要的，对临床怀疑有肺动脉栓塞的患者，给予CT肺动脉造影检查很有诊断价值，CTA能显示肺段以上的肺动脉内的栓子形态与大小和数目，甚至能够发现深静脉内的栓子，也是肺动脉栓塞的重要诊断依据。

肺动脑栓塞的主要影像学表现为肺动脉内有低密度或等密度的充盈缺损，远端的肺血管显影不良或不显影，可伴有肺动脉压异常改变，同时可以有肺实质病变、炎性病变等密度增高，或者是不同程度的肺不张，肺动脉主干扩张及远端血管分支减少或全部消失。CTA对亚段肺动脉栓塞的诊断不如段以上肺动脉栓塞。故当临床怀疑有肺动脉栓时，应结合肺内实变及灌注状态等间接征象推测其诊断，供临床医师参考。

传统认为，儿童PE发生率远较成人要低，部分原因为儿童具有减少血栓栓塞的保护机制。无论是成年人还是儿童，单靠临床和实验室数据诊断PE十分困难。因此，影像学检查在确诊过程中起重要作用。

目前，CT肺动脉成像（CT pulmonary angiography，pulmonary CTA）的应用是成人PE影像学检查的飞跃性进展，并已经被认为是诊断的参考标准。肺动脉CTA在儿科的应用也明显增加，用于评价PE并促进了对该病的认识。

怀疑PE的患儿常规要做肺动脉CTA，根据临床症状和体征怀疑PE的患儿应纳入系统性研究。并记录患者的年龄、性别和相关危险因素（如中心静脉置管、肿瘤、先天性心脏病、卧床和术后、肥胖）。以下临床症状和体征提示PE的可能，包括气短、需氧量增加、胸痛、心动过速、咯血和肺动脉高压。

问题

（1）肺动脉栓塞影像有哪些检查方法？

（2）亚段以下的肺动脉栓塞的间接征象是什么？

（3）儿童肺动脉栓塞CTA检查要注意什么？

医学影像学医师的责任

（1）是否有肺动脉栓塞。

（2）肺动脉栓塞的CT直接征象（充盈缺损，栓塞的远端肺动脉不显影或显影不良）。

（3）肺动脉栓塞的部位大小及数目。

（4）有无肺实变和肺不张，有无胸腔积液。

（5）有无心肺功能紊乱影像学征象。

（6）应及时与临床医师沟通。

临床医师需要了解的内容

（1）肺动脉内栓子的形态、范围。

（2）是否能判断栓子新鲜程度。

（3）测量肺动脉及心腔径线，评估心功能。

（4）了解肺内病变，评估有无合并症及并发症。

注释

（1）肺动脉栓塞有检查方法包括：①下肢深静脉超声检查，下肢为深静脉血栓形成最多发的部位；②超声心动图：若在右心房或右心室发现血栓，同时患者临床表现符合肺栓塞，即可做出诊断；③CT肺动脉造影，已经逐渐取代其他影像学检查。

（2）亚段以下的肺动脉栓塞的间接征象包括"马赛克"征、肺梗死、肺动脉高压、右心室扩大。

（3）儿童患者检查需要适度降低辐射剂量。

十三、癌性肺淋巴管炎

▶病例1：女性，70岁，以咳嗽、咳痰起病，查胸部CT示：右肺上叶软组织块影，其远端可见条片状高密度影，纵隔及右肺门多发肿大淋巴结；行支气管镜检查，咬检组织病理示支气管黏膜鳞状细胞癌。诊断：右肺上叶鳞癌伴纵隔淋巴结转移癌性淋巴管炎（图2-23）。

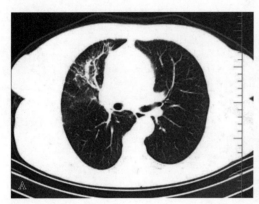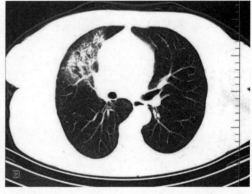

图2-23

▶病例2：男性，52岁，因咳嗽、咳痰伴痰中带血就诊，查胸部CT发现右肺上叶软组织肿块，伴纵隔淋巴结肿大，癌性淋巴管炎；行无痛电子支气管镜检查，咬检组织病理提示：鳞状细胞癌，CK5/6（＋），P40（＋），NapsinA（－），TTF-1（－）（图2-24）。

癌性肺淋巴管炎指肺内淋巴管被癌性组织阻塞、浸润。一般可由腹部肿瘤，乳腺肿瘤和肺癌转移性播散引起。表现为淋巴管显著肿胀、增粗、扭曲、紊乱、串珠样，边缘不光滑或不锐利。并伴肺水肿（edema）。其征象与间质性肺水肿时所表现的隔膜线、支气管周围增厚水肿、血管模糊或消失等诸多表现基本相似。还表现为肺门淋巴系统肿大，结构紊乱及纵隔内淋巴结肿大。

在X线片中，一般除可发现肺癌灶以外，只能识别出显著的淋巴结肿大或肺的实变阴影。

CT检查能发现在一般胸部X线片中未能显示的轻微肿大的淋巴结，但是肺门及纵隔内淋巴结的肿大并不一定表示发生转移性病变。

高分辨率CT扫描技术对癌性淋巴管炎的显示很有价值。

问题

（1）肺癌性淋巴管炎常见于哪些肿瘤？

（2）当心脏形态与密度正常时，出现肺门淋巴结病变和（或）肺叶性肺实变时是否对癌性淋巴管炎的诊断有帮助？

（3）肺癌性淋巴管炎的医学影像学征象有哪些？意义何在？

医学影像学医师的责任

（1）肺内是否有肿块，肿块的医学影

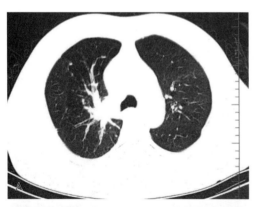
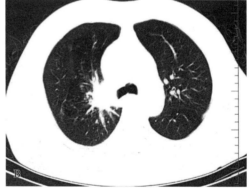
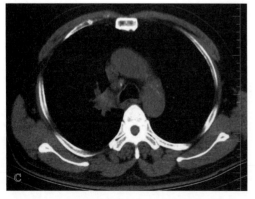

图2-24

像学表现。

（2）肺内癌性淋巴管炎的部位、形态，病变范围。

（3）是否有胸壁侵犯？侵犯部位、范围和征象有哪些？有无肋骨破坏？

（4）癌性淋巴管炎与肺内肿瘤的关系。

（5）肺门淋巴结是单发还是多发，最大的淋巴结是否大于2cm？有何意义？

（6）是否存在胸腔积液，积液的CT值是多少？

（7）心脏形态是否正常，有无心包病变。

临床医师需要了解的内容

（1）是否存在肺癌，具体的部位，形态，大小，边缘及毗邻关系如何？

（2）是否存在肺门淋巴系统肿大及纵隔内淋巴结肿大。

（3）肺癌性淋巴管炎的部位及范围。

（4）有无胸壁组织异常，肋骨有无破坏。

（5）有无肺内子灶。

（6）心脏形态与密度是否正常。

（7）是否需要做其他的医学影像学检查。

注释

一般情况下，肺门及纵隔内淋巴结肿大并不一定表示发生淋巴结转移，由肿瘤或合并感染所造成的淋巴结反应性增生，也可以显示淋巴结肿大。

CT显示：直径＜1.0cm的淋巴结一般定性较难。

直径＞1.0cm以上的淋巴结，可结合癌的整体情况进行综合评估。

直径＞2.0cm以上的淋巴结在肺癌中提示为转移灶。

肺癌发生肋骨转移是肺癌较常见的一种播散形式，但是由肺癌引起的肋骨硬化灶转移很罕见，称为成骨性转移。

当心脏形态与密度正常时，出现肺门淋巴结病变和（或）叶性肺实变时对癌性淋巴管炎的诊断有价值。

高分辨率CT扫描技术对癌性淋巴管炎很有价值。

十四、肺及颅脑隐球菌感染

▶病例：女性，29岁，口服百草枯20ml入院，院内解毒治疗18天后肺内、颅内出现多发病灶，脑脊液隐球菌荚膜特异性抗原阳性。诊断为肺内及颅内隐球菌感染（图2-25）。

隐球菌具有嗜神经特点，对于具有免疫力下降因素的患者，如果肺内和神经系统（包括脑和脊髓）内同时或先后出现类似病灶，如果有真菌感染的条件或证据，隐球菌要排在最前头。根据患者免疫力下

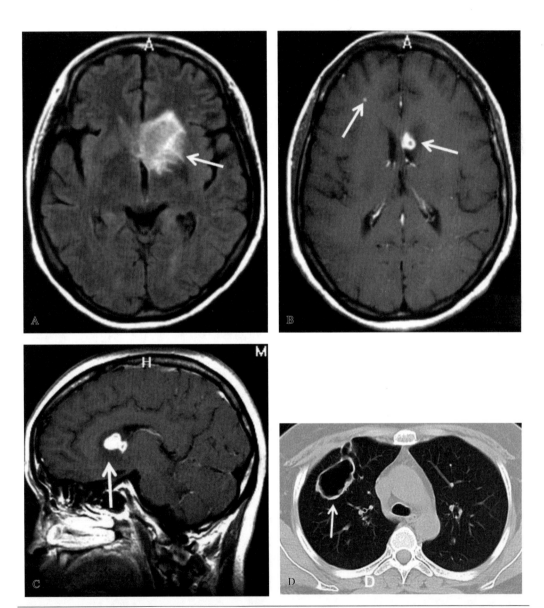

图2-25　A为T_2-FLAIR像示左侧基底节区团片样高信号（箭头）；B和C为钆增强后，颅内多发点状、结节状、环形强化病灶，随机分布，符合血播炎性病变；D示右肺上叶孔洞病变，内壁不光整，周围可见小灶，符合真菌感染特征

降的程度和特征，念珠菌等少见真菌也要考虑，进一步寻找免疫学和生物学证据是诊断的关键。

医学影像学表现

肺部影像学表现多种多样，无特异性，从小的结节或斑片状肺实变，叶或段的不张或支气管周围浸润到大面积的实变。脑和脊髓可出现相似改变。

问题

（1）真菌感染的宿主因素有哪些？

（2）糖尿病是不是应归为免疫力下降人群？

（3）如何确立真菌疾病的诊断？

（4）哪些真菌更容易引起血流感染，哪些不容易引起血流感染？

医学影像学医师的责任

（1）了解患者的基础病。

（2）了解患者的实验室检查情况，尤其是真菌细菌学，血清学和免疫状态评价指标。

（3）充分地评估真菌疾病的范围、分布情况，帮助判断预后。

（4）评价对治疗药物的反应。

（5）如有用药后短期影像学表现加重，应及时与临床医师沟通。

临床医师需要了解的内容

（1）影像学特征是否为病原学检查提供一些倾向。

（2）是否能通过影像学排除一些临床怀疑的疾病。

（3）能否就肿瘤性和肺肿瘤性病变提供一些倾向性的意见。

（4）能否就感染性和非感染性疾病提供些倾向性的意见。

（5）病变活动性如何，浸润或进展的势头如何。

（6）还需要做哪些检查更有帮助。

注释

长期大量使用糖皮质激素、光谱或联合应用抗生素、免疫抑制剂、肿瘤放化疗、糖尿病等全身代谢性疾病、艾滋病感染等导致机体免疫力低下时，真菌会大量繁殖而发病。曲霉菌及一些不常见的非白念珠菌感染呈上升趋势。但隐球菌具有嗜神经的特点，合并神经系统和其他脏器的深部真菌感染，要重点考虑隐球菌的可能并及时与临床医师沟通。

第3章

腹部、盆腔影像危急值

第一节 X线图像阅读

一、泌尿系统正常X线检查报告描述的基础知识

1. 肾盂位置和形态的描述 右侧肾盂位于L_2横突水平，左侧比右侧高2cm。侧位观察肾盂、肾盏均不超出椎体前缘。X线表现肾盂的形态可分三角形、喇叭形、分支形、壶腹形。

2. 肾盏的描述 肾大盏分基部（接肾盂）、峡部（颈部）、顶部（即小盏分出处）。6～8个肾小盏组成肾一个大盏，2～4个肾大盏组成肾盂。肾盂、肾盏正常排空时间为2～7分钟。

（1）肾对比剂逆流：由尿路内压力增高所致，X线逆行尿路造影可发生肾盂、肾盏内的对比剂逆流现象。

（2）肾小管逆流：X线表现见对比剂呈扇状，可达肾表面的碘对比剂增强，是由于对比剂由肾乳头进入肾小管，再沿肾小管系统散开所致。

（3）穿窭逆流：X线表现肾盂内对比剂充盈量增大、密度增高，致使肾穿窭撕裂，对比剂进入周围的肾窦。

（4）肾盂肾窦逆流：X线表现为穿窭周边呈小角状或不定型阴影。

（5）静脉周围逆流：X线表现为继肾窦对比剂逆流后，压力继续增加，对比剂沿血管周围间隙散布，呈拱门状或细条状阴影。

（6）肾盂淋巴逆流：X线表现为肾间质内对比剂很快被周围淋巴管吸收显影，显示为肾脏内侧纤细、纡曲的囊珠状阴影，米粒大的结节影为淋巴结影。

3. 输尿管的描述 输尿管位于腹膜后，平L_2水平起自肾盂，距中线旁3～6cm，沿腰大肌前方下行，经盆腔边缘转为盆腔段。输尿管止于膀胱三角。男性输尿管长27～30cm，女性长25～28cm，右侧较左侧短约2cm。输尿管有三个生理性狭窄处，肾盂与输尿管交界处，宽约2mm；越过骨盆边缘处，宽约3mm；进入膀胱处1～2mm。正常输尿管X线表现为对比剂充盈良好，走行自然，不僵硬，无扩张及狭窄。

4. 膀胱的描述 正常膀胱呈一倒置的圆锥形，其底面向上，略显凹陷。膀胱充满对比剂时，其底逐渐向上凸出呈圆形或卵圆形，边缘光滑锐利，大小因所充尿液多少而不同。

5. 尿道的描述 男性尿道长17～20cm。前尿道长13～17cm，后尿道膜部长

1～1.5cm，前列腺部长2～4cm。女性尿道较短，长约5cm。正常尿道X线表现为宽窄不等，边缘平滑的曲管状影。

二、泌尿系统异常X线检查报告描述的基础知识

1.异位肾的描述　是一种先天畸形，X线表现为肾位置异常，短输尿管，肾盂变形，不随体位改变，可与游走肾相鉴别。异位肾常伴有生殖系统及消化道等先天异常。

2.肾转位不良的描述　两侧肾上极相融合，称为马蹄肾。两肾下极相融合者，称为倒置马蹄肾。四极融合者，称为盘形肾。以上均属于肾发育畸形。

3.肾显影延迟的描述　静脉肾盂造影时，X线表现为排泄功能损害的表现，最常见于肾结核。

4.两肾不显影（或一侧肾不显影）的描述　静脉肾盂造影时，肾不显影，多为肾显影功能丧失。常见为肾结核干酪样坏死、钙化及空洞形成等。有时，也可因造影时输尿管区压迫不当所致。

5.肾小盏扩张的描述　X线表现为肾小盏杯口平面隆起圆滑，颈部变粗，穹窿变钝。其病理主要为肾皮质内小的结核灶刺激小盏杯口引起炎性反应，肾小盏颈部痉挛，小盏扩大。

6.肾小盏杯口呈"虫蚀样"或"鼠咬样"破坏的描述　X线表现为肾小盏杯口呈"不规则状""虫蚀状"或"鼠咬状"。其病理为肾皮质内结核病灶扩展，以致锥体乳头部感染形成溃疡，失去其正常杯口形状，小盏轮廓不规则，边缘毛糙或凸凹不平。肿瘤引起的破坏可使肾盏变形移位，局部有破坏。

7.小水潭样改变的描述　X线表现为肾小盏顶部呈水潭样改变，是肾锥体乳头部的结核溃疡继续发展，与肾小盏杯口相通后所形成的空洞。造影检查时可见对比剂通过肾小盏，而使空洞充盈显影，位于肾小盏顶端，形如小水潭。

8.肾盏缺损的描述　X线表现为肾盏不规则的充盈缺损，致使肾盏失去常态。其病理为肾盂肾盏黏膜被结核菌侵犯，发生肉芽性溃疡时累及肌层引起狭窄。逆行尿路造影时对比剂无法通过狭窄区进入病变肾盏，显示为"肾盏缺损"。改用排泄性尿路造影检查，则可显示狭窄的漏斗部及上方肾盏呈"虫蚀样"表现。

9.肾自截的描述　X线表现为肾脏不显影，而代之以肾的弥漫钙化，呈肾形。当整个肾脏为结核空洞或干酪样脓肿，并被钙化充满时，整个肾组织仅剩下一层极薄的壳，肾功能严重受损或丧失，肾区呈弥漫密度增高的钙化影，称为肾自截（或称自截肾）。

10.云朵征的描述　X线表现为多发的、边缘不整的对比剂充盈影，是肾结核晚期表现。病灶较广泛，排泄功能未完全被破坏时对比剂可将空洞充盈，显示多发性、边缘不规则、大小不等的密度增高阴影，类似一块块云朵样，故称为"云朵征"。

11.输尿管形如"串珠"或"喇叭管"样改变的描述　X线表现为输尿管失去常态，而呈现"串珠"样改变。代表晚期结核的表现。造影检查时可显示管腔狭窄、粗细不均、管壁失去正常弹性且变短、僵直及硬化，在X线表现呈串珠状形态。

12.肾盏呈蜘蛛足样改变的描述　X线表现为肾盏外形不正常，呈蜘蛛足样充盈。其病理为肾盏被囊肿挤压，而彼此相

互分离、变形、肾盂肾盏伸长，出现新月状切迹，使上、下肾盏顶端间距离增大，大于9cm（正常值为5.5～9cm）。是多囊肾的典型X线表现，也可见于肾肿瘤。

13.肾下垂的描述　X线表现为肾的位置低于成人，而又非占位压迫所致，是指肾周围脂肪结缔组织萎缩，筋膜松弛，肾蒂延长及腹肌紧张力降低等，使肾失去正常的支持，活动度超过一个椎体以上。通常将肾下垂分为三度：Ⅰ度即肾门在L_3横突水平；Ⅱ度即肾门在L_4横突水平；Ⅲ度即肾门在L_5横突水平以下。

三、子宫输卵管造影正常X线检查报告描述的基础知识

子宫腔正常近似倒置的三角形，边缘整齐，有时略显内凹或外凸。宫体长约3.8cm，宫底宽3～4cm。子宫颈管长3～4cm，宽约0.5cm。输卵管从子宫两角伸向盆腔两侧，呈粗细不均的线状影，长8～14cm。分间质部、峡部、壶腹部、伞部四段。有时由于输卵管的蠕动，峡部可不显影，而壶腹部可呈串珠样充盈。造影后24小时摄片，盆腔内有弥散不规则条带状碘油阴影，也称为涂抹征。提示输卵管通畅。

四、子宫输卵管造影异常X线检查报告描述的基础知识

1.幼稚子宫的描述　X线表现为子宫腔狭小，碘对比剂一般进入比较困难。仅于子宫内口附近见细丝状充盈像，是由于子宫壁弹性差，不能扩张所致。

2.输卵管阻塞的描述　输卵管阻塞是由结核或其他附件炎症粘连所致。伞端阻塞时，X线表现为壶腹部充盈呈囊状或梭形扩张，其中可见潴留串珠状油珠不易排出。峡部阻塞时，X线表现为壶腹部及伞端均不显影。如果两侧输卵管阻塞，X线表现为造影24小时后摄片，盆腔内仍无碘油弥散现象。如伴有盆腔内钙化影时多数为输卵管结核。X线表现其钙化影的形状多呈鱼刺状，从脊柱两侧伸出。

五、腹部正常X线检查报告描述的基础知识

（一）正常腹部X线透视及X线摄片表现的描述

1.正常腹部X线透视　右上腹部可见到肝脏的均匀致密影，上缘与膈肌相邻，如果肠腔有气体时可衬托和显示出肝下缘。左侧膈肌下方可见到半圆形透光区，为胃泡影，胃泡上缘与膈的厚度约15mm，平均为7mm，胃内有液体时，可出现气-液平面。有时可见到肠腔内气体，呈零星不规则的透光区，位置不定。

2.正常腹部X线摄片　中线区可见到T_{11}～T_{12}、腰椎、骶椎影像。沿腰椎两侧有略呈三角形的密度稍高腰大肌阴影，边缘整齐清晰。上腹部两侧因肾脏周围有含脂肪的疏松结缔组织层衬托，故也可见到肾影轮廓。肾脏形状如豆，内缘中部内凹，外缘平滑，其长轴外斜，呈"八"字形分布。肾脏大小为6cm×12cm。肾影内缘距脊椎侧约2cm。

（二）消化道气钡双重对比造影检查的影像阅读原则与描述

正常食管X线表现的描述：气钡双重对比造影食管为一光滑而无蠕动的管状影，管腔内有2～3条平行的黏膜皱襞。

X线描述时将食管分为三段。上段：食管入口至主动脉弓上缘水平；中段：主动脉弓上缘至相当于肺门的下缘水平；下段：相当肺门下缘至贲门水平。

（三）胃及十二指肠正常X线表现的描述

1.胃的正常X线解剖的描述　食管末端与胃交界处的区域为贲门。贲门正常时开放自然，其形状类似于荷包口，黏膜如伞状分布。贲门开口上缘水平线以上部分为胃底。胃底含气为胃泡，它紧贴于左膈肌的下面，胃底与左膈交接自如、柔和而协调。胃底至胃角切迹为胃体，鱼钩形胃者，又是胃的垂直部。内缘为胃小弯侧，外缘为胃大弯侧，小弯转角处称为胃角切迹，胃角切迹与幽门之间称为胃窦。幽门括约肌处的内腔为幽门管，与十二指肠相连通。

胃的形态、大小、位置与人的体型和胃的张力有关。根据立位X线表现可分为4型：①鱼钩型（等张型）：胃体垂直，胃角明显，胃下极在髂嵴连线处，其外形如钩形。此型胃张力正常，常见于中等体型。②牛角型（高张型）：胃的整体形态表现为胃腔上部宽，下部窄，呈斜横位，胃角切迹变得不明显，其胃下极在髂嵴连线以上。常见于矮胖体型。③无力型（低张力型）：胃张力低，胃腔形态上窄下宽，胃下极在髂嵴连线以下，多见于瘦长体型，如果胃下极位于髂嵴连线下6cm以上者，应考虑胃下垂。④瀑布型：胃泡大，胃体小，胃底位于胃体上后方，胃下极位于髂嵴连线以上，钡气剂进入胃以后先停留在胃底，不直接流入胃体。

2.胃的黏膜皱襞的描述　胃的黏膜皱襞是一种沟峰起伏的黏膜皱襞，服少量钡气剂时，沟被钡气剂充盈而峰不受钡气剂遮盖。通常可见胃底部黏膜皱襞呈不规则的网状影。胃体部为4～5条与胃长轴平行的黏膜皱襞。胃大弯可见到纵行或横行黏膜皱襞构成锯齿状影像。胃窦则保持纵行、斜行或为横行黏膜皱襞。黏膜皱襞的宽度，一般不超过5mm。低张钡气双重对比胃造影时，可见清楚、规则的胃小区和胃小沟。早期胃癌可使胃小区和胃小沟发生病理性的改变。

3.胃的蠕动功能的描述　X线透视下胃的蠕动呈波浪式、有节律，由胃体上部向幽门方向推进。收缩波呈环状，波形至胃窦部最明显，全胃可同时出现2～3个蠕动波。胃蠕动功能正常者，服钡气剂250ml后，2～3小时胃内即可排空。

4.十二指肠形态及黏膜的描述　十二指肠分球部、降部、水平部和升部四个部分。球部接幽门管，升部下端接空肠。十二指肠肠曲呈"C"形，称为十二指肠圈或环，圈内为胰头所在位置。钡气剂充盈时，球部呈三角形或球形，长3～5cm，轮廓清楚，边缘光滑，有3～4条与长轴平行的黏膜皱襞，其余各段黏膜皱襞呈横行如羽毛样。球部蠕动为整体收缩，将钡气剂挤出。其余段为呈波浪式前进的蠕动波。

（四）正常小肠X线表现的描述

X线检查中为了描述方便，将小肠分为6组：第一组是十二指肠；第二组是空肠上段，大致位于左季肋部；第三组是空肠下段，位于左腹部；第四组是非曲直回肠上段，大致位于脐部偏右；第五组是回肠中段，大致位于右腹部和右髂窝部；第六组为回肠下段，位于盆腔。

空肠黏膜皱襞呈羽毛状，回肠黏膜皱

襞稀且细，其末节黏膜呈纵形。正常小肠动力在服钡气剂后一般6小时内即可达回盲部，9小时内小肠中的钡气剂可全部排空。回盲瓣是回肠末端凸入盲肠的部分，呈活瓣式括约肌，具有阻止粪便逆流的作用。

（五）结肠及阑尾正常X线表现及常用基本描述术语

气钡双重对比剂灌肠可见肠壁呈很多分节状排列的囊状膨出，为结肠袋，结肠袋形态自然，边缘规则光滑。降结肠以下结肠袋不明显，可见到横形、纵形和斜形的黏膜皱襞。

阑尾充钡气剂后呈边缘光滑、粗细均匀的条状影，可推动，无压痛，其中的钡气剂应与盲肠同时排空。

（六）胆系正常X线表现的描述

1.左右肝管　长10～60mm，宽3～5mm，左侧比右侧长而宽。

2.肝总管　长25～30mm，宽6～8mm。

3.胆总管　长70～80mm，宽6～8mm。

4.胆囊　长7～10cm，宽3～4cm。包括底部、体部、漏斗部、颈部。胆囊收缩常于进脂肪餐后8分钟开始，30分钟内大多数胆囊缩小50%以上，1小时排空。若6小时未排空者，可认为胆囊排空功能障碍。

六、腹部异常X线检查报告描述的基础知识

（一）腹部X线透视及X线摄片异常表现的描述

1.膈肌下新月形透光区的描述　X线表现为镰状的气体影，气体位置可随体位改变而改变，短时期内追查可见气体增多。其多为消化道穿孔所致的游离气体聚积于膈下，此征也可见于腹腔内手术后2周以内或人工气腹。如气体位于左侧膈下时，应与胃泡或结肠积气相鉴别。胃泡气体影呈半圆形，结肠积气时透光区中可见到结肠黏膜皱襞。

2.胃泡增大的描述　X线表现为胃腔明显扩张。胃腔内有大量气体与液体形成大液平面时，多见于幽门梗阻或急性胃扩张的患者。急性胃扩张时，胃大泡的液面可横贯腹部，有时可长达数十厘米。

3.肠腔内气体液平面的描述　气体液平面为肠梗阻征象。是由于肠内液体成分增多及肠道内容物通过障碍所致。该液平面的特点为不论体位如何改变，但液平面始终保持与地面平行并持久不变。液平面常多发，而且长短不一，高低不等，形如阶梯状。于仰卧位检查，有时可见充分扩大的肠管排成盘香状。X线报告的描述可根据X线表现及特征直接告知某部位肠梗阻。

肠梗阻分为机械性肠梗阻与麻痹性肠梗阻。

（1）机械性肠梗阻：①高位肠梗阻：扩张肠管内黏膜皱襞呈鱼肋骨状或弹簧状，且分布在左季肋部或脐部水平。②低位肠梗阻：扩张肠管内黏膜皱襞稀少或无黏膜皱襞影像，且分布在髂窝或下腹部。③结肠梗阻：在扩张的肠管中有短而不连续的横形黏膜皱襞，且扩张的肠管分布在腹部四周。

（2）麻痹性肠梗阻：X线表现为胃、小肠和结肠普遍胀气，且有少数小液平面，多次观察肠曲无蠕动。

4.膈下气-液平面的描述 膈下气-液平面多为膈下脓肿征象。右侧膈下脓肿时位于肝上区，仅可见一气-液平面。左侧膈下脓肿因胃泡的存在而形成两个气-液平面。膈肌位置呈普遍性升高，膈肌运动度有不同程度的减低或可消失。膈顶因炎症而变得模糊不清。

5.间位结肠的描述 X线表现为结肠胀气并有结肠袋，肠内无气-液平面，胀气的肠管介于膈肌与肝脏之间，属于解剖上变异。

6.肾脏影增大的描述

（1）肾积水：X线表现为肾脏外形增大，肾影密度相对增高，且大多数是向内侧呈圆形增大。另外，常有尿路梗阻的其他X线表现。

（2）肾囊肿：肾脏外形可增大，肾影可呈分叶状，囊肿可使肾轴心与肾柱关系失去正常。

（3）肾肿瘤：X线表现为肾影扩大而且外形不规则，边缘可呈分叶状，肾影密度不均匀。

7.腰大肌阴影增宽的描述 腰大肌增宽X线表现：一侧或双侧腰大肌呈梭形肿胀，边界清楚。常见于腰椎结核形成的腰大肌脓肿。可为单侧或双侧。

8.腰大肌阴影模糊且消失的描述 X线表现为腰大肌影模糊消失，正常的解剖结构不清。常见于肾周围脓肿，是指肾被膜与肾周围筋膜之间的组织感染，如为恶性肾肿瘤所引起的上述表现时，还可有显著的占位征象，肿瘤增大且压力过高时，也可向前下方生长扩大，遮盖腰大肌阴影而使之模糊或消失，局部呈软组织样密度增高。

9.腹部密度一致性增高的描述 很多种情况均可引起腹部密度一致性增高，解剖结构消失。常见于大量腹水或结核性腹膜炎的患者。钡剂检查可见小肠有浮游及栅栏状征象；巨大卵巢囊肿的患者除了腹水以外，还可在卵巢区内见到环形的钙化阴影；肿瘤转移性腹水或其他原因所致的密度增高的X线表现只能提供有不同量的腹水征象。

10.腹部小而密度极高阴影的描述 X线表现：在腹部可见到密度很高的阴影。常见于结石、钙化和不透X线的异物影像。

（1）右上腹区形态不一的密度增高影的描述

1）胆结石：多呈多面形或环形，聚集成团，也称为石榴子样。在侧位片上，该阴影位于脊柱前方。

2）肾结石：呈圆形或类圆形，大的呈鹿角形高密度影，侧位片上高密度影与脊柱重叠。

3）肾结核的钙化多为不规则的散在于肾影内的斑点状或粉尘状高密度阴影。

4）肝脏的钙化呈圆形高密度影，多见于包虫及海绵状血管瘤。

5）肾上腺钙化可呈圆形高密度影。

（2）左上腹区致密影的描述：X线表现为左上腹区的各种形状的高密度影，可见于多种疾病，一般多为肾结石或肾结核的钙化影及肾上腺钙化影。

（3）下腹部致密影的描述

1）输尿管结石X线表现：位置与输尿管的行程一致，多为长圆形，大的如枣核，小的如米粒。其长轴平行于输尿管的长轴。

2）膀胱结石多较大，呈圆形或椭圆形并且分层，密度不均匀，位于耻骨联合的上方。

3）肠系膜淋巴结钙化，多呈斑点状

致密影，轮廓不规则，可随体位变化而变化。

4）盆腔静脉结石，位于盆腔两侧下缘，比输尿管结石位置偏低、偏外，轮廓光滑，密度均匀如绿豆大小。

5）卵巢畸胎瘤的瘤影中常有密度更高的致密影，类似牙齿和小骨块影，多位于小骨盆。

（二）食管异常的X线表现及常用描述术语

1. 食管会厌征 X线表现吞钡气对比剂后，较多的钡气剂长时间残留在咽部各皱襞之间（会厌溪梨状窝内）。常见于咽肌张力减弱、重症肌无力、上段食管癌等。

2. 食管局限性狭窄 常由于纵隔肿块或增大的主动脉弓压迫食管所致，这种情况下狭窄处的黏膜皱襞可表现正常，食管壁柔软，有蠕动波通过。

当癌侵入管腔时，食管则可呈不规则的狭窄，狭窄部黏膜皱襞紊乱或中断，管壁变硬，蠕动波消失。

左心房增大时压迫食管，致其向后，其前壁被压处呈弧形内凹，黏膜皱襞正常，蠕动存在。

3. 食管弥漫性狭窄 X线主要表现为黏膜皱襞紊乱或消失，食管呈弥漫性狭窄。常见于食管被化学物质腐蚀损伤后的愈合表现。

4. 食管扩张 X线表现见阻塞部形状似鸟嘴，与其上部扩大的部分合成漏斗形，黏膜皱襞光滑整齐，管壁仍柔软。常见于贲门失弛缓症（贲门痉挛），也可见于食管癌，X线表现为狭窄部上方管腔扩张，狭窄部黏膜皱襞破坏且不整齐，管壁较硬。

5. 食管黏膜皱襞中断或消失 X线表现为早期出现黏膜皱襞变平紊乱，继之可出现黏膜皱襞中断、破坏或消失，伴管腔狭窄、变硬，蠕动波消失。常见于食管癌。

6. 食管黏膜皱襞呈蛇行的串珠状 X线表现为黏膜皱襞扭曲、迂回，食管的边缘凹凸不平，管壁柔软，蠕动可正常，是食管静脉曲张的表现。

7. 食管憩室 为食管壁的局限性病变或膨突，可发生在任何部位。呈三角形者，多为食管周围瘢痕组织牵拉，称为牵拉憩室影像。呈囊状者，多为内压性憩室，并还可见憩室内有液平面。

8. 食管气管瘘 大部分病例是由食管癌侵蚀破坏管壁而引起，也可发生于外伤及食管的炎症性病变。钡剂检查时可见钡剂进入支气管内，常有进食后呛咳史。X线检查时应注意到患者呼吸道的症状和体征。

（三）胃及十二指肠异常的X线表现

1. 龛影 是典型的消化道溃疡病的X线征象。在切线位X线像上呈壁完整的高密度影。正位X线片上为密度增高的点状圆形或椭圆形阴影。龛影出现于胃部时，为胃溃疡的X线征象。也可见于胃癌溃烂后形成的恶性溃疡龛影。出现于十二指肠球部的龛影，是诊断十二指肠溃疡的重要依据。

2. 充盈缺损 又称为占位性病变或肿块影，指由未被钡气双重对比剂充盈所形成的缺损影，是向胃腔内凸出的病变，常是肿瘤或炎性肉芽组织形成的肿块。良性者所造成的充盈缺损多为圆形或椭圆形，边缘光滑整齐。恶性者往往形状不整齐，边缘不规则，伴黏膜在该处中断，蠕动波消失。

3. 黏膜皱襞肥厚　X线表现为黏膜皱襞的峰部粗厚蜷曲，呈脑回状粗大紊乱的透亮影。常见于慢性肥厚性胃炎。

4. 黏膜皱襞集中　X线表现为集中的黏膜皱襞呈放射状排列。胃或十二指肠由于慢性炎症侵犯黏膜层和黏膜下层，将黏膜从各个方向向溃疡处牵引集中。为慢性溃疡瘢痕收缩的表现。

5. 黏膜皱襞呈串珠状纡曲　X线表现为黏膜皱襞呈串珠状，而且纡曲。常见于门静脉高压症者所致的胃底部静脉曲张。常与食管静脉曲张并存。

6. 胃部环堤征或半月征　X线表现显示胃的充盈缺损区内，在轮廓不规则的龛影周围绕以透亮带，即为所谓环堤征或半月征，是癌性溃疡的表现。

7. 胃部指痕样压迹　X线表现显示胃充盈缺损区内，有轮廓不规则龛影，在溃疡口沿边有指痕样压迹，即所谓指压征或称为尖角征，为癌性溃疡的特征性表现。

8. 幽门梗阻　幽门梗阻常因十二指肠球部或幽门管溃疡产生纤维收缩或为胃癌所致幽门狭窄，同时伴有胃排空时间延长。早期蠕动增强，继之，胃代偿功能减退，蠕动波减弱，发生胃扩张，胃内可有大量滞留物。

9. 皮革囊样胃　X线表现为边缘整齐，无局限性充盈缺损，无蠕动波。其为广泛浸润胃壁的胃癌，由于癌组织增生且显著增厚，使胃壁弹性消失、体积缩小所致。

10. 蜗牛状胃　X线表现为胃小弯慢性溃疡的瘢痕挛缩所致的幽门向左上移位，胃大弯部随之蜷曲，形如蜗牛。

11. 十二指肠球部变形　X线表现常描述呈"山"字形、分叶形、珊瑚形、假憩室等变形，为十二指肠溃疡的重要表现。可分为功能性与器质性。功能性引起的变形，常为早期炎症引起的反射性痉挛所致，待炎症治愈后变形可恢复。纤维挛缩的球部变形为器质性变形。

12. 十二指肠环增大　X线表现为十二指肠环部扩大，环内密度增高，环的肠壁受压变形。常见原因为胰头癌。早期可侵蚀十二指肠内侧壁，继之可使十二指肠环增大。

13. 十二指肠淤滞　X线表现为近端肠腔充盈，远端肠腔充盈不良，蠕动波增强。变换体位时，淤滞可缓解。多为肠系膜上动脉压迫十二指肠，使肠内容物在该处通行不畅。

14. 激惹现象　X线表现为十二指肠球部通过过快，不能良好充盈，是十二指肠球部溃疡的一个间接征象，溃疡性痉挛致使钡剂在此不能停留。胆系疾病也可能产生十二指肠球部的激惹现象。

15. 十二指肠蠕动增强　X线表现为十二指肠运动强盛。常见于幽门及十二指肠的溃疡。

16. 十二指肠憩室　X线表现为钡剂充盈的小圆形袋样致密影，凸出于肠腔外，边缘光滑，无动力改变，立位检查时袋状阴影内可出现液平面。

17. 十二指肠蠕动减弱或消失　多出现在肿瘤浸润区域及溃疡所在部位。

18. 倾倒综合征　X线显示残胃排空迅速，数分钟内几乎全部钡剂都到达空肠内，以致空肠扩大、结构不清、显影模糊，同时肠道动力加速，肠内容物1～2小时可达结肠。多见于胃大部的切除，胃空肠吻合术后，临床表现为食后心悸、头晕、出汗、恶心、呕吐或腹泻等。

（四）小肠异常的X线表现及常用描述术语

1.**小肠移动性受限** X线表现为小肠一部分或全部移动性差，甚至是较固定，有牵扯现象，对比剂通过不畅，多数情况是由粘连引起，有牵拉和肠袢固定现象，此时，用手加压推挤肠管，其不能分开。局限性移动受限常见于肠结核、恶性肿瘤、腹腔脓肿等。广泛性移动受限多见于结核性腹膜炎、化脓性腹膜炎、不同原因的腹水吸收后纤维蛋白沉积及腹部手术后遗症等。

2.**小肠动力加快** X线表现为钡气餐以后，钡剂少于1～2小时到达盲肠，视为小肠动力过快，黏膜可有水肿改变。常见于肠道炎症，如溃疡型肠结核、小肠吸收不良症、肠管蠕动亢进，均可造成排空加快。

3.**小肠呈分节现象** X线表现为小肠呈分节状充盈，并伴有充盈不良。常见于肠结核。溃疡型结核病变顺着肠管横轴发展，在愈合过程中，造成肠管的环形狭窄，狭窄之间的肠腔扩大。还可见于小肠吸收不良综合征，囊状扩张与痉挛并存是其固有的特征。

4.**肠腔狭窄** X线表现为小肠有狭窄并伴有不同程度的狭窄梗阻征。引起狭窄的原因一般可分为腔内及腔外，常见多处狭窄者有肠结核、局限性肠炎（克罗恩病）、恶性淋巴瘤、平滑肌瘤等。单发狭窄者常见有癌、良性肿瘤、结核等。一般情况下，癌好发在空肠，肉瘤好发在回肠，结核和克罗恩病好发在回盲部。

5.**肠管移位** X线表现为占位病变部位之肠管随肿物大小而有不同程度的受压变形和移位，常由于腹腔肿瘤压迫所致。如大的卵巢囊肿、肠系膜肿瘤、平滑肌瘤等向肠壁外生长时，均可使邻近的肠管移位，还可见于大量腹水的患者，这种肠管移位呈漂浮状。

（五）结肠及阑尾异常X线表现及常用描述术语

1.**结肠颗粒样充盈缺损** 多见于结肠息肉，息肉可单发，亦可多发。钡剂充盈时，呈圆形或椭圆形边缘光滑的充盈缺损；多发息肉者结肠边缘呈花边样充盈缺损改变。

2.**结肠肠腔扩大** 普遍性扩大见于先天性巨结肠症和肠麻痹等。

3.**结肠肠腔变细及黏膜皱襞稀少** 常见于结肠炎。X线表现为早期由于肠黏膜充血水肿，使黏膜皱襞粗大呈条状，病变的肠段排空快，多为痉挛所致。晚期肠管发生纤维化，管壁增厚、僵硬，结肠袋变浅或消失，肠腔狭窄变细，由于黏膜增生和修复，此时在变细小的肠腔内可出现许多小息肉样充盈缺损。

4.**结肠局限性肠腔狭窄** 常见于结肠癌。X线表现为肿瘤组织呈环形或局限性生长，肠壁增厚，肠腔狭窄与正常肠壁分界清楚，局部可触及肿块。还可见于增殖型肠结核，其好发于盲肠及升结肠至回肠末端，病变特征是肠壁显著增厚，肠腔狭窄，有时可因黏膜水肿变粗向回肠集中，X线表现形如倒转的雨伞，称为"倒伞征"。

5.**跳跃征** X线表现为当对比剂通过回盲部时动力过快，且由于患处肠腔呈痉挛性收缩，以致不能充盈显示，而未受累的肠管充填却良好，称为跳跃征。多见于溃疡型回盲部结核。

6.阑尾呈分节状且移动性差　X线表现为钡剂充盈不良呈分节状，常伴有压痛和排空延迟，为慢性阑尾炎的X线表现，因炎症狭窄及阑尾内粪石存留，必须结合临床诊断。

第二节　CT图像阅读

一、女性盆腔CT图像阅读

女性盆腔的CT图像阅读，关键是要把解剖结构辨别清楚，要充分利用子宫、宫颈、阴道、直肠等其周围的脂肪层做天然对比，早期病变往往先引起邻近的脂肪层变少和消失，边界不清楚。宫颈病变时主要表现为局限性增厚，强化后有强化改变。凡出现上述区域脂肪线的异常改变者，都应进一步检查。

重要的测量数据

1.骶髂关节间隙

*软骨厚度2～5mm（前部和下部：2～3mm）。

2.子宫

*大小（可变的）：青春期前期：长≤3cm，横径约1cm。

*未产妇：长≤8cm，横径约4cm。

*经产妇：长≤9.5cm，横径约5.5cm。

*绝经后：长≤6cm，横径约2cm。

（1）直立位子宫横径（充盈良好的膀胱）≤5cm。

（2）子宫颈：横径≤3cm。

3.卵巢

*青春期前期：长≤2.5cm；横径约2.5cm。

*性成熟期：长≤4cm；横径约2.5cm。

*绝经后：长≤3cm；横径约1.5cm。

4.膀胱

*壁厚（充盈良好的膀胱）：约3mm。

5.直肠

*壁厚≤5mm。

6.耻骨联合

*宽度＜6mm。

7.骨盆大小

*骨盆出口：前后径（尾骨到耻骨联合后缘）约9cm。

二、男性盆腔CT图像阅读

前列腺和精囊腺是男性盆腔CT扫描重要的观察项目。前列腺的大小有很多因素，但是重要的是观察前列腺的硬度（肉眼体会，质硬时：边缘也僵硬，有张力感；较软时：边缘有弹性感，也就是"适形"感强）和边缘的改变。前列腺癌时，其外形增大，边缘有隆起，外周带密度不均匀。邻近的脂肪层变少或闭塞。正常精囊腺边缘光滑、清楚。炎症时可表现为不对称性增大，有时囊内可有钙化，轻度时可无显著异常。应两侧比较性测量与判断。

重要的测量数据

1.骶髂关节间隙

*宽度2～5mm（前部和下部为2～3mm）。

2.膀胱

*壁厚：（充盈良好的膀胱）约3mm。

3.精囊

*大小：（变化较大）。

（1）长度：5cm。

（2）宽度：2cm，高度2.5cm。

（3）膀胱精囊角：两侧均清晰。

4.前列腺

*大小：（因年龄而异，20～70岁）。

（1）前后径2.5～3cm。

（2）左右径（及上下径）3～5cm。

*密度均匀，CT值：40～65Hu。

5.直肠

*壁厚≤5mm。

三、上腹部器官CT图像阅读

观察肝、胆、胰、脾器官时，应先调成窄窗宽、高窗位观察，能发现一些稍低于正常肝质的病变。肝裂旁的韧带附着点，正常时呈结节状低密度，注意与肝病变相鉴别。同时，要注意门静脉的解剖学结构，某些情况下，门静脉的异常表现往往是肝病变的早期征象。也要注意膈上段下腔静脉的形态学是否有管径的变化，下腔静脉狭窄常是布加综合征的CT表现。

还应仔细分析瓦特壶腹部位，较小的占位性病变因缺乏组织对比，易漏诊。应采用多方位观察。并参考胆总管形态学征象。

胰腺边缘是否光滑，这一征象很重要。慢性炎症时，除已修复的炎症区外，主要还表现为胰腺边缘的毛刺，多因炎症渗出后，刺激组织增生和粘连。胰腺肿瘤浸润时，也表现为边缘毛糙，但缺乏界线，与周围组织和器官无脂肪间隙。炎性病变往往具有间隙的渗液。

观察肾脏时，要注意肾动脉情况，特别是腹主动脉于肾动脉开口上下各1.5cm处，先要观察动脉腔有否狭窄、动脉夹层、钙化等。因这些病变常累及肾动脉供血不良，造成肾的异常，要测量皮、髓质的厚度和形态。肾疾病患者多伴有皮质萎缩变薄。有些等密度肾肿瘤需借助强化扫描，以提高对比。肾恶性肿瘤有时需加扫延迟扫描，主要是肿瘤供血不同。

另外，胰腺前方的钙化并不全是胰腺炎症所致，腹膜的实质钙化也是斑点状分布，特征是沿胰腺前缘分布，这种情况应结合其他器官情况和临床资料进行鉴别诊断。

重要的测量数据

大小

1.肝

（1）肝左缘的角度：约45°。

（2）左叶：（在脊柱旁线上标准前后径）为5cm。

*尾状叶/右叶（CL/RL）＝0.37±0.16（肝硬化时为0.88±0.2）。

2.脾

（1）厚度（D）：4～6cm。

（2）宽度（W）：7～10cm。

（3）长度（L）：11～15cm（重组）。

脾指数：D×W×L＝160～440。

3.胰腺

（1）头部为3.5cm。

（2）体部为2.5cm。

（3）尾部为2.5cm。

4.肾上腺（变异较大）

*侧肢的厚度＜10mm。

5.胆囊

（1）断面直径为5cm（＞5cm可疑为积液）。

（2）胆囊壁的厚度：1～3mm。

（3）胆总管的宽度：≤8mm（胆囊切除术后：≤10mm）。

6.下腔静脉

*横径为2.5cm。

7.腹主动脉

*横径为18～30mm。

8.肾脏

（1）前后径为18～30mm。

（2）横径5～6cm；头尾向直径（＝

最高层到最低层）8～13cm。

（3）横断面肾轴：肾夹角120°。

（4）肾脏皮质的宽度：4～5mm。

（5）输尿管的宽度：4～7mm。

肾上极的位置：

*右：L_1的上缘。

*左：L_1的下缘。

对比剂达到皮髓质平衡时间：

*1分钟。

对比剂排泄进入肾盂肾盏系统时间：

*3分钟。

吉氏筋膜（厚度）：

*1～2mm。

大于1cm的淋巴结在病理学上是可疑的，大多数情况下是有意义的。

CT值

*肝：65Hu±10Hu。

*脾：45Hu±5Hu。

*胰腺：40Hu±10Hu。

*脂肪：-65～-100Hu。

*肾脏：平扫30～45Hu缺乏对比；强化后皮质约140Hu。

*肾上腺：平扫为25～40Hu。

*肌肉：45Hu±5Hu。

*血管：平扫时为40～55Hu。

*胆囊：0～25Hu。

四、肝脏CT图像阅读

重要的测量数据

大小

1.肝

（1）肝左缘角：约45°。

（2）尾状叶/右叶（CL/RL）＝0.37±0.16（在肝硬化时为0.88±0.2）。参考线［从内侧面］：Ⅰ线是尾状叶内侧缘的切线；Ⅱ线与Ⅰ线平行是门静脉外侧面

的切线；Ⅲ线与肝外缘相切，垂直于门静脉和上腔静脉连线的中点线，与Ⅰ、Ⅱ线垂直。

（3）左叶：（在脊柱旁线上测得的前后径）为5cm。

2.门静脉

*为1.5cm。

3.肝静脉

*为0.5cm。

4.胆囊

*水平直径为5cm（＞5cm可疑为积液）。

5.胆囊壁的厚度

*1～3mm。

6.胆总管的宽度

*≤8mm（胆囊切除术后：≤10mm）。

脾：

*厚度（D）：4～6cm。

*宽度（W）：7～10cm。

*长度（L）：11～15cm。

*脾的指数：D×W×L＝160～440。

肾脏：

*头尾向的直径：8～13cm。

*前后径：约4cm。

*横径5～6cm。

肾上极的位置：

*右侧：L_1上缘。

*左侧：L_1的下缘。

肾脏皮质的厚度：

*4～5mm。

吉氏筋膜（厚度）：

*1～2mm。

肾上腺（可变异）：

*侧肢的厚度＜10mm。

腹主动脉的直径：18～30mm。

大于1cm的淋巴结在病理学上是可疑的。

CT值

肝：65Hu±10Hu。

胆囊内容物：0 ～ 25Hu。

脾：45Hu±5Hu。

胰腺：40Hu±10Hu。

脂肪：-65 ～ -100Hu。

肾脏平扫：35 ～ 45Hu。

肾上腺平扫：25 ～ 40Hu。

肌肉：45Hu±5Hu。

血管平扫：40 ～ 55Hu。

五、胰腺CT图像阅读

观察腹腔时应调宽窗观察，因为系膜、腹膜组织密度松，脂肪含量多，窗位选择不当时易漏掉病变。肠系膜和网膜是腹膜的延续部分，对腹膜的显示应注意这两个结构。腹膜病变时表现为密度增高，网膜和系膜呈磨玻璃状，血管增粗。血管栓塞除见有血管内栓子外，肠系膜的水肿是主要征象。腹膜上的淋巴结增多、增大是在腹膜（网、系膜）磨玻璃样表现的基础上显示，淋巴结的分布常沿着供血管爬生分布。

重要的测量数据

胰腺的大小：如表3-1所示。

1.胰管

*宽度1 ～ 3mm。

2.胆总管宽度

*≤8mm（胆囊切除术后≤10mm）。

CT值

*胰腺：40Hu±10Hu。

*肝脏：65Hu±10Hu。

*脾：45Hu±5Hu。

*肾：平扫35 ～ 45Hu；增强后肾脏皮质约140Hu。

*肾上腺：平扫25 ～ 40Hu。

*肌肉：45Hu±5Hu。

*血管：平扫为40 ～ 55Hu。

*胆囊：0 ～ 25Hu。

*脂肪：-65 ～ -100Hu。

大小

*脾：宽度7 ～ 10cm，高度4 ～ 6cm，长度11 ～ 15cm。

*肾上腺（可变的）：侧肢的厚度≤10mm。

表3-1 各年龄段胰腺大小的正常范围

年龄（年）	胰头（mm）	胰体（mm）	胰尾部（mm）
*20 ～ 30	25 ～ 32	17 ～ 21	16 ～ 20
*31 ～ 40	23 ～ 29	16 ～ 20	15 ～ 18
*41 ～ 50	22 ～ 29	16 ～ 19	14 ～ 17
*51 ～ 60	21 ～ 27	14 ～ 18	14 ～ 17
*61 ～ 70	20 ～ 26	14 ～ 18	13 ～ 16
*71 ～ 80	17 ～ 25	12 ～ 17	11 ～ 15

一般经验：头≤3.5cm，体和尾≤2.5cm

注：肾上腺的解剖形态变异较大，测量其大小时应多加考虑。肾上腺也随着年龄增长而组织密度也随之有稀疏，其形态与密度也会有相应的微小变化。肾上腺肿物时，首先是引起其外形增大和局限性膨隆，肾上腺肿瘤外形椭圆，边缘光滑清晰，有张力感，密度可达水样密度值。转移瘤除外形变化外，其浸润感十足，这一点应认真体会

*胆囊：水平直径为5cm（＞5cm可疑为积液）。

*胆囊壁的厚度：1～3mm。

*吉氏筋膜（厚度）：1～2mm。

*腹主动脉的直径：18～30mm。

*大于1cm的淋巴结在病理学上是可疑的。

注释

胆总管的CT测量很重要，其实最简单的方法是，只要在CT断面像上见到胆总管腔时就应鉴别是否存在梗阻可能。薄层图像上要观察胆总管下端是否呈鸟嘴样变细变尖、是否呈"倒杯口"形。这两个征象在鉴别胆总管下端肿瘤很重要。

六、肾脏CT图像阅读

关于肾积水的CT诊断问题：以往的放射学诊断肾积水，多指肾盂肾盏有不同程度的扩张，特别是肾小盏的"杯口"影消失。而CT诊断时，某些病例仅表现为肾盂有增大，这种情况需判断是壶腹型肾盂还是肾盂积水。前者边缘多清晰、锐利，张力不大，而后者积水往往是慢性形成的，输尿管远端存在各种原因引起的不全性梗阻，缺乏显著的梗阻征象，这种情况多因输尿管周围炎性粘连或肿瘤浸润所致。笔者也见过胆囊切除术后致组织粘连引起的输尿管通而不畅，单纯表现为肾盂的增大，患者伴有肾区不适合叩击痛，经抗炎治疗后肾盂形态恢复正常，肾区叩击痛消失。所以，见到单纯表现为肾盂稍大者，应密切结合临床。

重要的测量数据

1. 肾极之间的距离

*上极：相隔约10cm（4～16cm）。

*下极：相隔约13cm（9～18.5cm）。

2. 横断面肾轴

*肾夹角120°。

3. 肾门水平的肾横径

*（5～6）cm（横向的）×（3～4）cm（前后的）。

4. 皮质的厚度

*4～5mm。

5. 输尿管的宽度

*4～7mm。

6. 吉氏筋膜（厚度）

*1～2mm。

肾上极的位置：

*右侧：L_1的上缘。

*左侧：L_1的下缘（可变的；注意相差不超过1.5个椎体高度）。

肾脏的大小：

*头尾向（最高到最低层面）8～13cm。

肾脏大小的左右差异：

*头尾向＜1.5cm。

肾脏的CT值：

*平扫35～45Hu。

*增强后肾皮质约140Hu。

达到皮髓质平衡时间：

*1分钟。

对比剂排泌进入肾盂肾盏：

*3分钟。

7. 肾上腺大小（变异较大）

*侧肢的厚度＜10mm。

*正常肾上腺的密度：平扫25～40Hu。

8. 腹主动脉　横径18～30mm。

9. 下腔静脉

*横径为2.5cm。

血管的密度：平扫40～55Hu。

大于1cm的淋巴结在病理学上是可疑的。

七、肾上腺CT图像阅读

重要的测量数据

大小

1.肾上腺（可变的）

*厚度＜10mm。

*密度：（平扫）25～40Hu。

肾上极的位置：

*右侧：L_1的上缘。

*左侧：L_1的下缘。

横断面肾轴：

*肾夹角120°

肾脏的大小：

*头尾向：8～13cm。

*前后：约4cm。

*横向：5～6cm。

吉氏筋膜（厚度）：

*1～2mm。

2.脾

*宽度：7～10cm。

*深度：4～6cm。

*长度：11～15cm。

3.腹主动脉的直径

*为18～30mm。

第三节 MRI图像阅读

一、女性盆腔MRI图像阅读

重要的测量数据

骨盆的大小

1.真结合径

*约11cm。

2.盆腔

*＞12cm。

3.骨盆出口

*约9cm。

4.横径（横向的坐骨棘间距）

*约13cm。

5.子宫（可变的）

*青春期：长度为3cm，横径约1cm。

*未产妇：长度为8cm，横径约4cm。

*经产妇：长度为9.5cm，横径约5.5cm。

*绝经后：长度为6cm，横径约2cm。

直立子宫的横径＝充盈良好的膀胱≤5cm。

6.子宫颈

（1）头尾向≤2cm。

（2）横径 ≤3cm。

7.卵巢

*青春期前期：长为2.5cm；横径约2.5cm。

*性成熟期：长为4cm；横径约2.5cm。

*绝经后：长为3cm；横径约1.5cm。

8.膀胱（充盈良好）

*壁厚约3cm。

9.直肠

*壁厚≤5mm。

10.耻骨联合

*宽度＜6mm。

11.骶髂关节间隙的软骨厚度

*2～5mm（前和下：2～3mm）。

二、男性盆腔MRI图像阅读

重要的测量数据

1.前列腺（大小因年龄而改变，20～70岁）。

（1）前后径：2.5～3cm。

（2）侧径：3～5cm。

（3）头尾向直径：3～5cm。

2.耻骨联合

*宽度＜6mm。

3.直肠

*壁厚≤5mm。

4.膀胱（充盈良好）

*壁厚约3mm。

5.精囊（变异度大）

（1）长度为5cm。

（2）宽度为2cm。

6.膀胱和精囊之间的角度

*存在＝正常。

7.骶髂关节间隙的宽度

*2～5mm（前和下：2～3mm）。

三、睾丸MRI图像阅读

重要的测量数据

睾丸的大小

1.长度

*约4cm。

2.横径

*约3cm。

四、上腹部器官MRI图像阅读

重要的测量数据

大小

1.肝脏

（1）左叶（左侧脊柱旁线上的前后径）：为5cm。

（2）尾状叶/右叶（CL/RL）＝0.37±0.16［肝硬化时为0.88±0.2 参考线（从内侧）：Ⅰ线是尾状叶的内侧缘的切线；Ⅱ线与Ⅰ线平行是门静脉外侧面的切线；Ⅲ线与肝外缘相切，垂直于门静脉和上腔静脉连线的中点线，与Ⅰ、Ⅱ线垂直］。

（3）肝边缘角：左侧约45°（由左侧部和肝下缘形成）。

2.胆囊

（1）水平直径为5cm（＞5cm可疑为积液）。

（2）胆囊壁的宽度：1～3mm。

3.胆总管的宽度

*≤8mm（胆囊切除术后≤10mm）。

4.脾

（1）深度：4～6cm。

（2）宽度：7～10cm。

（3）长度：11～15cm。

脾指数：D×W×L＝160～440。

5.胰腺

（1）头：为3.5cm。

（2）体：为2.5cm。

（3）尾：为2.5cm。

胰管：宽度1～3mm。

6.肾上腺（变异较大）

*侧肢的厚度＜10mm。

7.肾

*头尾向的直径：8～13cm；前后径：约4cm；横径：5～6cm。

肾上极的位置：右侧：L_1的上缘；左侧：T_{12}的下缘；横位肾轴：肾夹角120°；肾皮质宽度：4～5mm。

*达到皮髓质平衡的时间：1分钟。

*对比排泄进入肾盂肾盏系统：3分钟。

*吉氏筋膜（厚度）：1～2mm。

*输尿管的宽度：4～7mm。

8.腹主动脉直径

*18～30mm。

9.下腔静脉

*横径为2.5cm。

大于1cm的淋巴结在病理学上是可疑的。

五、肝脏MRI图像阅读

重要的测量数据

大小

1.肝

*左叶:(左侧脊柱旁线上的前后径)为5cm;右叶:(锁骨中线上测量头尾方向直径得到)约15cm。

*肝脏边缘的角度:右边:约75°(下缘,矢状面);左边:约45°(左后部和下缘)。

*尾状叶/右叶(CL/RL)=0.37±0.16[肝硬化时为0.88±0.2。参考线(从内侧):Ⅰ线是尾状叶的内侧缘的切线;Ⅱ线与Ⅰ线平行是门静脉的外侧面的切线;Ⅲ线与肝外缘相切,垂直于门静脉和上腔静脉连线的中点线,与Ⅰ、Ⅱ线垂直]。

2.胆囊

*水平直径为5cm(>5cm可疑为积液);胆囊壁的宽度:1～3mm。

3.胆总管的正常宽度

*≤8mm(胆囊切除术后:≤10mm)。

4.门静脉

*为1.5cm。

5.肝静脉

*为0.5cm。

脾:

*深度(D):4～6cm。

*宽度(W):7～10cm。

*长度(L):11～15cm。

*脾的指数:D×W×L=160～440。

肾上腺(可变的)。

*侧肢的厚度<10mm。

肾:

*头尾的直径:8～13cm。

*前后径约4cm。

*横径:5～6cm。

肾上极的位置:

*右侧:L_1的上缘;左侧:T_{12}的下缘。

横位肾轴

*肾夹角120°。

肾脏皮质的宽度:

*4～5mm。

腹主动脉的直径:

*18～30mm。

下腔静脉:

*横径为2.5cm。

大于1cm的淋巴结在病理学上是可疑的。

六、肾脏MRI图像阅读

重要的测量数据

1.肾上极的位置

*右侧:L_1的上缘;左侧:T_{12}的下缘(可变的;右肾比左肾低约一个椎体高度)。

2.肾脏上极之间的距离

*约10cm(4～16cm)。

3.肾脏下极之间的距离

*约13cm(9～18.5cm)。

4.横断面肾轴

*肾夹角120°。

5.肾脏的大小

*头尾向为8～13cm(肾脏大小的头尾向差异<1.5cm)。

肾门水平肾横径:(5～6)cm(b=横向)×(3～4)cm(c=前后)。

6.肾脏皮质厚度

*4～5mm。

7.达到皮髓质平衡时间

*1分钟。

8. 对比剂排泄进入肾盂肾盏系统

*3分钟。

9. 输尿管的宽度

*4 ～ 7mm。

10. 吉氏筋膜（厚度）

*1 ～ 2mm。

11. 腹主动脉

*横径18 ～ 30mm。

12. 下腔静脉

*横径为2.5cm。

大于1cm的淋巴结在病理学上是可疑的。

七、肾上腺MRI图像阅读

重要的测量数据

大小

肾上腺（可变的）

*侧肢的厚度＜10mm。

肾：

肾上极的位置

*右侧：L_1的上缘；左侧：T_{12}的下缘。

横断面肾轴：

*肾夹角120°。

肾脏皮质的厚度：

*4 ～ 5mm。

肾脏的大小：

*头尾径：8 ～ 13cm。

*前后径：约4cm。

*横向径：5 ～ 6cm。

吉氏筋膜（厚度）：

*1 ～ 2mm。

脾：

*宽度：7 ～ 10cm。

*深度：4 ～ 6cm。

*长度：11 ～ 15cm。

腹主动脉直径：

*18 ～ 30mm。

第四节 腹部、盆腔典型病例及危急值

一、肠系膜上动脉栓塞

▶病例：女性，72岁，患者于1天前无明显诱因出现腹痛、腹胀，呈持续性钝痛，阵发性加重，患者存在全身多发血栓，下肢深静脉血栓，肠道缺血性改变，心力衰竭（图3-1）。

肠系膜上动脉栓塞的病因是各类栓子堵塞肠系膜上动脉，主要来由心房颤动、心内膜炎、动脉粥样硬化、人工瓣膜附壁血栓脱落、肠绞窄、肿瘤等引起。急性肠系膜脉栓塞的结局是肠壁缺血坏死，以致出现腹部剧烈疼痛、呕吐和腹泻三联征。肠系膜上动脉狭窄或闭塞主要表现为上腹餐后疼痛和体重减轻。早期营养不良是主

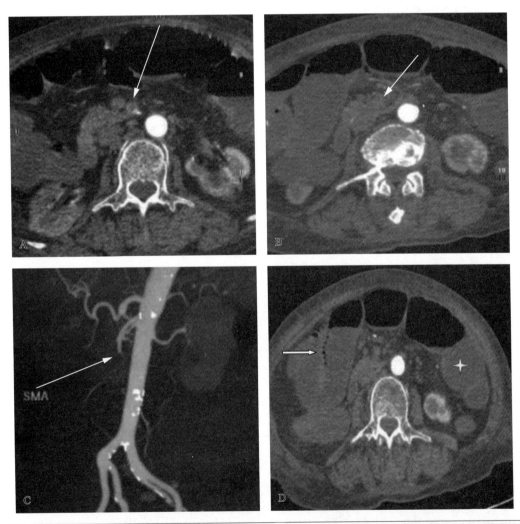

图3-1 增强CT血管造影，图A、B横断面示肠系膜上动脉（SMA直箭头）内充盈缺损，图C最大密度投影示肠系膜上动脉（SMA）下段管腔明显纤细（直箭头），图D增强CT见小肠扩张伴积气、积液（"十"字），提示肠梗阻；小肠壁增厚，部分扩张的小肠壁多个串珠状小气泡（直箭头），提示肠缺血

要体征，有时在上腹部可听到收缩期血管杂音。后期发生肠管坏死，出现腹膜炎体征及休克的征象。发病年龄多大于50岁。

问题

（1）肠系膜上动脉最佳栓塞影像检查方法有哪些？

（2）肠系膜上动脉栓塞的间接征象是什么？

（3）肠系膜上动脉栓塞和肠系膜上静脉的肠壁及肠系膜病变医学影像学表现有何区别？

医学影像学医师的责任

（1）是否有肠系膜上动脉栓塞。

（2）肠系膜上动脉栓塞的CT直接征象（充盈缺损，栓塞的远端动脉不显影或显影不良）。

（3）肠系膜上动脉栓塞的部位大小及数目。

（4）有无肠缺血。

（5）有无肠梗阻。

（6）判断肠系膜上动脉栓塞急性还是慢性。

（7）闭袢性肠梗阻尤其危险，发现后要及时通知临床医师。

临床医师需要了解的内容

（1）肠系膜上动脉内栓子的形态、范围。

（2）栓子新鲜程度。

（3）测量肺动脉及心腔径线，评估心功能。

（4）了解肠壁状态、评估合并症及并发症。

注释

肠系膜上动脉栓塞最佳影像检查方法是多层螺旋CT血管造影，可见肠系膜上动脉对比剂不充盈或狭窄、远端血管不强化等直接征象。间接征象包括：肠壁增厚、强化程度减低；肠腔扩张伴积气积液；肠壁内积气及门静脉积气；腹水。肠系膜上静脉闭塞引起的肠壁增厚、肠系膜水肿和腹水更加明显。

二、门静脉栓塞

▶病例1：男性，49岁，肝硬化失代偿期伴消化道出血（图3-2）。

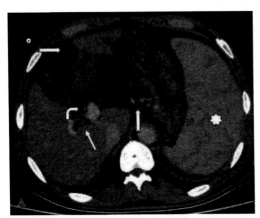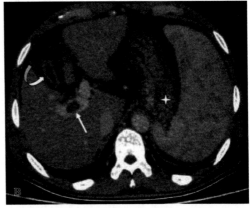

图3-2　横断面增强CT示肝左右叶萎缩，肝裂增宽，脾明显增大（星号），胃底周围及腹壁下静脉曲张（燕尾箭头），胃壁普遍增厚（"十"字）。门静脉主干增宽，门静脉右支（直箭头）内见充盈缺损，肝门区门静脉周围多发细小侧支形成（直角箭头），胆囊壁增厚（弯箭头）

▶病例2：男性，33岁，腹痛6天，脐周明显，3年前因外伤脾破裂行切脾治疗，1年前左下肢深静脉血栓，凝血酶原时间为48.5秒、凝血酶原活动度为14%、国际标准化比例为4.06、D-二聚体为0.55μg/ml（图3-3）。

门静脉栓塞是由于血栓形成或肿瘤侵犯引起的急性，慢性或肿瘤性门静脉闭塞。可导致门静脉高压并减少肝脏的血液供应。血栓病因可能包括肝硬化、胰腺炎、患者高凝状态，肿瘤侵袭肝细胞癌最常见，肝癌或胰腺癌侵入门静脉的预后比无肿瘤血栓的相同大小的肿瘤要严重得多。栓塞可以伴发肝脓肿、败血症血栓性静脉炎等。症状常表现为肝功能异常、消化不良、腹痛。

问题

（1）门静脉栓塞的最佳影像检查方法有哪些？

（2）急性和慢性门静脉栓塞的区别是什么？

（3）血栓性和肿瘤性门静脉栓塞表现有何区别？

医学影像学医师的责任

（1）是否有门静脉栓塞。

（2）肠系膜上动脉栓塞的CT直接征象（充盈缺损，栓塞的远端动脉不显影或显影不良）。

（3）门静脉及属支栓塞的部位大小及数目。

（4）判断是急性栓塞还是慢性栓塞。

（5）判断是血栓还是肿瘤性栓子。

（6）出现肝外门静脉血栓或纤维化

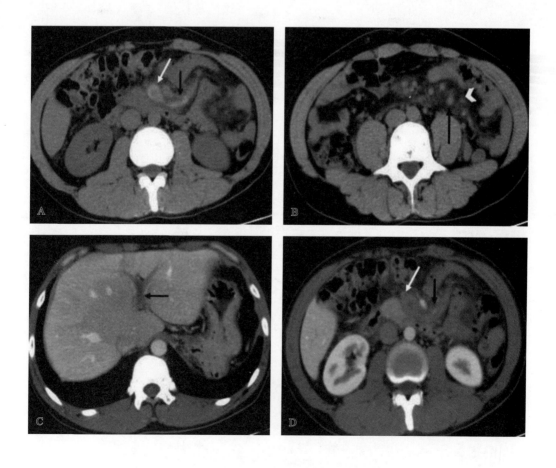

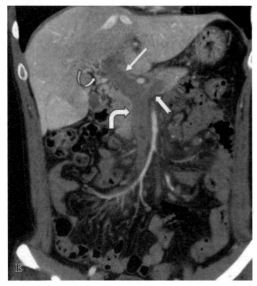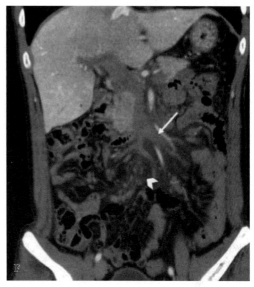

图3-3　门静脉及分支、肠系膜上静脉、脾静脉广泛血栓，门静脉海绵样变。A.CT平扫示肠系膜上静脉（白色直箭头）及属支（黑色直箭头）增粗、密度增高，CT值60～70Hu，静脉轮廓模糊；B.CT平扫示CT肠系膜上静脉属支（黑色直箭头）边缘模糊、密度增高，肠系膜水肿（无尾箭头）；C.增强CT肝左叶门静脉分支内充盈缺损（黑直箭头），提示血栓；D.增强CT肠系膜上静脉（白直箭头）及属支（黑直箭头）对比剂充盈不明显；E.增强CT冠状面见门静脉（白色直箭头）、肠系膜上静脉（直角箭头）、脾静脉（燕尾箭头）广泛性血栓形成，肝门区门静脉周围多条侧支血管；F.肠系膜上静脉属支（白色直箭头）多发血栓，肠系膜密度增高（无尾箭头）

应及时提示，因为可能使肝移植复杂化或排异。

（7）有无门静脉提前显影。

	临床医师需要了解的内容

（1）门静脉栓塞的范围。

（2）栓子是血栓还是肿瘤侵犯。

（3）栓子的新旧程度。

	注释

（1）门静脉栓塞首诊可选择彩色多普勒超声，准确性高且便宜。进一步检查可使用CT或磁共振完成栓子评估并寻找病因。

（2）急性期门静脉血栓可导致肠系膜上静脉淤血、肠系膜水肿、肠壁增厚，还可能会出现肠梗阻、腹水。慢性门静脉血栓常伴有门静脉海绵样变性、胰周和胆囊壁静脉曲张、门体分流，肝中央肥大，外周萎缩。

（3）肿瘤性门静脉栓塞时栓塞的血管腔扩张，增强扫描栓子有强化，呈条纹状。可以见到肝或胰腺肿瘤与血栓直接相连。

三、门静脉炎

▶病例：男性，35岁，间断腹泻17年余，加重10余天。临床诊断：①肠易激综合征；②肠道菌群失调；③末端回肠溃疡性病变；④泌尿系统感染；⑤左肺慢性炎症。治疗过程中出现剧烈恶心、呕吐，呕吐物为胃内容物，伴腹胀，腹部膨隆，右侧腹部压痛，无反跳痛及肌紧张，双下肢指凹性水肿。患者突发呼吸、心搏骤停，血压、指脉氧测不出（图3-4）。

门静脉积气不是一个独立疾病，它通常伴随消化道疾病出现，如肠梗阻性疾病、肠系膜血管性疾病、炎性肠病、闭合性腹外伤、肝移植术后，甚至肠道内镜检查后均可见出现。发病机制一般认为有两种途径：一种为各种原因造成的肠坏死和肠道及腹腔内产气菌的感染波及肠道黏膜或小静脉，静脉内产气菌的直接感染造成门静脉内积。另一途径为各种原因的肠梗阻或外伤造成肠管内压力增加，肠黏膜水肿、坏死、黏膜屏障破坏使得肠腔内气体渗入肠壁，沿肠壁小静脉，进入肠系膜血管回流至门静脉。门静脉积气死亡率高，发现门静脉积气及主要病因对于治疗非常重要。腹部超声和腹部CT是检出门静脉

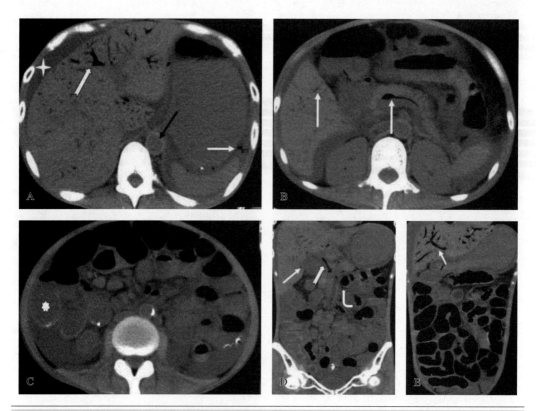

图3-4　门静脉及属支积气、肠梗阻，腹腔游离气体，腹腔积液、贫血。A.门静脉分支广泛积气，肝外周较多，呈枯枝样气体密度（燕尾箭头），左上腹（白色直箭头）散在游离气体，腹主动脉（黑色直箭头）密度减低，符合贫血改变，腹腔积液（"十"字符号）；B.门静脉、脾静脉、肝内门静脉分支积气（白色直箭头）；C.小肠肠袢扩张，肠腔内积气、积液（星号）；D.门静脉主干（燕尾箭头）、肝内门静脉分支（白色直箭头）、肠系膜静脉属支（直角箭头）内积气；E.肝内门静脉分支广泛积气（白色直箭头）

积气的主要手段，表现为门静脉内的点状强回声和枯枝状气体样低密度区，气体多位于肝脏边缘和左叶。

问题

（1）门静脉积气和肝内胆管积气如何鉴别？

（2）肠系膜积气和腹腔游离气体如何鉴别？

医学影像学医师的责任

（1）是否有门静脉积气。

（2）门静脉积气的范围，属支如肠系膜静脉、脾静脉有没有积气。

（3）是否伴发肠壁异常（积气、肿胀），肠梗阻。

临床医师需要了解的内容

（1）是否有门静脉炎征象。

（2）是否有肠缺血、肠坏死、肠炎、肠梗阻。

（3）是否有腹腔感染。

注释

（1）门静脉积气。多累及肝脏周边，可延伸至肝被膜下，积气更细小、分支更多，呈枯枝状，如有肠系膜上静脉和（或）脾静脉积气、肠壁及其系膜积气就更明确。胆道积气多在干中央部，一般不延伸至包膜下。两者均在肝左叶较多。

（2）肠系膜静脉积气呈管状或分支状分布，沿肠系膜静脉走行；腹腔游离气体不成管状或分支状，可分布于肠管系膜缘、腹膜腔。

四、溃疡性结肠炎

▶病例1：男性，34岁，大便次数多，有时为脓血便5年。结肠镜诊断：溃疡性结肠炎（图3-5）。

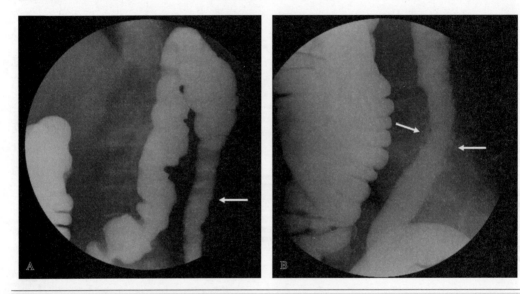

图3-5 结肠造影示降结肠管腔轻度狭窄，结肠袋变浅，部分消失，降结肠肠壁系膜缘及游离缘可见对称的多发"纽扣样"或T形溃疡

▶病例2：男性，72岁，间断腹痛、腹泻、黏液脓血便3年余，加重10余天，发热4天。血常规示：WBC 18.50×10⁹/L，NE 73.74%，Hb 128g/L，PLT 330×10⁹/L。超敏C反应蛋白：57.9mg/L。粪常规示：隐血阳性。结肠镜示：溃疡性结、直肠炎（图3-6）。

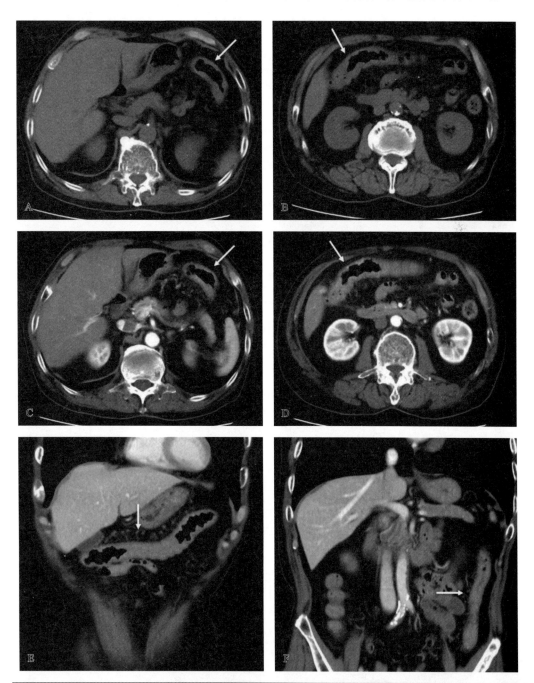

图3-6 腹部CT平扫及增强示升结肠、横结肠及降结肠肠壁环形增厚，可见较明显强化，肠壁厚薄不均匀，内壁凹凸不平（溃疡及残存黏膜的息肉样增生）（图A～D），横结肠及降结肠结肠袋消失（图F），图E箭头肠系膜血管充血增粗（梳征）

▶病例3：男性，23岁，主因间断腹泻、腹痛3个月，便血4天入院。既往混合性痔疮病史1年。电子肠镜示：溃疡性结肠炎（活动期）。病理诊断：（直肠，活检）黏膜慢性炎症，多发淋巴细胞、浆细胞、中性粒细胞浸润，隐窝扭曲、变性，可见隐窝炎及急性炎性渗出（图3-7）。

溃疡性大肠炎的炎症总是累及直肠，

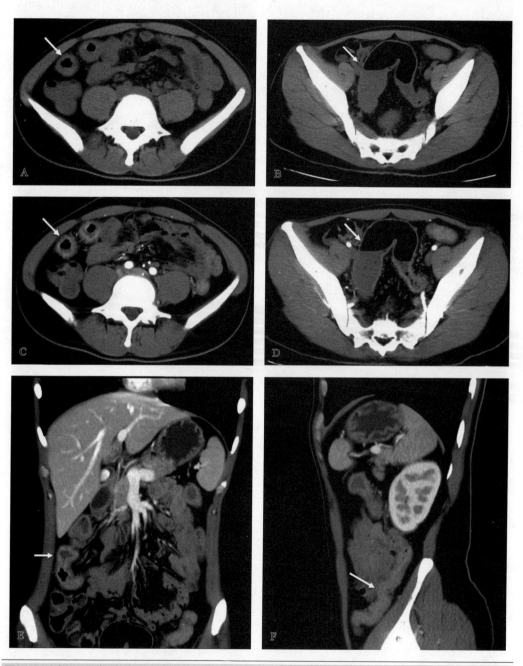

图3-7　腹部CT平扫及增强示升结肠、降结肠及乙状结肠肠壁弥漫的、一致性增厚，可见较明显强化，结肠袋变浅，B、D.乙状结肠肠腔轻度扩张、积液及气-液平面

经常从直肠开始向近端结肠延伸，病变累及结肠的长度有多种情况，常为全结肠炎。被侵蚀的肠管黏膜全周性肥大，内腔扩张，邻近的肠系膜血管增多。结肠黏膜的炎症可表现为肠壁的增厚和强化，尤其可见分层表现，急性或亚急性炎症的黏膜下水肿及慢性炎症的黏膜下脂肪沉积呈黏膜下低强化结构，使 CT 增强扫描肠壁可出现分层状的"靶环征"，但溃疡性结肠炎的细小黏膜溃疡就很难用 CT 来评价。炎症严重时会深入浸润肌层，肌纤维破坏，肌层神经丛节细胞受累，导致肌无力引起所谓中毒性巨结肠改变，极易穿孔。结肠黏膜下层的脂肪组织增生是慢性溃疡性结肠炎的特征，直肠病变的骶前脂肪间隙增宽也是溃疡性结肠炎的脂肪增生表现。有时还可见腹水。

病变仅局限于直肠且病状较轻时，可以局部抗炎治疗。病变范围较大的重症的情况下可以考虑局部和全身的抗炎药、免疫抑制剂的支持疗法。内科治疗：有反应的剧烈症状和中毒性巨结肠，出血不止，伴随肠脓和腹膜炎的肠管穿孔的情况下要进行手术。

问题

（1）CT 平扫后发现的直肠结肠炎需要使用造影剂增强来确诊吗？

（2）溃疡性大肠炎和克罗恩病的最大不同点在哪里？

医学影像学医师的责任

（1）导致肠管穿孔和腹膜炎等并发症的急性溃疡性结肠炎要即刻通知临床医师。

（2）溃疡性结肠炎的部位、范围及病变程度。

（3）详细评估是否存在肠管外病变。

（4）是否存在腹膜水肿。

（5）是否伴有腹腔、盆腔内淋巴结肿大？

临床医师需要了解的内容

（1）溃疡性结肠炎的确诊需要内镜和病理，影像检查是除了显示溃疡以外的补充方法。

（2）病变的局部加重，是否存在肠管外病变、并发症的存在。

（3）肠管穿孔和恶性征兆（淋巴水肿和癌肿的风险增大）。

（4）不伴随其他脏器症状的单发直肠结肠炎，是否能确定诊断。

注释

（1）CT 造影剂增强的程度和模式对判断炎症的活动性有一定的提示作用，造影剂对早期的浅的黏膜病变显示不佳，有时可见典型的炎性黏膜脱落，但需要技术人员和诊断人员优化的成像技术。肠壁的增厚及强化，尤其是分层表现，肠系膜血管的增多（梳征）、肠系膜水肿或积液、肠系膜淋巴结肿大，与炎症的活动性有关。慢性期的纤维化病变表现为中度强化，无系膜水肿或积液。内镜的评价和生化检查是必需的，如果患者拒绝内镜检查，CT 平扫后的黏膜评价通常也不用强化扫描。如果不进行内镜检查，患者状况恶化，强化 CT 检查也往往无法使用。

（2）溃疡性大肠炎和克罗恩病有几大不同点。溃疡性大肠炎从直肠到结肠连续进展，典型表现为颗粒状黏膜，呈对称性分布，炎症及溃疡多表浅，限于黏膜层。克罗恩病的炎症为不对称的"鹅口疮样"溃疡，炎症穿透肠壁，且伴有深度的龟裂和瘘管形成，病变往往呈非连续性的"跳跃性"改变。溃疡性结肠炎肠壁为弥漫性轻度增厚（平均为 5～8mm），克罗恩病肠壁可明显增厚（平均为 6～16mm）。

五、急性胰腺炎

▶病例1：男性，70岁，患者缘于3天前进食生冷食物后出现腹痛，以上腹部为主，呈阵发性刺痛，不向其他部位放射，饭后加重，未予以重视，2天前腹痛症状加重，以中上腹痛为主，持续不能缓解，伴大汗、腹胀、恶心、呕吐，呕吐物为胃内容物（图3-8）。

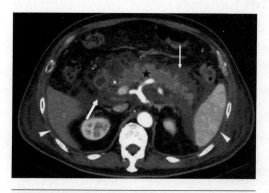

图3-8 增强CT可见胰腺（黑色星号）强化程度稍低，密度均匀，胰腺可见渗液（细箭头），同时见肠系膜脂肪浑浊及肝脾周围少量积液（粗箭头）

▶病例2：女性，52岁，急性腹痛（图3-9）。

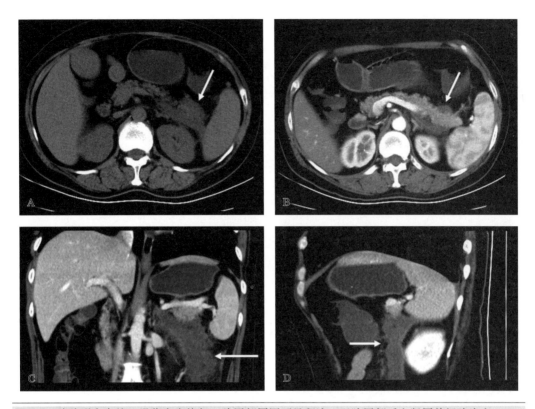

图3-9 胰腺形态自然，强化密度均匀，胰尾部周围可见积液，以胰尾部后方肾周前间隙为主

▶病例3：男性，56岁，患者缘于半个月前无明显诱因出现上腹部疼痛，呈持续性疼痛，向背部放射，伴恶心、呕吐，呕吐物为胃内容物，无咖啡色物质，无发热、寒战、胸痛、胸闷、腹泻，就诊于笔者医院急诊科，腹部CT示胰周渗出，血淀粉酶明显升高。外院超声示：胆囊多发小结石可能；脾大；腹水。血常规：中性粒细胞百分比86.3%，余大致正常。尿常规：葡萄糖4＋、酮体2＋。C反应蛋白104.7mg/L；血清淀粉样蛋白71.3μg/L。红细胞沉降率：63mm/h（图3-10）。

急性胰腺炎为最常见的胰腺疾病，其病因主要由胆系疾病或饮酒所引发。病情轻重不一，重症胰腺炎可危及生命。实验室检查常可见血白细胞计数升高，血、尿淀粉酶升高。病理上分类：一是急性间质

性胰腺炎，也称为水肿性胰腺炎，是胰腺炎中最轻的类型，仅显示胰腺水肿和细胞浸润，胰腺体积增大；二是坏死性胰腺炎，是胰腺炎较重的类型，胰腺实质和胰腺邻近组织发生广泛的坏死、出血、液化，肾筋膜增厚。

急性胰腺炎常伴有以下6种改变。

（1）胰腺或胰周积液：急性胰腺炎时胰管破裂、胰液外溢，可以在胰腺内或胰腺周围形成局限性胰液积聚；根据有无坏死，4周之内称为急性胰周液体集聚（APFC）和急性坏死物积聚（ANCs）。

（2）胰腺假性囊肿：局限性的胰液积聚被炎性纤维包膜包裹形成假性囊肿，其一般在急性胰腺炎发作后4～6周形成；而急性坏死物积聚4周之后可形成包裹性坏死（WON）。

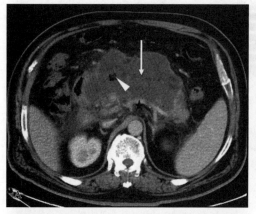

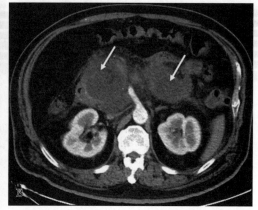

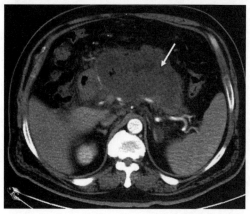

图3-10　胰腺实质大片状不强化坏死区域（白箭），仅见胰尾部少量胰腺组织残留，胰腺坏死区内液体积聚，且见多发斑片状脂肪密度及气体密度（白色箭头），提示脂肪坏死及继发感染，符合感染性包裹性坏死

（3）脓肿形成：胰液外渗、局部积聚，继发感染或假性囊肿继发感染均可形成脓肿。

（4）感染性胰腺坏死：感染坏死的胰腺组织部分或全部液化。

（5）出血性胰腺炎：是坏死性胰腺炎的同义词，坏死灶内常可见斑片状出血。

（6）假性动脉瘤：由于被炎症激活的胰酶的侵蚀，受侵的内脏血管管壁变薄、局限性护张，一般常见于脾动脉或胃十二指肠动脉。

急性胰腺炎患者的发病率和病死率主要由胰腺坏死的进展程度决定。增强CT检查是主要的诊断工具，是评估胰腺坏死及其程度、胰周炎症和坏死程度及积液状况的首选方法，目前已经建立了根据积液量和坏死程度对急性胰腺炎进行分级的CT严重指数（CTSI）方法，但CT积分不能取代临床评分系统。

问题

（1）急性胰腺炎都需要做增强CT吗？

（2）什么情况下需要做增强CT？

（3）感染的标志是什么？坏死区发现气泡一定提示感染吗？

医学影像学医师的责任

（1）尽早识别坏死性胰腺炎，并对其有无感染、假性动脉瘤及胃肠道坏死等并发症做出判断，及时通知临床医师。

（2）胰腺坏死区是否存在气泡。

（3）有否肠道穿孔。

（4）有无腹腔游离气体。

临床医师需要了解的内容

（1）急性胰腺炎的最初诊断是依靠临床及实验室表现，当临床表现不典型时，CT表现可帮助正确诊断。

（2）CT增强扫描能提高对胰腺坏死或并发症如假性动脉瘤形成或静脉栓塞的显示。

（3）增强CT检查的最佳时间是症状出现72小时以后，在超早期（症状出现24小时内）的CT检查可能会低估坏死的严重程度。

（4）可应用MRCP检查有无胆总管结石，有助于筛选需尽早进行ERCP治疗的患者。

（5）多次CT检查时需要考虑年轻患者的辐射暴露问题。

注释

增强CT是对急性胰腺炎患者评估和分级的首选检查工具，并有助于对并发症及治疗反应进行评估。但并不是所有胰腺炎患者都需要做增强CT检查。当临床和生化检查结果不确定，尤其是患者体征不典型时，应行CT检查。患者在治疗过程中临床征象出现变化，如进行性发热、持续性疼痛或出现器官功能衰竭时应行增强CT检查了解胰腺的坏死程度及并发症的情况。

坏死区内出现气泡是感染存在的有用指征。但大多数感染性包裹性坏死以厚壁的液体集聚出现。另外，如果在包裹性坏死内出现气泡影不总是代表已发生感染，当其与胃肠道相通时也可以出现气泡。无菌性和感染性液体积聚在影像学上比较难鉴别，要密切结合临床及实验室检查。

（1）直接征象：不明原因的胰腺周围液体聚集，分布在肾前间隙或小囊内。

（2）间接征象：局限性或弥漫性胰腺肿大，胰腺周围或肠系膜脂肪绞合、肾前筋膜增厚和腹水。

六、特发性腹膜后纤维化

▶病例：男性，35岁，右腰痛伴少尿6天（图3-11）。

特发性腹膜后纤维化病情复杂，纤维化可以形成特征性的腹膜后纤维斑块，可以包绕主动脉、两侧输尿管及肾脏。临床上易与其他腹膜后病变相混淆。有些病例可以突发性急性腹痛而就诊。医学影像在评价腹膜后病变时，首先需要辨别腹膜后纤维变性的组织特征。通过详尽地询问病史除外继发性因素，并评估病变发生恶变的潜在可能性。

同时，也需要结合临床资料和实验室数据进行影像学诊断与鉴别诊断。

　问题

特发性腹膜后纤维化需要与哪些疾病相鉴别？

　附录

（1）以下哪项不是特发性腹膜后纤维化的影像学表现？

A. 注射对比剂后强化

B. X线片上腰大肌影消失

C. 主动脉及椎间组织纤维化

D. 输尿管向内侧移位

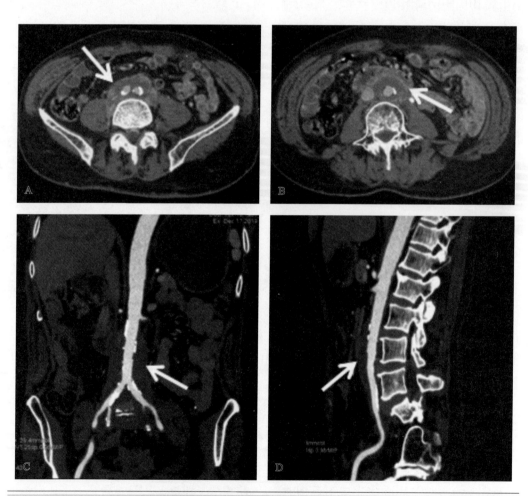

图3-11　肾输尿管膀胱CT显示腹膜后大血管及双侧髂血管周围见不规则片状软组织密度影（白箭），边缘不光滑，血管显示不清，累及双侧输尿管，与阑尾末端分界不清

E. MRI T_1 高信号，T_2 信号多变

（2）以下哪项选项不是继发性腹膜后纤维化的病因？

A. 淋巴瘤

B. 放射治疗

C. 石棉沉着症

D. 前列腺癌

E. 青霉素

（3）以下哪项是特发性腹膜后纤维化的表现？

A. 特发性腹膜后纤维化患者通常没有全身症状

B. 终末期肾功能衰退是最常见也是最严重的晚期并发症

C. 特发性腹膜后纤维化患者自身免疫性疾病标记物如抗核抗体为阴性

D. 特发性腹膜后纤维化急性期反应物不升高

（4）以下哪项是腹膜后脂肪肉瘤的表现？

A. CT 中可辨认的脂肪成分消失可除外腹膜后脂肪肉瘤

B. CT 表现中由大量脂肪成分和少量软组织成分构成的脂肪肉瘤提示低度恶性

C. 出现钙化及骨化提示肿瘤低度恶性

D. 发性低分化脂肪肉瘤更多来源于已存在分化好的脂肪肉瘤，很少是新生的低分化脂肪肉瘤

（5）以下哪项与肾上腺外的副神经节瘤无关？

A. Von Hippel-Lindau 疾病

B. 胃平滑肌肉瘤

C. 21- 三体综合征

D. Sipple 综合征

（6）以下哪项关于肾上腺外腹膜后副神经节瘤是正确的？

A. CT 增强扫描应用于非离子对比造影剂前给予 α 受体阻断剂是必要的

B. 组织病理学检查可以证实恶性副神经节瘤

C. 肾上腺外的副神经节瘤比肾上腺嗜铬细胞瘤恶性度低

D. 肾门及下方主动脉周围区是肾上腺外嗜铬细胞瘤的最好发部位

（7）以下哪项关于肾上腺外神经节瘤的影像学表现是正确的？

A. CT 常见低密度区及偶有钙化

B. CT 上副神经节瘤强化不明显

C. ^{131}I MIBG 成像优于 ^{123}I MIBG 成像

D. ^{18}F-FDG PET 对副神经节瘤具有高度特异性

（8）"主动脉漂浮征"提示下列哪项？

A. 淋巴瘤

B. 腹膜后肉瘤

C. 神经源性肿瘤

D. 腹膜后出血

（9）以下关于淋巴瘤哪项是正确的？

A. 脾的大小与脾是否受累有关

B. 霍奇金淋巴瘤往往通过邻近受累的淋巴结扩散

C. 霍奇金淋巴瘤较非霍奇金淋巴瘤更易累及腹膜后淋巴结

D. 霍奇金淋巴瘤较非霍奇金淋巴瘤更易发生结外转移

（10）以下哪项是下腔静脉平滑肌肉瘤的已知表现？

A. 布-加综合征

B. 肾病综合征

C. 下肢水肿

D. 以上都是

医学影像学医师的责任

（1）掌握腹膜后正常解剖学与医学影像学结构。

（2）评估和确认腹膜后是否存在结构

异常。

（3）腹膜后占位性病变的诊断与鉴别诊断。

（4）明确大动脉瘤周围纤维化和器官纤维化的病理过程与医学影像学表现。

（5）评估和报告腹膜后纤维化的病变部位、侵及范围、毗邻关系，以及是否侵及肾血管和输尿管，是否存在发生大血管意外事件的征象。

（6）及时与临床医师沟通腹膜后含脂类成分肿瘤的影像学数据、病变内是否有出血。

（7）详细描述其诊断依据。

（8）提出合理化的其他建议。

临床医师需要了解的内容

（1）是否存在腹膜后占位性病变。

（2）腹膜后病变的部位、范围、侵及大血管、肾及输尿管的情况。

（3）能确定是特发性腹膜后纤维化病变吗？

（4）病变内含有脂类组织吗？

（5）病灶内有否出血成分。

（6）还需要做其他影像学检查吗？

注释

特发性腹膜后纤维化病情演变过程复杂，临床表现多样性，医学影像学表现常需要与下述相鉴别。

（1）早期特发性腹膜后纤维化表现为血供增多及注射对比剂后强化。稳定纤维斑块相对乏血供，表现为轻度强化。广泛增殖的腹膜后纤维化组织使得正常腰大肌在KUB片上显影模糊。在特发性腹膜后纤维化通常在主动脉及下段椎骨间看不到纤维组织，沿主动脉有一条带延伸。主动脉和椎骨间的软组织通常在淋巴瘤或播散性恶性肿瘤中见到。故选项C是最佳答案。腹膜后纤维化患者输尿管向内侧移位。纤维组织在T_1WI上呈高信号，早期炎性活动

期T_2WI呈高信号，慢性期呈低信号。

（2）1/3的腹膜后纤维化患者有继发因素，淋巴瘤是引起腹膜后纤维化最常见的恶性肿瘤。其他病因还包括直肠、结肠、乳腺、前列腺和膀胱的癌症。放射治疗常引起照射野内的纤维化。石棉沉着症也可伴发腹膜后纤维化，选项A，B，C及D都不是最佳答案。药物如二甲麦角新碱、丙基麦角灵及甲基多巴能引起腹膜后纤维化。然而青霉素不包括在内。故选项E是最佳答案。

（3）在大部分腹膜后纤维化患者中，全身症状如低热、体重减轻、疲劳、恶心和食欲下降先于或于局部症状如腹痛、下肢水肿或阴囊肿大同时存在。选项A不是最好的选项，非特异性表现常导致诊断的延迟，进而引起其他并发症，如因输尿管堵塞而引起肾衰竭。选项B是最佳答案。特发性腹膜后纤维化的患者常出现自身免疫性疾病的表现。约60%特发性腹膜后纤维化患者抗核抗体阳性。选项C不是最佳选项。80%～100%的患者急性反应标志物如血沉和C反应蛋白升高。选项D不是最佳选项。

（4）高分化、低分化及黏液样脂肪肉瘤在影像上通常能看到可辨认的含脂区，然而，多形性及圆形细胞脂肪肉瘤没有可辨认的含脂区域，CT及MRI检查很难将其与其他腹膜后肿瘤鉴别开来。选项A不是最佳答案。如果脂肪肉瘤由大量脂肪及很少量软组织组成，则其可能是低度恶性的。然而反过来就不成立了，由大量固态成分组成的脂肪肉瘤可能是低度，中度或高度恶性。选项B是最佳答案。脂肪肉瘤中出现钙化或骨化常提示为低分化，并且预后不良。选项C不是最佳选项。低分化脂肪肉瘤可能是原发的、新生的或发生在久存的分化良好的脂肪肉瘤。新生的低分化脂肪肉瘤较继发性脂肪肉瘤更常见。选

项D不是最佳答案。

（5）副神经节瘤可见于各种神经皮肤综合征，如 von Hippel-Lindau 病，结节性硬化，Sturge-Weber 综合征；多发性内分泌腺瘤 Ⅱ 型［MEN Ⅱ A（Sipple综合征）和 MEN Ⅱ B］。选项A和D不是最佳选项。Garney 三联征包括肾上腺外副神经节瘤、胃平滑肌肉瘤和肺错构瘤。B选项不是最佳答案。21-三体综合征包括许多异常，但是不包括副神经节瘤。选项C是最佳答案。

（6）嗜铬细胞瘤和副神经节瘤分泌肾上腺素及去甲肾上腺素，同时使用高分子量碘对比剂，引起血压突然急剧升高。在过去，这类患者注射对比剂前常规给予肾上腺素-α受体阻滞剂。然而目前显示非离子型对比剂可以为嗜铬细胞瘤患者安全注射，不用提前应用α受体阻滞剂。A选项不是最佳答案。典型的恶性肿瘤病理学标记，如核异型、大量的核分裂、包膜或血管浸润，均不能始终预测恶性行为。相反，组织病理学上的良性特征也不能确保日后的良性行为。诊断恶性肿瘤是在没有嗜铬组织的区域如骨骼、肺、淋巴结和肝出现转移灶。B选项不是最佳答案。肾上腺外副神经节瘤较肾上腺副神经节瘤更可能是恶性的，恶性率为29%～40%。C选项不是最佳答案。副神经节瘤可发生于从颅底到膀胱任何健康的嗜铬组织部位，在腹部肾上腺外副神经节瘤最常发生于肾门和主动脉旁嗜铬体（嗜铬性交感神经节），其位于腹主动脉周围近肠系膜下动脉起始处。D选项是最佳答案。

（7）多数副神经节瘤存在囊变或坏死的低密度区。20%的副神经节细胞瘤可见钙化。A选项是最佳答案。副神经节瘤是富血供肿瘤，强化明显。B选项不是最佳答案。虽然[131]I和[123]I都可用于功能显像，但前者更好，因为[123]I成像具有更高的灵敏性、更低的辐射剂量和更好的图像质量。C选项不是最佳答案。多数副神经节瘤代谢活跃，浓聚FDG。但是许多肿瘤和非肿瘤形成过程FDG-PET显像也阳性，导致该检查特异性低。所以FDG PET显像不是副神经节瘤的首选影像学检查方法。D选项不是最佳答案。

（8）淋巴瘤通常是均质的软组织密度，轻度强化，常包绕邻近血管。有时主动脉看上去像侵入淋巴瘤中，称"主动脉漂浮征"或"CT血管造影"征。A选项是最佳答案。这种征象是淋巴瘤的特征性表现，不见于其他腹膜后病变如肉瘤、神经源性肿瘤。腹膜后出血是高密度。B、C、D选项均不是最佳答案。

（9）脾脏大小与霍奇金病脾脏受累之间不相关。霍奇金病患者中，脾大者仅1/3有脾脏受累，而1/3脾脏大小正常者有脾脏受累。仅巨脾与霍奇金病的扩散具有良好的相关性。A选项不是最佳答案。非霍奇金淋巴瘤可发生血行转移，所以许多不同的和广泛独立的淋巴结群同时被浸润。但霍奇金病往往通过邻近淋巴结受累发生淋巴转移。患有胸部霍奇金病的患者，上腹部必须仔细检查以防发生局部播散。B选项是最佳答案。发病时，腹膜后淋巴结受累在非霍奇金淋巴瘤患者中占55%，而霍奇金淋巴瘤患者中只占25%～35%。C选项不是最佳答案。非霍奇金淋巴瘤较霍奇金淋巴瘤更易发生结外转移。D选项不是最佳答案。

（10）原发性下腔静脉平滑肌肉瘤常表现为静脉阻塞的症状。肿瘤发生的位置水平不同则症状不同。发生于肾脏下方水平的肿瘤导致下肢水肿，肾门水平的肿瘤引起肾病综合征，累及下腔静脉的上1/3的肿瘤，则能导致布-加综合征。A、B、C选项均是正确的，D选项是最佳答案。

七、肝脏、肾脏及肾上腺外伤

1.肝脏挫裂伤

▶病例：女性，4岁，车祸伤后腹痛4小时（图3-12）。

Grade分级：

Ⅰ级。被膜下血肿：肝表面的小于10%；裂伤：向肝实质厚度小于1.0cm。

Ⅱ级。被膜下血肿：占肝表面的10%～15%；实质内血肿：直径小于10cm。

Ⅲ级。被膜下血肿：占肝表面大于50%，并有非局限性活动出血；肝实质内

血肿：直径大于10cm，非局限性皮裂出血；裂伤：深度大于3cm。

Ⅳ级。裂伤：占肝脏的25%～75%或占据一叶的1～3倍肝尾状叶区域以上的实质性损伤；血管损伤：下腔静和肝静脉损伤。

Ⅴ级。血管损伤：肝的离断（游离）。超过75%的肝叶或一叶1～4倍肝尾状叶区域以上的肝实质损伤。

问题

（1）肝脏外伤性撕裂的医学影像学检查技术有哪些?

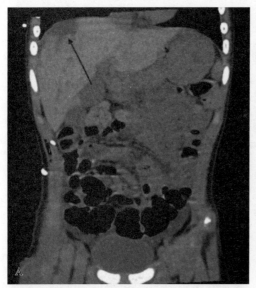

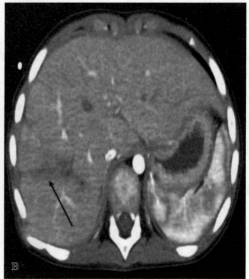

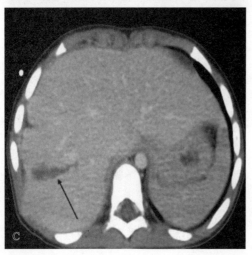

图3-12 A.腹部平扫示肝右叶近肝顶处片状低密度影（箭头）；B、C.腹部增强扫描动脉期肝右叶条形低强化区（箭头），提示肝脏撕裂伤

（2）正常的肝脏解剖学与医学影像解剖学知识是否熟知。

（3）肝脏撕裂伤的影像学如何分级？有何意义？

（4）下腔静脉与肝静脉损伤时是否需要做血管造影。

医学影像学医师的责任

（1）是否存在肝脏的撕裂伤。

（2）肝脏的血管损伤程度。

（3）肝脏撕裂的深度。

（4）Ⅲ级以上损伤为重度肝损伤，应及时与临床医师报告。

（5）是否需要加做血管造影检查？目的是什么？

（6）有无其他脏器损伤。

（7）有无肋骨骨折。

（8）有无膈肌损伤。

（9）有无对比剂外漏？程度如何？

临床医师需要了解的内容

（1）是否有肝脏损伤。

（2）肝损伤的重症度。

（3）撕裂伤血肿是否进展。

（4）血管损伤是否伴有假性动脉瘤。

（5）有无造影剂外漏性的活动性出血。

注释

（1）一般轻度肝损伤，可以非手术治疗，密切观察血液循环情况。

（2）Ⅲ级以上肝脏损伤为重症度损伤，病情危急，预后不佳，应科学地评估肝血管损伤的程度，并手术治疗。

2.肾与肾上腺外伤

▶病例1：男性，7岁，外伤后左腰腹部疼痛5小时（图3-13）。

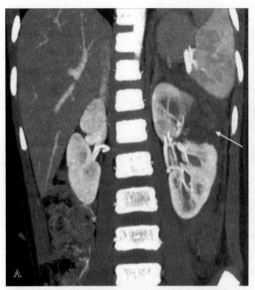
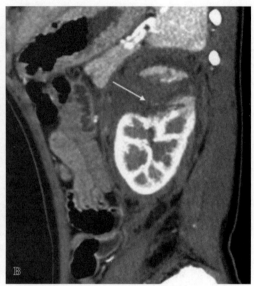
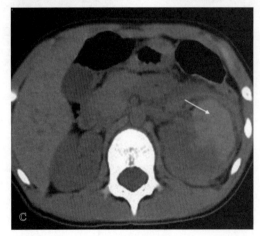

图3-13　A、B.腹部增强扫描左肾楔形低强化区，提示肾梗死（箭头）；C.左肾包膜下血肿（箭头）

▶病例2：女性，31岁，车祸致左耳部、右额部、腹部外伤5小时（图3-14）。

问题

（1）肾梗死的处理措施是什么？

（2）华-佛（Waterhouse-Friederichsen）综合征是什么？

（3）何种肾上腺肿瘤内出血最常见？

医学影像学医师的责任

（1）肾上腺和肾出血通常伴有其他外伤或休克、必须立即报告，尤其是两侧肾上腺出血者，立即采取治疗非常重要。

（2）肾动脉是否损伤。

临床医师需要了解的内容

（1）肾上腺损伤是单侧性还是双侧性。

（2）是否存在其他器官损伤。

（3）进一步排除其他肿瘤。

注释

主要或部分肾动脉分支撕裂后会发生肾梗死。部分肾动脉损伤引起部分肾梗死。CT表现为楔形非强化区。肾梗死不需要手术处理，会产生局限性肾瘢痕区。

肾动脉的损伤会引起整个肾供血阻断。这是肾损伤最严重的形式。必须迅速治疗这种损伤，因为损伤2小时后会产生肾功能永久性和进行性缺失。

华-佛综合征是由败血症引起的非外伤性两侧肾上腺出血和急性肾上腺皮质功能衰竭，病因是脑膜炎、流行性感冒、铜绿假单胞菌、大肠埃希菌及肺炎球菌感染。

肾上腺区常见病变包括肾上腺出血、肾上腺肿瘤、肾上腺癌、转移性肾上腺肿瘤、肾上腺淋巴瘤、肾上腺感染（结核、真菌）、肾上腺损伤等。肾上腺损伤以右侧多见，同时常伴有肝脾及右肾损伤，或右侧气胸；左侧肾上腺损伤多伴脾、左肾损伤和左侧气胸。双侧肾上腺损伤少见。

最易引起肾上腺出血的肿瘤是褐色细胞瘤。

脾脏损伤

一些因素可能导致脾损伤的假阳性诊断，包括早期不均匀强化和脾破裂。脾裂可以与脾撕裂鉴别：脾裂边缘光滑，呈自

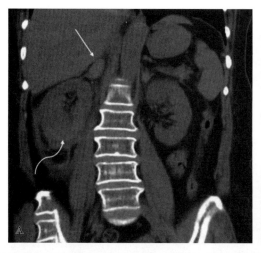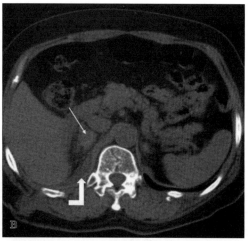

图3-14　A.腹部平扫冠状位示右侧肾上腺血肿（直箭头），右肾下极肾包膜下血肿（弯箭头）；B.右肾上腺区脂肪间隙模糊（白箭），膈肌周围积液（直角箭头）

然边缘状态；而撕裂伤边缘不规则，并常伴有血肿或脾周围积液。

肝损伤

肝损伤后可能在门静脉周围看到伴随的环形低信号区，但若有这一征象不一定有肝损伤，可能是由于充分补液后，中心静脉压升高、血管内第三间隙液体丢失引起的现象。这些液体流入位于肝门区三管内的门静脉周围淋巴。因此，门静脉周围低信号区可能是由于这些淋巴的扩张所致。

八、新生儿食管闭锁

▶病例：男性，13小时，出生后口吐白沫13小时（图3-15、图3-16）。

手术记录：见食管下端在T_4水平与气管相通，瘘口直径约4mm，见食管上盲端位于T_3水平，观察食管上下两端距离约2cm，修正诊断：食管闭锁伴有气管食管瘘（ⅢB型）。

先天性食管闭锁是胚胎发育3～6周在食管发育过程的空泡期发生障碍引起的严重消化道发育畸形，并可因食管、气管间的分隔不全而形成食管气管瘘，常伴其他多器官脏器畸形。食管闭锁平均发病率2.4/10 000，男性略多于女性。患儿往往在出生后1～2天即表现唾液过多现象，口吐白色泡沫物，有时发生咳嗽、气急和暂时性发绀。插胃管失败。

临床上通常采用的病理分型是Gross5型分类方法：

Ⅰ型：食管上下端均闭锁，食管与气管间无瘘管，约占6%。

Ⅱ型：食管上端与气管之间形成瘘管，下端闭锁，约占2%。

Ⅲ型（临床最常见）：食管上端闭锁，下端与气管相通形成瘘管，约占85%，对

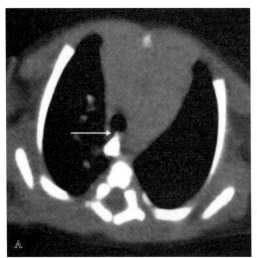
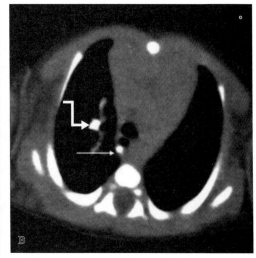
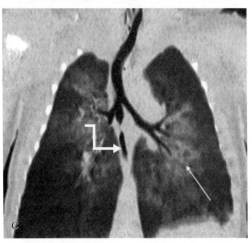

图3-15 经食管插管注入造影剂后图A示食管内可见造影剂影，并可显示气管食管瘘口（细箭头）；图B示下段食管内（细箭头）及肺内支气管内（弯箭头）均可见造影剂影；图C示肺内可见造影剂涂布（细箭头），冠状位重建可见下段食管充气（弯箭头）

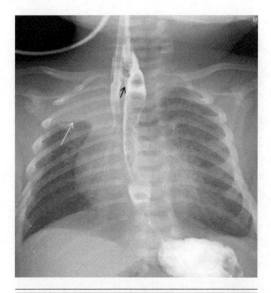

图3-16 经胃管注入造影剂，未见食管闭锁，约平T$_{1\sim2}$气管与食管间可见瘘管（黑色箭头），可见造影剂进入气管、支气管内；合并右上肺不张（白色箭头）

于食管两端盲端间距离大于2cm为Ⅲa型，距离小于2cm为Ⅲb型；此型最多见，占85%～95%。

Ⅳ型：食管上下端均与气管相通形成瘘管，约占1%。

Ⅴ型：食管无闭锁，仅有气管、食管瘘，形成H形瘘管，约占6%。先天性食管闭锁的治疗方式与其分型有密切联系。因此，在治疗前尽早明确具体是哪种病理类型对治疗方案的选择是非常重要的。

问题

（1）食管闭锁的医学影像学检查技术有哪些？各自优缺点有哪些？

（2）食管闭锁的分型有哪些？

（3）检查中应注意的事项有哪些？

医学影像学医师的责任

（1）食管上段闭锁位置。

（2）下段食管及胃内有无气体。

（3）闭锁的上段食管与椎体的位置关系，上端盲囊底部与下段盲囊上部之间测量距离。

（4）寻找瘘口的位置。

（5）是否伴随气管及食管狭窄。

（6）评价肺部状态。

（7）观察有无其他畸形。

临床医师需要了解的内容

（1）食管闭锁时选择合适的检查方式。

（2）了解食管闭锁分型，对应不同的手术方式。

注释

食管闭锁的检查技术包括：B超：显示"上颈部盲袋症"。但不能够提供分型、瘘管位置等信息。胸腹联合X线片，可见比支气管宽的充气盲袋影，同时可观察肺部是否有炎症及腹部胃肠道积气情况。食管造影上端盲端位置可清晰显示，但下端盲端及瘘口却难以显示。CT可以提供矢状面、冠状面和三维重建的图像，而有助于发现食管闭锁及伴发的瘘管。但是，辐射剂量较大，应加强防护。

在应用食管造影过程中，应注意尽量选择非离子型造影剂，因为其具有流动性好、低渗透压等优点，副作用更小。另外，造影剂量切忌过多，造影拍摄完成后，尽快用胃管吸除造影剂，以免因呛咳反流至气管导致窒息或其他并发症。

九、先天性幽门肥厚

幽门肥厚症是比较常见的小儿疾病。小儿的胃多呈横位。幽门部从角切迹到幽门管，正常幽门管长度不超过1.0cm、宽约数毫米，内容物通过顺利（胃小弯水平部与垂直部相交处为角切迹）（图3-17、图3-18）。

幽门管外形异常时，最常见的是小儿幽门管狭长、幽门肌肥厚。也可见于胃黏膜脱垂、结核、胃结节病、真菌感染、皮革状胃、肿瘤、胃窦部周围粘连等病因。

幽门肥大所导致的幽门管狭窄、变长、较硬，其长度可达2～4cm。幽门呈

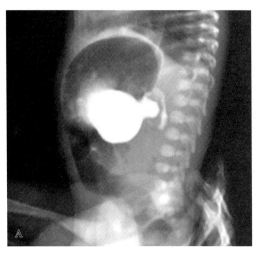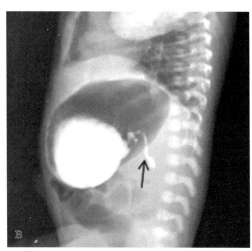

图3-17　幽门管细长（箭头），造影剂通过受限，术中探查见幽门前侧可见肌层明显肥厚，范围约1.5cm×1.5cm，诊断为先天性幽门梗阻

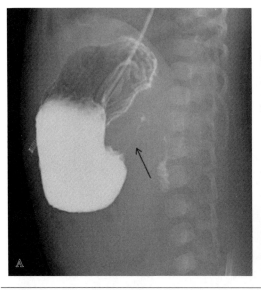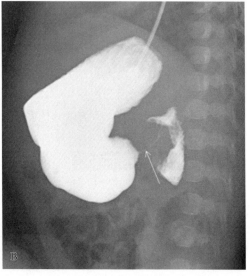

图3-18　A.患儿的幽门管细长，并可见双轨征（黑色箭头）；B.患儿的幽门管细长（白色箭头），造影剂通过受限，十二指肠基底部凹陷；图A、B为不同患者

环状狭窄，十二指肠基底部凹陷，形成一个打开状态的伞形，或称为"蘑菇征"。狭窄近端胃明显扩张，内容物滞留。

主要影像学征象：十二指肠球部基底有压迹（肥大的幽门肌所压迫），幽门后狭窄，狭窄的近端圆滑。

问题

（1）幽门管外形异常的原因有哪些？

（2）小儿正常幽门管的长度。

（3）幽门管狭窄的长度大于多少为手术指征？

（4）什么情况下在狭窄的幽门管内可见"双管征"？

（5）肥厚性幽门狭窄症的诊断中，UGI起到怎样的作用？

（6）幽门狭窄症和幽门挛缩有什么区别？

医学影像学医师的责任

（1）熟知正常小儿的胃与十二指肠解剖结构及影像学表现。

（2）幽门肥厚的影像学表现是什么？

（3）小儿上消化道造影时应注意哪些因素？

（4）幽门管的长度测量方法与正常值。

（5）幽门管狭窄的长度大于2cm时应与临床医师沟通。

（6）是否建议临床医师加做其他影像学检查？目的是什么？

临床医师需要了解的内容

（1）是否具有幽门肥厚？肥厚的程度如何？

（2）是否具有幽门管狭窄，其长度是否大于2.0cm。

（3）是否存在其他异常。

（4）是否建议做其他器官的影像学检查。

注释

肥厚性幽门狭窄症是由于幽门肌肉层肥大和形状过大造成的胃幽门轮狭窄。原因尚未明确，但考虑与环境因素和遗传因素有关。一般发生比例4∶1在男性中居多，白色人群常见。

超声波的诊断基准是4mm以上的幽门肥厚，幽门管长度大于16mm。

在成人幽门管变细长时，可发生于长期慢性肥厚性胃炎或幽门部胃肿瘤。但是，幽门肌肥厚狭窄的外形比较光滑，有时可在狭窄的幽门管内可见"双管征"，此征为幽门肌肥厚的特有征象。

UGI在其他检查无法确定的情况下进行的追加检查。临床症状非典型或其他重症闭塞性疾病排除时可以适用。诊断小儿幽门肌肥厚时，其上消化道造影技术很重要，必须密切观察幽门部的蠕动情况。

幽门挛缩是指幽门松弛不完全，与幽门狭窄症形成对比，经过长时间观察后可以发现在那里有幽门开口和胃内溶液通过。带有幽门挛缩的患者有一部分是伴随着幽门狭窄。因此，对于症状不明显的患者是否发生幽门狭窄症也可以进行每隔24小时的超音波检查。

肥厚性幽门狭窄症要向提出要求检查的医师进行迅速报告，但是和中肠轴捻转不一样，不是紧急疾病，患者可进行对症治疗。外科的治疗是切开幽门肌，这是根治肥厚性幽门狭窄症的办法。

十、先天性十二指肠闭锁

▶病例：男性，20分钟，胎儿产前彩超提示：胎儿十二指肠梗阻，羊水增多。术中诊断：先天性十二指肠闭锁（图3-19）。

先天性肠闭锁为最常见的引起新生儿肠梗阻的原因之一。先天性肠闭锁的病因及发病机制尚未完全明确，可能和胚胎在发育过程中小肠空化不完全、肠管血供出现障碍及神经系统发育不良相关。有研究报道，早期宫内肠套叠可导致肠闭锁。先天性肠闭锁可继发严重的并发症，早期诊断和及时有效的治疗与预后关系密切。早期诊断即在胎儿期或是患儿出生后尚未出现明显的腹胀、呕吐，通过彩超或其他影像学检查初步诊断为先天性肠闭锁，并尽快完善术前准备，在患儿尚未出现肠坏死穿孔、腹膜炎、严重的内环境紊乱前积极行剖腹探查手术，及时有效地治疗可缩短患儿术后恢复时间、提高患儿存活率。

问题

（1）十二指肠闭锁的放射学检查技术有哪些？

（2）肠闭锁分型有哪些？

（3）常见的鉴别诊断包括哪些？

医学影像学医师的责任

（1）梗阻远端有无充气？是否完全

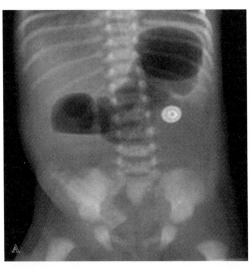

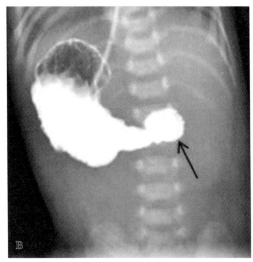

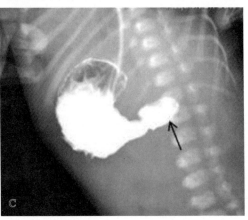

图3-19 A.可见胃及十二指肠球部扩张，并可见液平面，远端未见肠气显示；B、C.注入造影剂后可见十二指肠球部扩张（箭头），以远未见造影剂通过

梗阻。

（2）判断闭锁位置。

（3）寻找其他异常。

临床医师需要了解的内容

（1）不同病理类型术式的选择。

（2）常见的术后并发症。

（3）还会合并有其他异常吗？

注释

产前彩超检查对先天性肠闭锁的诊断有较大价值，尤其是妊娠晚期的彩超检查，更容易发现消化道存在的畸形。产前诊断降低了先天性肠闭锁患儿的死亡率，改善了预后。

出生后腹部X线片对本病的诊断及确定闭锁部位高低有重要价值，为首选的检查方法。双泡征是十二指肠闭锁腹部平片的典型表现，即胃及十二指肠内分别可见一气-液平面，而腹部其他肠管内未见气体。空肠远端、回肠和结肠闭锁表现为阶梯样液平面。

新生儿消化道造影需选用泛影葡胺或碘剂，不宜采用钡剂。高位肠梗阻的患儿可行上消化道造影，能直接显示肠梗阻的位置，也可鉴别其他病因引起的高位肠阻塞。结肠灌肠造影有助于肠闭锁的诊断，肠闭锁所致的细小结肠需与全结肠型或全肠型肠管无神经细胞症的痉挛肠管相鉴别。

手术是目前治疗先天性肠闭锁的唯一可靠方法，诊断明确均需尽早手术。先天性肠闭锁术后出现肠梗阻、伴发严重的畸形、残留小肠过短者是患儿死亡的主要原因，其中术后肠梗阻是常出现的严重并发症。

十一、先天性小肠闭锁

▶病例：女性，出生后6天，喂奶后出现呕吐，并逐渐出现腹胀，出生后36小时开始排胎便，量少（图3-20）。

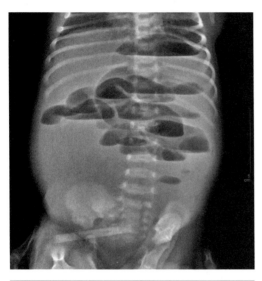

图3-20　立位腹部正位示肠梗阻，可见阶梯状气-液平面及肠襻，下腹部未见肠气显示

术中诊断：先天性回肠闭锁。梗阻位于距回盲部约25cm的回肠，病变肠管发生闭锁，近端肠管扩张，其远端回肠与近段回肠完全中断，间隔约2cm。

小肠肠闭锁和狭窄主要是在胎儿期肠道发育过程中，肠管局部血液循环发生障碍，使肠管出现无菌性坏死而导致肠闭锁和狭窄。

小肠闭锁分为：

Ⅰ型：肠腔内有隔膜使肠腔完全闭锁，肠管外形及肠系膜无异常。

Ⅱ型：肠管闭锁两端类盲袋样，其间以索带相连，肠系膜完整。

Ⅲ-A型：肠管两盲端闭锁，完全分离，肠系膜分离，呈"V"形缺损。

Ⅲ-B型：肠管两盲端闭锁，完全分离，大部分空肠缺如，小肠血管畸形长度明显短缩，远心端肠管围绕肠系膜盘旋，称"苹果皮"闭锁。

Ⅳ型：多发型闭锁。

问题

（1）先天性小肠闭锁的影像检查技术主要有哪些？

（2）先天性小肠闭锁如何分型？

医学影像学医师的责任

（1）判断梗阻部位与分型。

（2）详细描述梗阻近段肠管扩张程度。

（3）评价是否存在其他异常。

（4）建议其他检查。

临床医师需要了解的内容

（1）不同位置的小肠闭锁的不同手术方式。

（2）结合临床判断合并症情况。

（3）了解常见术后并发症。

（4）是否还存在其他异常。

注释

产前常规B超扫描对诊断胎儿肠闭锁很有价值。十二指肠或空肠近端闭锁的患儿，50%母亲有羊水过多，而回肠和结肠闭锁的患儿母亲很少有羊水过多。

新生儿腹部X线片是简便易行有效的导向性检查方法，能够排除液气腹、判断梗阻部位的高低。腹部平片可表现为"单泡征"或"双泡征"及"多泡征"。

上消化道造影检查能够快速直观地显示梗阻的部位与形态，了解梗阻近段肠管扩张程度，梗阻端是否有对比剂通过及通过的难易程度，对于一些疾病如环状胰腺的鉴别诊断可起到一定的帮助，同时也能发现一些合并症，如肠旋转不良等。

腹部MSCT还能够显示远段肠管充气程度，肠腔内部、肠壁及周围的情况，对一些合并症如坏死性胃及小肠炎等的观察更加细致明确。

十二、先天性肛门闭锁

▶病例：男性，出生后3小时，出生后发现无肛门3小时（图3-21）。

先天性直肠肛门闭锁是儿童常见的下消化道畸形之一，遗传因素是本病发生的主要原因。多发生于新生儿期及婴幼儿期，可以表现为婴儿出生后无胎粪排出，哭闹不安，腹胀、呕吐，肛门窝处看不到正常的肛门结构。当患儿合并有直肠尿道瘘或直肠阴道瘘时，可出现胎粪由尿道或阴道排出，尿液浑浊。先天性肛门直肠畸形临床分型，以PC线（耻骨直肠肌环）为标志分为高、中、低位。高位闭锁型：直肠盲端位于耻尾线以上，与肛门皮肤距离＞20mm；中位闭锁型：直肠盲端位于耻尾线附近，部分穿过耻骨直肠肌环，与肛门皮肤距离在15～20mm；低位闭锁型：直肠盲端位于耻尾线以下，与肛门皮肤距离＜15mm。

问题

（1）肛门闭锁的检查方法有几种？各自有何优势？

（2）检查时有哪些注意事项？

（3）肛门括约肌包括哪些？

（4）常见伴发畸形有哪些？

医学影像学医师的责任

（1）准确描述直肠盲端与PC线的关系及与肛门窝的距离。

（2）判断先天性直肠肛门闭锁类型。

（3）描述肛周肌群发育情况及是否伴发其他系统畸形。

（4）有无皮肤咖啡斑。

临床医师需要了解的内容

（1）不同类型的先天性直肠肛门闭锁的不同手术方式。

（2）了解常见伴发畸形，指导预后。

（3）是否还需做其他检查。

注释

影像学检查方法是目前用于检查先天性直肠肛门闭锁最重要的方法，如腹部倒

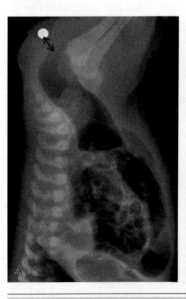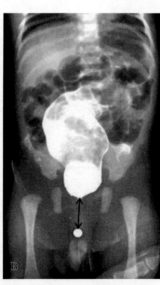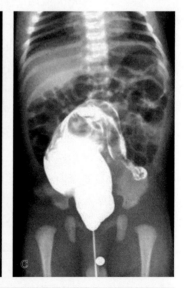

图3-21 A.为腹部倒立侧位X线片，示直肠积气影盲端距体表肛门标记处约0.7cm（双箭头）；B、C.为瘘口造影示含钡的直肠末端距肛门隐窝标记处约为1.6cm（双箭头）

立位X线片、瘘管造影及MRI检查。

　　倒立位X线片可以测量出直肠盲端与皮肤肛穴的距离，判断闭锁类型。瘘管造影能够准确地测定闭锁高度，确定瘘管的方向及长度，从而为外科医师选择手术方式提供可靠依据。MRI可以来评估肛周括约肌、耻骨直肠肌的发育情况。

　　腹部倒立位摄片为保证新生儿所吞咽下的气体能充分到达直肠最远端，以及能准确测量直肠最远端与肛穴间的距离，要求此种检查在新生儿出生12小时后进行，气体充分进入直肠并且在摄片前要预先取倒立位2分钟以上。

　　肛门括约肌由肛提肌、耻骨直肠肌、肛管外括约肌及肛管内括约肌组成，其中前三者与排便功能关系密切。MRI可以较清楚地显示肛提肌、肛管外括约肌形态及发育情况，对手术方式选择及预后有指导意义。医学影像学诊断报告中应尽可能详细描述。

　　肛门直肠畸形常伴发脊柱、脊髓、泌尿生殖系统等畸形，如脊髓拴系、骶尾骨发育不全、肾及输尿管异常等，术前了解伴发畸形情况对患儿的预后有价值。

十三、小儿肠套叠

小儿肠套叠是临床上一种常见小儿急腹症，若不及时采取积极措施进行治疗，可导致病情进展，影响肠管功能，致使患儿出现全身生理功能紊乱等现象，严重者甚至危及患儿生命。该病发病年龄多在2岁以下，新生儿及5岁以上儿童少见，男多于女，95%为原发性，回肠末端为多发部位。一般来说，该病主要是受多种因素影响，导致机体一段肠管套入与其相连的肠腔内，致使肠内容物出现通过性障碍而引发的。其临床表现为阵发性腹痛，且部分患儿还会伴发面色苍白、果酱样血便、下肢屈曲等症状（图3-22）。

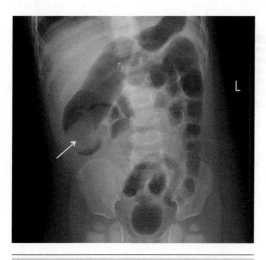

图3-22 空气灌肠下的肠套叠影像，肝区结肠内的软组织团块影（箭头）为套叠的肠管

问题

（1）肠套叠分型如何？

（2）常用检查方法及典型影像表现有哪些？

医学影像学医师的责任

（1）确定是否存在肠套叠。

（2）肠套叠的类型。

（3）是否存在其他异常。

（4）有无肠坏死征象。

临床医师需要了解的内容

（1）是否存在肠套叠？属于哪一型？优化选择，常见治疗方法有哪些？

（2）复位治疗的适应证、禁忌证及注意事项。

（3）其他。

注释

常分为回结型（占80%～85%）、盲结型、回回结型、回回型、结结型等。

腹部X线片早期显示肠管正常充气减少；中期（24～48小时）肠管扩张积气伴大小不等的液平面，结肠内可有气体，呈不全性肠梗阻表现；晚期可出现绞窄性肠梗阻表现。X线片多不能确诊。

腹部超声，小儿肠套叠主要影像表现为腹腔内横切面"同心圆"或"靶环状"包块，圆心内呈强回声团。纵切面显示存在对称多层平行结构，远端呈腊肠样结构。

CT诊断肠套叠最常见的征象为"靶征"，能对肠套叠常见各层肠壁、肠腔及肠系膜之间解剖关系进行准确反映。CT检查，小儿肠套叠靶块多呈现类圆形或圆形，但考虑到肠套叠与CT扫描长轴角度的不同，也可能呈现出肾形或不规则形。

目前，空气灌肠仍是主要应用的诊治方法。复位适应证为发病时间在48小时内，一般情况尚好者。禁忌证包括一般情况较差，可能发生肠坏死、肠穿孔者。高热、重度脱水者，作为相对禁忌证，在纠正后可试行空气灌肠。高压（10～16kPa）灌肠复位治疗，经反复加压注气后，包块前移变小至消失，近端肠管迅速大量充气，提示肠套叠已复位。如复位中腹部透亮度突然明显增高，肠管轮廓显示，气体外泄，肝影分离，表明发生肠穿孔，应立即停止手法复位及时手术治疗。手法复位注意事项如下：

（1）难复位者在初次复位失败后，给予补液休息后再次复位多能成功。

（2）复位时发现套叠头大、活动度差、套鞘松弛且患儿血便出现早、量多，应怀疑肠坏死，宜放弃手法复位。

十四、消化道异物

▶病例1：喉异物（鱼刺）。女性，38岁，误咽鱼刺4小时，喉镜示咽后壁隆起，未见异物（图3-23）。

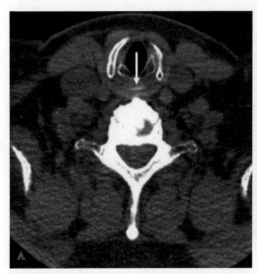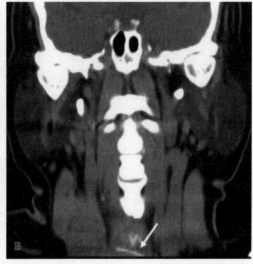

图3-23　CT平扫示喉咽后壁软组织内细条状高密度影（直箭头），咽后壁增厚，周围脂肪间隙清晰

▶病例2：口咽异物（枣核）伴颈部间隙蜂窝织炎。女性，89岁，5天前受凉后出现咽喉部疼痛，伴吞咽疼痛，伴进食及饮水呛咳，最高体温38℃。左侧颌下区肿胀，最明显处可见有气体流出（图3-24）。

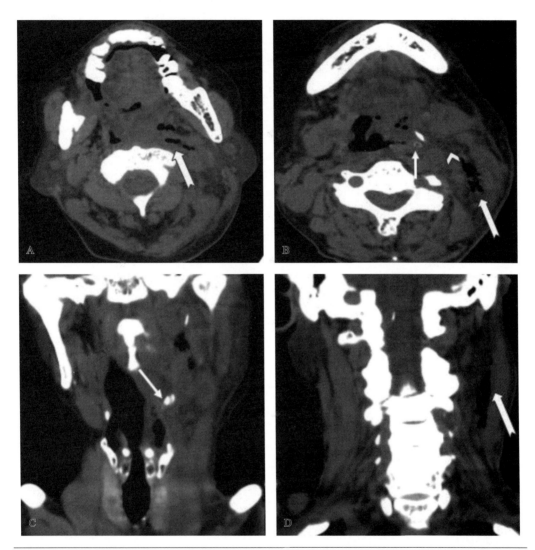

图3-24　颈部CT示枣核位于口咽左后壁舌骨后方，呈环形高密度影（图B、C直箭头），咽后间隙、咽旁间隙（无尾箭头）、颈动脉间隙、颈后间隙广泛水肿，伴散在积气（图A、B、D燕尾箭头）

▶病例3：食管内异物（鱼骨）。男性，68岁，误食鱼骨2天，胸痛（图3-25）。

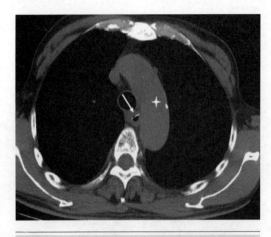

图3-25　胸部CT横断面见主动脉弓水平食管内横贯高密度条形鱼刺（直箭头），食管壁增厚，食管前间隙模糊，鱼刺左缘贴近主动脉弓（"十"字号）内侧壁

▶病例4：食管内异物（枣核）伴发颈部蜂窝织炎及纵隔感染。男性，65岁，20余天前吞咽枣核，4天前无明显诱因出现进食困难，伴饮水呛咳，2天前发现颌面部肿物伴发热，体温最高39℃，右侧颌下区肿胀明显，可见指凹性皮肤，色红皮温高，白细胞计数为17.4×10⁹/L，中性粒细胞93.70%（图3-26）。

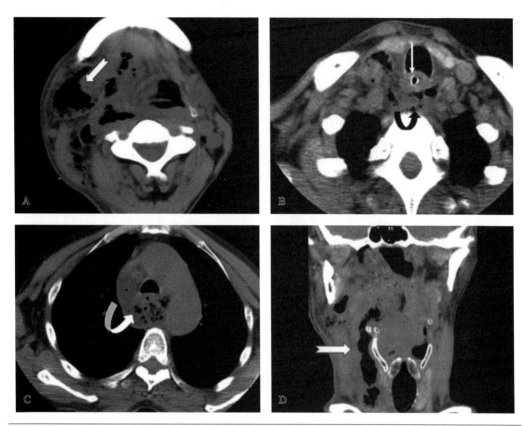

图3-26　横断面CT示枣核位于喉水平食管内，呈环形空心状（图B白色直箭头），食管壁增厚，邻近颈前软组织增厚、积气（图B黑色弯箭头）。颈部间隙密度水肿并广泛积气（图A、D燕尾箭头），胸腔积液平食管壁增厚、轮廓模糊，纵隔间隙水肿、积气（图C白色弯箭头）

▶病例5：食管枣核穿孔，纵隔感染。女性，69岁，患者4天前进食"年糕"后出现吞咽疼痛，咽物不适，中上腹疼痛，无呕血，无黑粪。入院后给予患者行内镜下食管异物取出术（图3-27）。

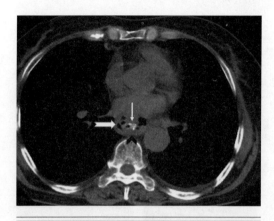

图3-27 CT平扫示横断面示：左心房水平枣核（白色直箭头）横贯于食管内，食管壁增厚、轮廓模糊（黑色无尾箭头），周围散在积气（燕尾箭头）

▶病例6：十二指肠异物（枣核）、穿孔、肠系膜炎。女性，69岁，4天前进食粽子后出现腹痛，3天前出现发热，测体温最高达39℃，腹痛延续为全腹胀痛，手术所见：十二指肠、胰头呈炎性改变，行术中内镜，异物位于十二指肠水平部，其两侧尖端插入肠壁（图3-28）。

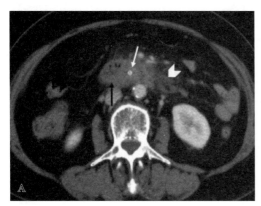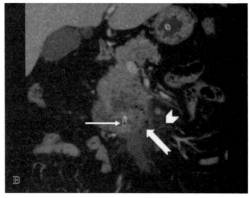

图3-28 增强CT示十二指肠水平部梭形空心状异物（图A、B白色直箭头），邻近十二指肠壁增厚（图A黑色直箭头），肠系膜间隙渗出性改变（无尾箭头）、散在点状气体（图B燕尾箭头）

▶病例7：十二指肠降部X线阴性异物伴肠梗阻（图3-29）。

男性，1岁，8天前误吞魔法水珠（遇水粘连的塑料材质），3天前呕吐。深部触诊时可于右中上腹部触及直径约3.0cm圆形包块。

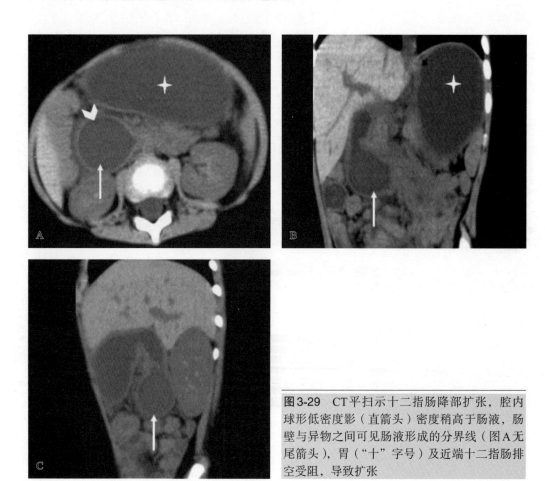

图3-29 CT平扫示十二指肠降部扩张，腔内球形低密度影（直箭头）密度稍高于肠液，肠壁与异物之间可见肠液形成的分界线（图A无尾箭头），胃（"十"字号）及近端十二指肠排空受阻，导致扩张

▶病例8：回肠枣核、肠穿孔、肠壁水肿，小肠局部梗阻扩张。女性，79岁，1天前无明显诱因出现腹痛，呈持续性疼痛，以全腹部为著，急性发作，伴恶心、呕吐，伴停止排气排便，无黑粪。手术：小肠肠间隙黄白色浑浊脓性腹水，小肠对系膜缘约0.2cm破口，可见一锐性异物刺破肠腔，嵌顿于破口处，边缘较整齐，自内有肠液溢出，周围肠管稍有红肿，局部散在脓苔。将异物取出，为枣核1枚（图3-30）。

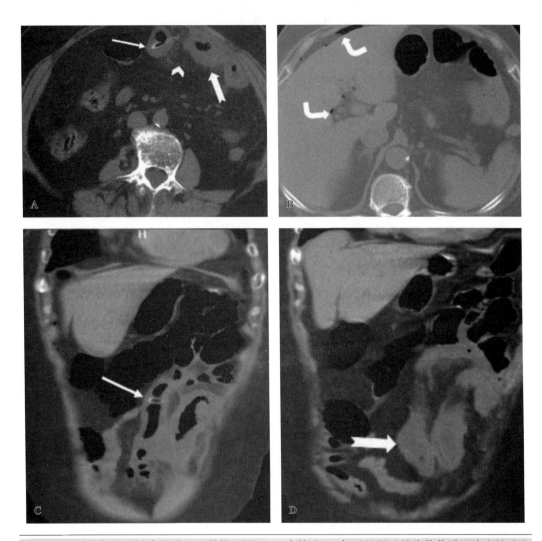

图3-30 CT平扫示回肠内梭形空心异物（图A、C直箭头），邻近回肠壁肿胀伴浆膜面渗出性改变（图A燕尾箭头），周围肠系膜密度增高（图A无尾箭头），提示炎性改变。异物近端肠袢梗阻扩张积液（图D燕尾箭头）。腹腔间隙内散在游离气体（图B直角箭头）提示肠穿孔

▶病例9：小肠枣核穿孔。男性，69岁，2天前进食粽子后出现腹痛，伴恶心、呕吐、停止排气排便，伴发热、寒战。手术：小肠肠间隙黄白色浑浊脓性腹水，小肠对系膜缘0.2cm破口，可见一锐性异物刺破肠腔，嵌顿于破口处，边缘较整齐，自内有肠液溢出，周围肠管稍有红肿，局部散在脓苔。将异物取出，为枣核1枚（图3-31）。

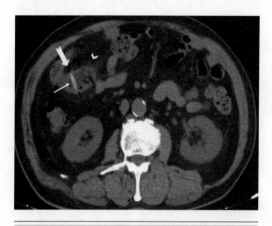

图3-31　CT平扫示小肠内横贯梭形空心枣核（直箭头）刺入肠壁，相应肠壁浆膜面模糊，周围脂肪间隙密度增高，肠周围少量游离气体（燕尾箭头）

▶病例10：小肠枣核，肠穿孔，肠系膜炎，肠梗阻。男性，59岁，1天前无明显诱因出现腹痛，呈持续性疼痛，以右下腹部为著，伴恶心、呕吐，伴停止排气排便。手术：可见小肠肠间隙黄白色浑浊脓性腹水，小肠对系膜缘0.2cm破口，可见一锐性异物刺破肠腔，嵌顿于破口处，边缘较整齐，自内有肠液溢出，周围肠管稍有红肿，局部散在脓苔，将异物取出，为枣核1枚（图3-32）。

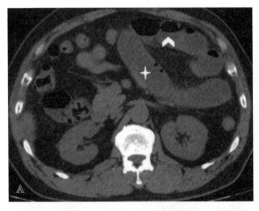
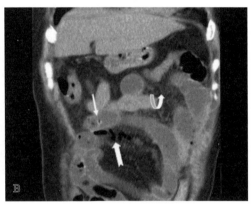
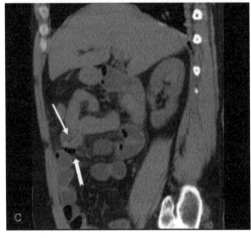

图3-32 CT平扫示小肠内梭形空心异物（图B直箭头），周围肠系膜间隙积气（图B、C燕尾箭头），肠系膜密度增高（图B弯箭头），异物近端小肠肠祥扩张（图A"十"字号）伴积气、积液（图A无尾箭头）

►病例11：十二指肠异物伴肠穿孔、肠系膜炎。女性，70岁，腹痛，误食异物史不详（图3-33）。

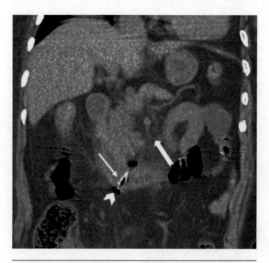

图3-33 CT平扫冠状面示十二指肠水平部梭形空心异物（直箭头），肠壁浆膜面模糊，肠系膜间隙渗出性改变（燕尾箭头），肠周围少量游离气体（无尾箭头）

▶病例12：乙状结肠异物（金属筷子）、肠破裂。男性，41岁，1天前因便秘自行用金属"筷子"辅助排便，不慎摔倒，致金属"筷子"刺入直肠内，腹部疼痛。手术：见距腹膜反折处近端20cm乙状结肠肠壁一0.7cm圆形破口，自破口可见一棒状金属物探出，入腹腔，肠壁水肿，周围可见少量脓苔。

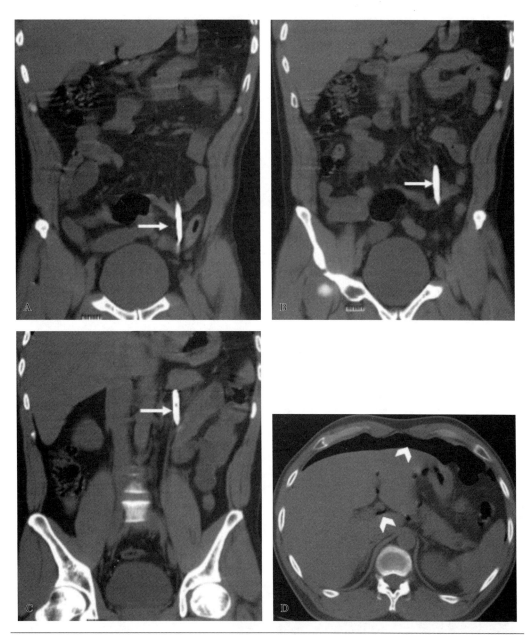

图3-34 CT平扫示金属筷子（图A、B、C直箭头）自乙状结肠壁穿出，进入左侧腹腔，上端位于胰腺下方。肝周围及肝门区多发游离气体（图D无尾箭头）

▶病例13：直肠异物（乒乓球）肠破裂、腹膜炎。男性，68岁，患者缘于8小时前便秘自行将"乒乓球"样异物塞入肛门，腹痛，伴血便，停止排气，无发热、寒战。手术：下腹、盆腔内血性浑浊积液，伴散在脓苔，伴臭味，肠充血水肿，布满脓胎、结肠无明显扩张，蠕动弱。直肠与乙状结肠交界

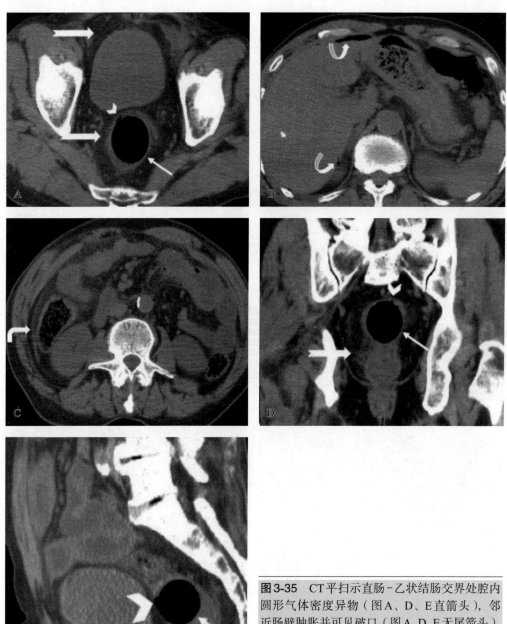

图3-35　CT平扫示直肠-乙状结肠交界处腔内圆形气体密度异物（图A、D、E直箭头），邻近肠壁肿胀并可见破口（图A、D、E无尾箭头）。直肠周围间隙及盆腔间隙（图A、D燕尾箭头）炎性改变。肝周围及右侧肾上腺周围间隙内游离气体（图B弯箭头）。右下腹腹水（图C直角箭头）可见分层，背侧密度较高，提示血性积液

处可见一破口，自破口处可见一球形物体，部分进入腹腔内，取出异物，为一大小约3cm×3cm×3cm乒乓球。裂口长约10cm，破口直至齿状线水平。

消化道异物指各种原因造成的非自身所固有的物体潴留于消化道内。小而光滑的异物对机体影响不大，可自行排出。较大和锐利的异物，会对消化道黏膜造成一定伤害，严重者可导致消化道穿孔、梗阻。误吞服纽扣状电池后，可因电池包壳腐蚀破坏，导致电池内容物溢出，而损伤胃肠道。早期及时诊断不能自行排出的异物或损伤组织黏膜的异物，应完善辅助检查，充分评估其危险性。首选急诊内镜治疗，具有成功率高、并发症少、器官功能恢复快的特点。对已经发生穿孔并威胁到邻近脏器的病例，应考虑外科手术治疗。

金属及高密度类可以直接拍摄正侧位X线摄片，即可明确体内异物的数量、大小、形态及位置，是否合并并发症等。非金属类异物X线下不显影，多为食团、橡胶、塑料、玻璃、铝制品等，可以通过碘对比剂消化道造影协助诊断。若有明确异物误吞病史或高度怀疑消化道内异物滞留，但X线摄片中不显影，高分辨率CT检查可帮助诊断。对于怀疑食管异物穿孔可行颈胸腹部CT、气管及食管三维重建，明确异物与气管及周围组织结构关系，详细了解穿孔情况。怀疑电池破损时，应及时描述。

问题

（1）消化道异物的间接征象有哪些？

（2）X线胸片上怎样区分食管内硬币异物和气管内硬币？

医学影像学医师的责任

（1）询问病史，根据异物材质、吞入时间及疼痛部位确定是否有异物。

（2）准确描述异物的大小、形状（尖锐/圆钝）、走行（横贯/纵行）及在消化道的位置、和消化道管壁的关系。

（3）异物周围有没有穿孔、感染、腹膜炎的迹象。

（4）有没有伴发肠梗阻。

（5）食管异物要描述异物和主动脉、左心房的关系、主动脉的状态。

（6）有无电池破坏征象。

临床医师需要了解的内容

（1）是否存在消化道异物。

（2）异物处在消化道的什么位置。

（3）异物的大小、走势、数目。

（4）确定异物的材质、轮廓，以便决定手术的方式和器械。

（5）异物有没有引起消化道穿孔、感染。

（6）尖锐异物有没有威胁到邻近器官。

注释

（1）异物的间接征象包括：异物局部管壁增厚水肿，如发生穿孔可以见到周围游离气体、周围脂肪间隙密度增高、伴发严重感染可以见到广泛积气，部分病例可有肠梗阻或肠套叠。

（2）硬币在X线胸片上呈明显高密度，当硬币位于食管内正位胸片呈圆形，侧位胸片呈长条形。气管内硬币由于气管官C形软骨环开口于后方，在正位X线胸片上呈长条形，侧位胸片上呈圆形。

（3）纽扣状电池（异物）包装材料破损时，电池内容物外泄，导致胃肠道化学性损伤。

十五、尿道异物

▶病例1：尿道海绵体异物。男性，12岁，3天前患儿由尿道置入软管进入膀胱，1天前患儿出现肉眼血尿，伴尿频、尿急、尿痛（图3-36）。

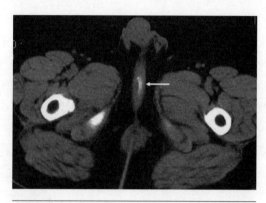

图3-36 尿道海绵体内中空管状高密度影（直箭头）

▶病例2：尿道海绵体异物。男性，54岁，3天前异物进入尿道，为金属条状物，之后间断出现血尿（图3-37）。

尿道异物一般为刺伤或其他穿透伤后遗留的金属或木质异物，也可人为因素造成，如手术后遗留的不吸收缝线、从尿道外口插入的电线、塑料丝、圆珠笔芯、发夹等，经尿道外口放入，是尿道异物最常见的进入途径。经膀胱排入部分异物，可由膀胱排入尿道被卡住而无法排出。尿道异物可直接造成尿道的机械性刺激和损伤，尿道及其周围组织感染、排尿障碍、血尿、尿外渗、尿道瘘等并发症。男性因其尿道较长，且有两个弯曲，异物易停留而不进入膀胱。女性的尿道短而直，异物容易经尿道进入膀胱。B超检查，可见尿道内异常强回声图像。X线泌尿系平片和盆腔CT，可发现尿路中的透不透X线异物的金属及其他异物。怀疑有尿路-消化道瘘时，行消化道造影可见瘘管显影。尿道膀胱镜检查可以清楚地确定异物的形状及性质，异物对尿道造成的损伤及程度，以异物为核心形成的结石等。

问题

尿道异物的间接影像征象有哪些?

医学影像学医师的责任

（1）询问病史后认真观察图像确定是否有尿道异物。

（2）准确描述异物的大小、形状（尖锐/圆钝）、走行（横贯/纵行）及在尿道的位置。

（3）异物周围有没有感染的迹象。

（4）有没有伴发尿潴留、尿瘘。

临床医师需要了解的内容

（1）是否存在尿道异物。

（2）异物的大小，走势、数目。

（3）异物的材质、轮廓。

（4）异物有没有引起尿道穿孔、有没有尿道-消化道瘘。

（5）尖锐异物有没有威胁到邻近器官。

注释

尿道异物的间接影像征象包括尿道积气、水肿、周围渗出性改变、膀胱潴留、肾及输尿管积水、尿道-消化道瘘等。

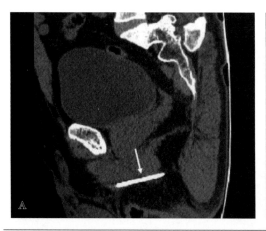
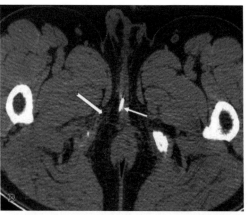

图3-37 A.矢状面CT示尿道海绵体部后段一棒状致密影（直箭头），长约5cm；B.横断面CT示尿道海绵体周围脂肪间隙稍模糊（燕尾箭头），异物末端自球部尿道海绵体肌顶出（直箭头）

十六、胃石、肠石

▶病例1：女性，86岁，3天前无明显诱因上腹部胀痛，伴恶心、呕吐（图3-38）。

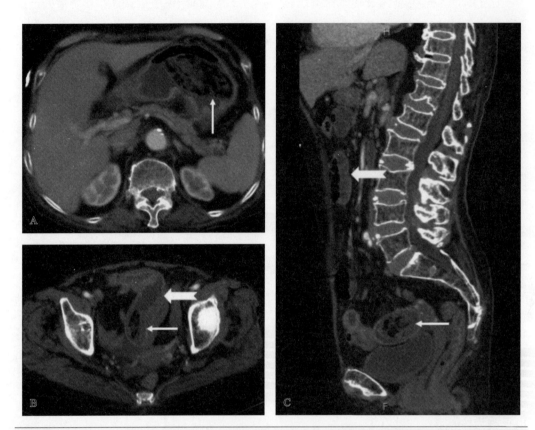

图3-38 A.横断面CT平扫示胃腔内游离卵圆形低密度肿块（直箭头），密度不均匀，外观斑驳，其内多个气泡影；B、C.横断面及矢状面CT平扫示回肠腔内游离卵圆形低密度肿块（直箭头），密度不均匀，其内多个气泡影，病变长轴与肠管一致，同时伴有小肠积气积液的梗阻征象（燕尾箭头）

▶病例2：男性，37岁，腹胀厌食半个月（图3-39）。

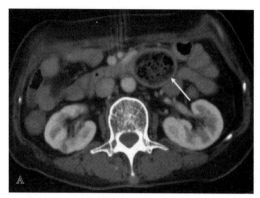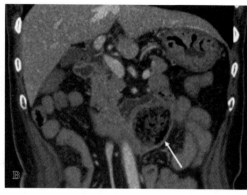

图3-39 A、B.横断面及冠状面增强CT示十二指肠水平段腔内卵圆形空心肿物，其内多个小气泡（直箭头），相应肠腔扩张，近端肠管未见扩张

▶病例3：男性，29岁，阵发腹痛2天，伴恶心、呕吐（图3-40）。

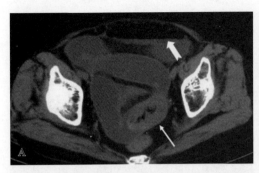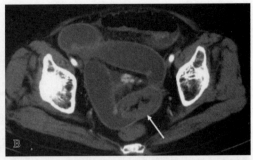

图3-40 A.横断面CT平扫示回肠腔内游离卵圆形低密度肿块（直箭头），密度不均匀，其内多个气泡影，病变长轴与肠管一致，同时伴有小肠积气积液的梗阻征象（燕尾箭头）。B.CT增强扫描示肿块未见强化（直箭头）

▶病例4：女性，57岁，厌食腹胀，伴恶心、呕吐（图3-41）。

胃石、肠石由累积摄入但不能被消化的物质组成。摄入物为植物成分、毛发或某些矿物质，如碳酸钙、钡剂等在胃内凝结而成异物。植物石主要是由于各种植物的皮、叶和纤维等团结而成，其中最常见的是使用柿子后形成植物球。因为柿子中含有大量的柿鞣酸与胃酸作用，变成一种特别黏稠的胶状物。毛发石由头发构成的较多见，女性特别是神经质的女孩儿，常咀嚼即咽下头发，最容易发生此病。药物石是由药物组成的结石。如某些胃肠道造影服下的钡剂、溃疡患者服下的碳酸镁或铋剂也可能在胃内形成结石。可分为急性及慢性两类，病程在6个月以内为急性，超过6个月，为慢性。急性者多见，在大量吃柿子、山楂等1～2小时即可出现症状，患者有腹部胀满、恶心、呕吐。由于胃石、肠石对局部黏膜造成的刺激和损伤，常并发胃溃疡、胃黏膜糜烂、幽门梗阻、肠梗阻，偶尔有穿孔和腹膜炎。有症状的植物胃石或毛胃石，需要内镜打碎或手术取出。

问题

（1）胃石、肠石如何与消化道肿瘤鉴别？

（2）胃石、肠石可能发生的次生损伤有哪些？

医学影像学医师的责任

（1）确定是否有胃石、肠石。

（2）准确描述胃石、肠石的位置。

（3）测量胃石、肠石段大小。

（4）描述有没有肠梗阻。

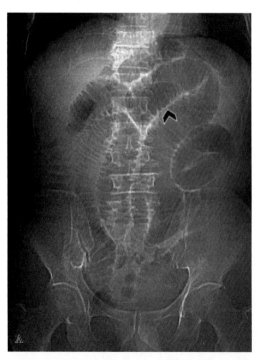
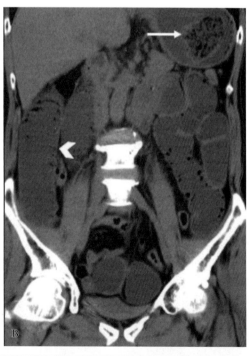

图3-41 A.CT定位像示小肠扩张、积气，小肠黏膜呈"弹簧样"外观（黑色无尾箭头），提示肠梗阻；B.平扫CT冠状面示胃腔内游离卵圆形肿物（直箭头），密度不均匀，外观斑驳，其内多个气泡影，胃内积液。小肠扩张（白色无尾箭头）积液

（5）有无伴发肠穿孔或腹部感染。

临床医师需要了解的内容

（1）是否存在胃石、肠石。

（2）胃石、肠石的大小、数目。

（3）有没有肠梗阻、肠梗阻的位置在哪里。

（4）有腹腔内游离气体吗？

（5）有腹膜尖影像学征象吗？

（6）是否需要做强化CT检查。

注释

胃石、肠石游离于胃肠腔内，位置可活动，形状与所在胃腔或肠腔一致，肿块内可见多发小气泡，偶尔可见分层样结构，可随体位变化而有所位移，消化道肿瘤位置固定于胃壁或肠壁，轮廓不光整，呈息肉状或菜花状，肿块内多不含气体。

十七、肾囊肿

▶病例1：男性，28岁，查体发现肾囊性病变，无不适（图3-42）。

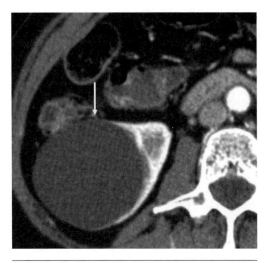

图3-42　增强CT示右肾单纯囊肿，轮廓饱满有张力，边缘薄而光滑（直箭头），分类归入Bosniak Ⅰ级

▶病例2：男性，40岁，查体发现右肾囊性病变（图3-43）。

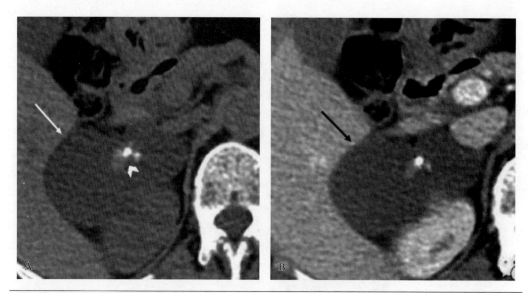

图3-43　A.CT平扫示右肾稍复杂囊肿，凸出肾轮廓外，呈多囊状（白色直箭头），囊壁薄而光滑，伴多个小钙化灶（无尾箭头）；B.增强CT示右肾囊肿未见囊壁增强（黑色直箭头）。此病例归类为Bosniak Ⅱ级

▶病例3：女性，56岁，腰痛4个月（图3-44）。

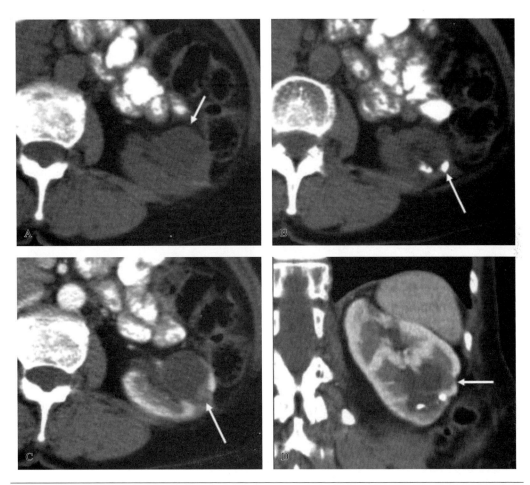

图3-44 A.CT平扫示左肾复杂囊肿，囊壁模糊不光滑（直箭头）；B.CT平扫示左肾病变囊壁伴多个稍大钙化灶（直箭头）；C.增强CT示左肾囊肿壁不光滑，有增强结节（直箭头）；D.冠状面增强CT示左肾病变呈多囊状（直箭头），分隔较厚。该囊肿归类为Bosniak Ⅲ级

►病例4：男性，68岁，腰部不适1年（图3-45）。

单纯性肾囊肿是一种常见病，诊断并不难，但是值得密切注意的是肾囊肿的复杂性变化，这些复杂性变化也存在多种因素，包括囊肿感染或破裂、囊肿不同程度的恶变等。

问题

（1）肾囊肿为何被列为医学影像学危急值管理？

（2）肾囊肿继发感染性症状是什么？

（3）肾囊肿应该与哪些病相区别？

（4）肾囊肿厚壁伴强化有何意义？

医学影像学医师的责任

（1）描述肾囊肿的形态与大小、部位。

（2）综合评价囊肿的形态，壁的厚度及完整性，有无局限性增厚。

（3）囊腔内的CT值是多少？是否有坏死、出血或钙化等情况。

（4）囊肿的最大径值是否大于4.0cm，或者是否大于7.0cm。

（5）囊肿内壁是否光滑。

（6）囊肿是否位于大血管旁，是否位于肾背侧部位。

（7）囊肿及肾周脂肪间隙密度是否均匀，其内有无云絮状物，有无粘连和水肿。

（8）囊肿内部有无强化表现。

（9）囊肿壁无动脉期强化。

（10）囊肿的张力感如何。

（11）是否为多发囊肿。是肾复发，还是两肾均发生。

（12）肾囊肿Bosniak分级。

（13）如怀疑有出血或感染时，应加做MRI检查。

临床医师需要了解的内容

（1）是单肾发病还是双肾发病。

（2）肾囊肿最大径值是否大于4.0cm，或者是否大于等于7.0cm。

（3）肾囊肿内有无感染和出血。

（4）肾囊肿有无钙化。

（5）囊壁有无局限性增厚，有无动脉期强化。厚壁是否位于囊肿后壁或侧

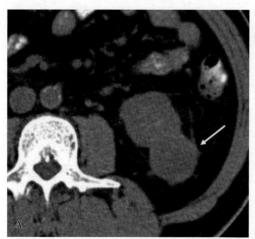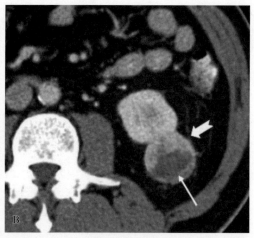

图3-45　A.CT平扫示左肾复杂囊状病变，密度较高，轮廓不光滑（直箭头），边缘多个小条索；B.增强CT示左肾病变囊壁厚（直箭头）且厚薄不均，强化明显（燕尾箭头）。该病例归类为Bosniak Ⅱ级

后壁。

　　（6）囊肿的分级。

　　（7）是否需要加做其他医学影像学

检查。

注释

肾囊肿Bosniak分类（表3-2）。

表3-2　肾囊肿Bosniak分类

分级	形态	钙化	分隔	囊壁	处理
I	单纯囊肿 液性密度（0～20Hu）	无	无	薄而光滑	良性 无须随访
II	轻度复杂囊肿 边界清楚，均匀高密度囊肿； 　直径≤3cm，部分位于肾外	壁或分隔上 细小钙化	少量线样分隔 无强化	薄而光滑	良性 无须随访
IIF	较复杂囊肿（II、III级之间） 均匀高密度（不符合II级）	少量小结节 样钙化	多发薄分隔 强化不明显	轻度增厚 强化不明显	CT或MR随访 复杂性增加 提示恶性
III	复杂囊肿 壁及分隔有强化	有或无	厚或不规则 有强化	增厚或不规则 有强化	30%～100% 　可能为恶性 手术切除
IV	囊性肿物 软组织成分有强化	有或无	分隔有结节 明显强化	壁结节 明显强化	恶性 手术切除

十八、肾、输尿管结核

▶病例1：男性，34岁，尿频、尿痛1年，尿血15天。肝肾功能示：UA 532μmol/L，β_2-MG 3.6mg/L，ALB 38g/L，A/G 1.20，PA 184mg/L。尿常规示：红细胞1.80p/HPF，白细胞8.25p/HPF，隐血（＋），亚硝酸盐（＋），中性粒细胞酯酶（3＋），余值正常。红细胞沉降率：28mm/h。泌尿系统超声示：双肾体积稍增大，右肾盂、肾盏不规则增宽，黏膜增厚；右输尿管上段扩张，黏膜增厚，符合结核性超声表现（图3-46）。

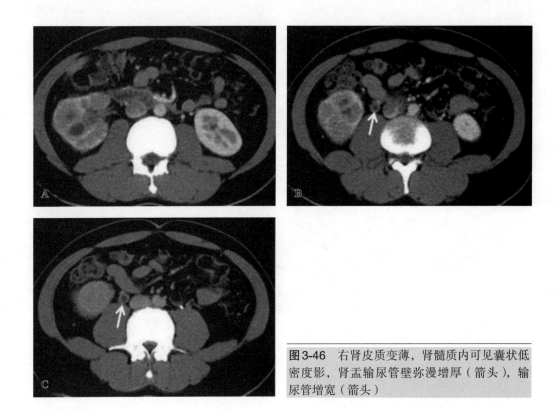

图3-46　右肾皮质变薄，肾髓质内可见囊状低密度影，肾盂输尿管壁弥漫增厚（箭头），输尿管增宽（箭头）

▶病例2：女性，40岁，肉眼血尿半月。血生化正常；胸部正位片未见明显异常；泌尿系统造影提示左肾结核；尿常规：红细胞2.10p/HPF，白细胞111.60p/HPF，隐血＋，余结果大致正常；PPD试验（2＋）；24小时尿沉渣找抗酸杆菌阴性（图3-47）。

早期结核病灶仅累及肾皮质肾小球，继续发展到达髓质肾小管，破坏肾实质形成微小病灶。随着病情进展，结核病灶穿破肾乳头到达肾盏、肾盂，结核灶增多融合，中心干酪样坏死，形成溃疡性空洞。当输尿管结核加重导致输尿管完全堵塞，含结核菌的尿液不能进入膀胱，患者膀胱刺激症状可以缓解，结核性脓液聚集于患肾加速肾脏破坏，最终发展成为"肾自截"。结核菌经过输尿管进入膀胱，输尿管结核导致输尿管增粗壁厚，大多累及输尿管全长，因为多个结核病灶，病变不同步，输尿管呈串珠样扩张。膀胱结核起初为黏膜充血水肿，进一步发展为溃疡和肉芽肿，有时深达肌层。聚合酶链式反应（PCR）检测尿中结核杆菌敏感性和特异性均很高。此期应"三联"抗结核药物联合规律治疗18个月以上，其间严密复查，治愈率较高。

医学影像学表现

通常结核肾CT表现为肾实质内小灶性低密度影，病灶边缘较模糊，CT值为1～30Hu，围绕肾盂呈"花瓣样"改变，是肾结核最常见的特征性CT征象。肾脏可发现斑点状、片状、弧状和肾形钙化等。输尿管呈串珠样扩张。表现为膀胱壁厚，累及整个膀胱壁，病灶表面不光滑，动脉期表面明显强化，膀胱容量减小。

问题

（1）肾输尿管结核好发人群包括哪些？

（2）哪些临床特征和实验室指标能帮助确定结核的诊断？

（3）治疗难度如何，容易治愈吗？影响患者工作和生活吗？

医学影像学医师的责任

（1）了解患者的接触史，追问周围是否有活动性结核病患者。

（2）充分地评估肾结核累及范围，肾盂输尿管形态、走行、粗细、径线、壁的厚度、钙化及程度。

（3）利用比较医学影像学方法，比较患侧和健侧肾实质增强扫描不同时相灌注

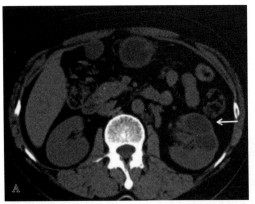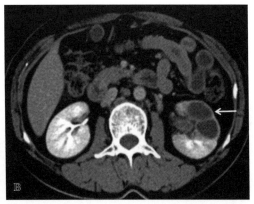

图3-47　A.左肾皮质变薄，肾髓质内可见囊状低密度影（箭头）；B.增强扫描肾盂壁弥漫增厚（箭头）

情况。

（4）评价相邻结构腹腔淋巴结。

（5）提出进一步的诊断建议，但是不建议穿刺等开放病灶的有创检查。

（6）评价有无肾积水征象，程度如何。

（7）肾实质脓肿及病灶数目与大小。

临床医师需要了解的内容

（1）肾输尿管系统整体的影像学评估结果。

（2）是否存在输尿管狭窄，狭窄的程度及部位。

（3）是否存在累及肾脏血管或肾

梗死。

（4）是否为陈旧性病变。

（5）肾实质是否有脓肿。

（6）还需要做什么更有价值的检查。

注释

肾盂输尿管结核常沿尿路蔓延，顺序累及肾盂、输尿管、膀胱、对侧输尿管等，应注意沿尿路仔细观察。集合系统受累常见，形成破坏性寒性脓肿和囊腔，有小口与肾盂相连，增强扫描排泌期可见造影剂进入。影像学医师在阅读图像时应综合评价其双肾受累及的具体情况。

十九、前列腺癌

▶病例：男性，72岁，发现PSA升高3个月（图3-48）。

前列腺增大，T_2信号不均匀，内有多个小囊变区。增强扫描成不规则明显强化。精囊腺T_2信号减低。右侧腹股沟多发肿大淋巴结。DWI图像上前列腺及肿大淋巴结DWI信号增高。诊断前列腺癌累及精囊腺，伴右侧腹股沟多发淋巴结转移。

前列腺是纤维-肌基质内含腺组织构成的器官。前列腺癌是严重威胁男性生命的重大疾病之一。其早期诊断早期治疗是改善预后效果的关键。

前列腺大小与外形似板栗。它包绕尿道起始的3.0cm，并被射精管所穿过，前列腺长3.0cm，宽3.8cm。其解剖结构包括叶、面和毗邻等内容。

前列腺由五个叶组成：前、后叶，两个侧叶和一个中叶。

（1）叶

1）前叶：位于尿道的前方，含极少或不含腺组织，所以即使发生腺瘤也是很少的。

2）后叶：位于中叶的后方。从不发生腺瘤，但是前列腺原发性癌是从这里开始的。

3）侧叶：腺瘤可能是在此发生。

4）中叶：是位于尿道后方和射精管前方的一个组织楔，正好位于膀胱颈的下方，含有很多腺组织；也含膀胱三角下腺和所有的Albarrcm颈下腺，它们属于黏液腺，不同于前列腺，并与前列腺分开，其重要性在于它与膀胱颈的关系密切，稍增

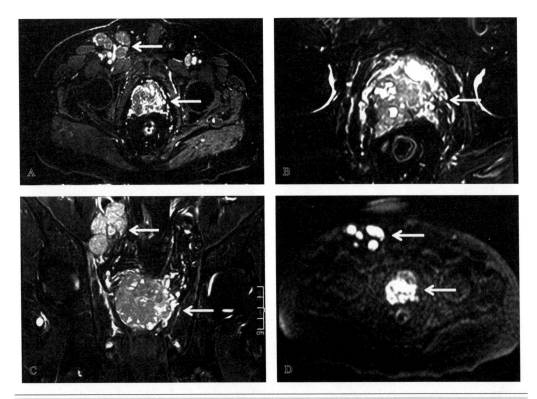

图3-48 A.MRI增强扫描横断面；B.MRI T_2WI抑脂横断面；C.MRI T_2WI抑脂冠状位；D.MRI DWI横断面

大就导致尿流阻塞。

中叶是腺瘤开始的易发部位。当腺瘤长大时，就会推着它前面的尿道黏膜扩展入膀胱，即可堵塞尿道内口。

（2）面：前列腺有基底或上面（在上），尖（在下），后面，两个下外侧面和一个前面。

（3）毗邻

1）前列腺基底部：与膀胱颈连续，有一个沟介于其间，沟内有丰富的静脉。

2）前列腺尖部：位于尿生殖膈上筋膜的上面。

3）前列腺后部：贴靠直肠前壁。

4）前列腺下外侧部：紧靠肛提肌。

5）前列腺前缘或前面：在耻骨联合的后面，借耻骨前列腺韧带与之相连。

6）筋膜关系：①囊：有两个，分为真囊和假囊。②前列腺后方的筋膜。前列腺肥大：整个腺体都肥大，有时虽然有较大的结节，但是腺体坚实而有弹性；前列腺纤维化：硬而光滑的；前列腺癌：早期无明显肿大，但某一叶比另一叶硬而不光滑，在结节的外层，有一层比较软的组织包绕着。晚期中央沟消失，整个腺体硬而固定，前列腺与精囊腺之间的沟呈充盈状态，表示周围的淋巴结有转移。

问题

（1）是否掌握前列腺的医学影像学解剖。

（2）阅读医学影像时，应重点分析哪些组织结构？

（3）前列腺后叶是否为前列腺原发性癌的部位。

（4）前列腺的毗邻关系有哪些？

（5）前列腺癌为什么会发生椎骨转移？

医学影像学医师的责任

（1）详细分析前列腺的解剖结构。

（2）前列腺癌的大小、形态及毗邻关系；中央沟是否存在。

（3）前列腺癌是否侵犯了后方的筋膜。

（4）肿瘤是否发生于侧叶。

（5）肿瘤与膀胱颈部的关系如何。

（6）前列腺周围间隙呈有无浸润或淋巴结转移。

（7）肿瘤堵塞的尿道内口情况如何，并及时与临床医师沟通。

临床医师需要了解的内容

（1）是否确定有前列腺癌。

（2）如有怀疑，下一步需做何种影像学检查？

（3）肿瘤的分期。

（4）肿瘤引起膀胱后尿道内口压迫堵塞程度。

（5）是否有骨的转移或疑似转移。

注释

前列腺后方的筋膜，在胎儿早期，盆底的腹膜似一囊袋，向下延伸至前列腺的后方，此囊袋最后与腹膜腔隔断，以两层筋膜的形式继续存在，两层之间有一个潜在性间隙。这两层膜在上方附着于腹腔，在下方附着于尿生殖膈和会阴体。此即前列腺-腹膜筋膜。这个部位很重要，医学影像能很好地显示其解剖结构，并尽可能地在影像学报告中详细评价。

二十、腹腔膀胱破裂

▶病例1：男性，31岁，车祸，血尿3小时（图3-49）。

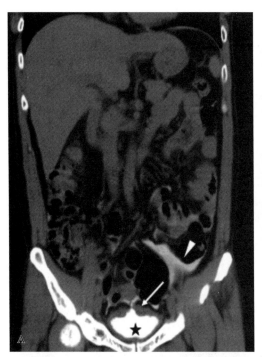
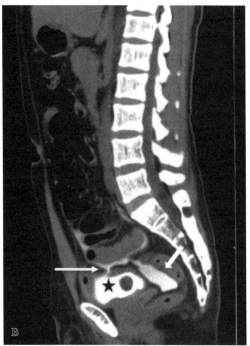
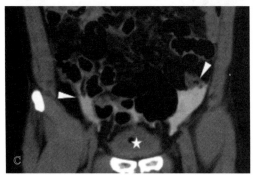

图3-49 A、B.为MDCT（多平面重组）膀胱造影，显示充盈高密度造影剂的膀胱（黑星）及膀胱顶部破口（细箭头），以及围绕肠袢周围的高密度造影剂（箭头），粗箭头为膀胱直肠隐窝内的含有造影剂的液体的聚集；C.为排空膀胱后冠状位仍见围绕肠袢及位于结肠旁沟的含有高密度造影剂的液体，提示为腹膜内膀胱破裂

▶病例2：男性，35岁，外伤5小时，排尿困难（图3-50）。

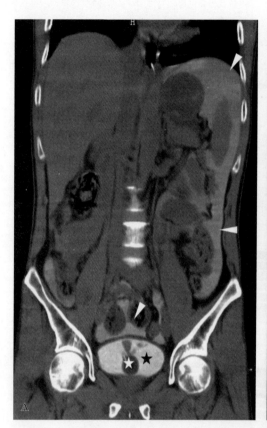
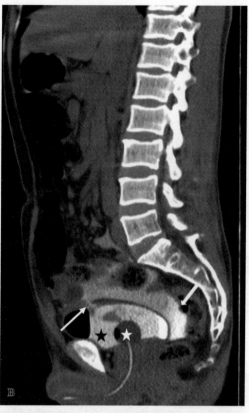

图3-50 MDCT（多平面重组）膀胱造影显示充盈高密度造影剂的膀胱（黑星）及膀胱顶部破口（B图细箭头），白星为膀胱内球囊；A图箭头显示围绕在肠袢周围的及聚集在膈下、结肠旁沟内的含有高密度造影剂的液体。B图粗箭头为膀胱直肠隐窝内的含有造影剂的液体的聚集，提示为腹膜内膀胱破裂

▶病例3：男性，54岁，车祸伤，多发骨折，骨盆骨折内固定术后，膀胱造瘘术后，尿道断裂（图3-51）。

骨盆骨折是常见引起膀胱破裂的原因。CT膀胱造影对膀胱破裂的诊断有帮助。腹膜内膀胱破裂与腹膜外膀胱破裂发生比率低，腹膜外破裂（80%～85%）。膀胱充盈状态下的骨盆损伤易发生腹膜内膀胱破裂（10%～15%），腹膜内/外同时发生破裂者少见。

Sandlen依据膀胱壁和损伤部位，将膀胱破裂分为五型：

Ⅰ型：膀胱壁部分损伤，膀胱黏膜不完整，伴有膀胱挫伤。此种情况，因损伤程度较轻，因此，膀胱CT扫描大多表现为无异常。

Ⅱ型：外伤导致与腹膜接触的膀胱穹窿部的膀胱壁呈水平方向撕裂，引起膀胱腹腔内破裂，表现为肠系膜和小肠子膜根部——结肠沟内有造影剂和尿液外漏。

Ⅲ型：膀胱内损伤，伴有膀胱壁内出血。CT表现为造影剂存留在膀胱壁内，膀胱外无造影剂渗出。

Ⅳ型：单纯性和复杂性腹膜外破裂时，表现也不一样。单纯性腹膜外破裂，只局限于膀胱周围。复杂性腹膜外破裂，造影剂不只是局限于膀胱周围，耻骨后间隙（也称为膀胱前间隙）充盈有造影剂。

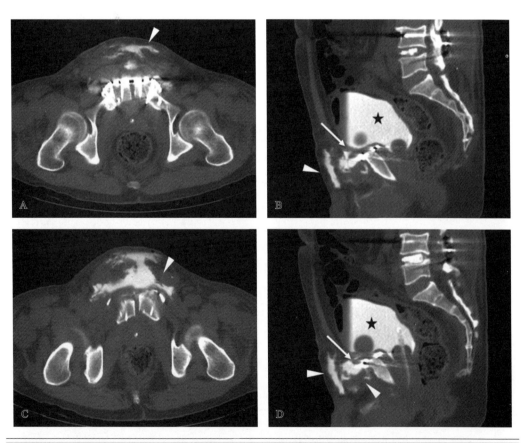

图3-51　MDCT（多平面重组）膀胱造影，B、D两图显示充盈高密度造影剂的膀胱（黑星）及膀胱底部前壁的破口（细箭头）；A图可见双侧耻骨骨折内固定术后，各图白色箭头示会阴部皮下间隙不规则形态造影剂聚集，提示为腹膜外膀胱破裂

造影剂向头侧渗出时可分布于肾周、脾周、肝周的间隙。此型损伤多代表骨盆骨折骨片刺伤膀胱壁。

V型：腹膜内破裂与腹膜外破裂形成复合型膀胱损伤。腹膜内破裂患者需要手术治疗。

问题

（1）腹膜外膀胱破裂的症状有哪些？

（2）普通的膀胱损伤，CT检查为什么是阴性？

（3）骨盆外伤患者CT检查是否需要强化？有哪些意义？

（4）通常情况下，外伤性膀胱损伤CT平扫都能检出吗？

医学影像学医师的责任

（1）CT平扫当疑似有外伤性膀胱损伤时，应及时与临床医师沟通，并建议加做增强检查（CT膀胱造影）。

（2）骨盆外伤病情危急时，应与临床医师沟通，预防在CT检查过程中出现意外。

（3）骨盆骨折患者，CT平扫时应观察膀胱的充盈情况和张力程度。

（4）骨盆骨折，应该描述骨盆骨折的类型及复杂的程度，有粉碎性骨折时，应评价碎骨片的具体情况，更重要的是描述游离或移位的骨折断端是否会导致盆腔内血管、尿路和器官的刺伤。

（5）骨盆骨折伴有膀胱损伤时，应详细描述膀胱破裂的类型和破损部位；充分地采用冠状面和矢状面图像显示出膀胱液漏出的量和流入的具体位置。

临床医师需要了解的内容

（1）有无骨盆骨折。

（2）骨盆骨折的类型及断端指向和是否有次生损伤的危险（在搬运患者时，可能会因为搬运过程而造成盆和膀胱的

损伤）。

（3）膀胱液体流向及存留位置、量的多少。

（4）骨盆损伤与骨盆骨折的相关性有哪些？

（5）是否为腹膜内膀胱破裂。

注释

（1）腹膜外膀胱破裂CT强化扫描，可见膀胱周围及前腹壁、会阴部、腹股沟区、大腿上部、骶前间隙分布有漏出的造影剂，可以见到齿征（molartooth）。

（2）CT平扫时，膀胱内液体的漏出可提示膀胱破裂，应加做强化CT扫描。

（3）骨盆骨折时怀疑有膀胱破裂应加做强化CT扫描及CT膀胱造影。

（4）膀胱内出血和血肿是否堵塞膀胱？

（5）骨片的形态、位置与大小均是密切观察的指标。

（6）CT注射对比剂出现的位置对鉴别腹膜内和腹膜外膀胱破裂有很大的价值，这种鉴别诊断特别重要，因为腹膜外膀胱破裂主要采用非手术治疗，而腹膜内膀胱破裂则需要急诊手术修复。

（7）腹膜内盆腔积液位于膀胱周围间隙，上到膀胱，前到直肠乙状结肠。

（8）腹膜外盆腔积液位于膀胱周围间隙，上方环绕膀胱，前方到脐部，后方到直肠后。

（9）如果膀胱上方液体是腹膜外的，它将向上和向前蔓延至脐水平。

（10）如果膀胱上方液体是腹膜内的，它更靠外侧并与外侧的结肠周围间隙内液体相连。

（11）膀胱（损伤）扩张。

（12）损伤原因：骨盆闭孔环骨折、耻骨联合分离、骶骨骨折和骶髂联合分离。

二十一、输卵管炎伴卵巢囊肿

▶病例：女性，38岁，主因腹痛11小时入院（图3-52）。

实验室检查：WBC：24.88×10⁹/L［正常值：（3.50～9.50）×10⁹/L］，中性粒细胞绝对值：23.74×10⁹/L［正常值：（1.8～6.3）×10⁹/L］，CRP：104mg/L（正常值：0～10）。

盆腔彩超检查提示：左侧附件区可见

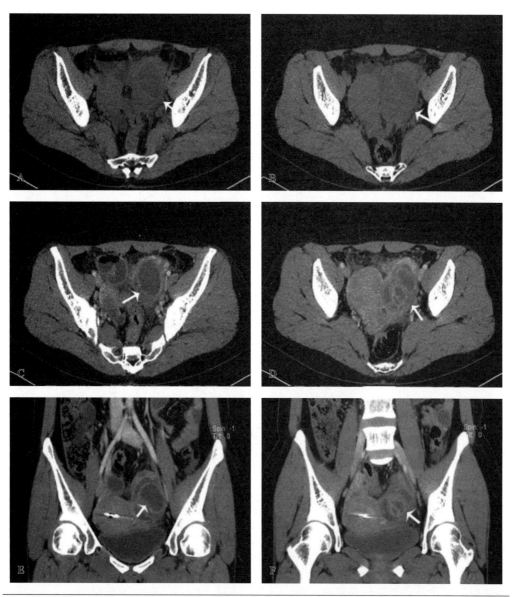

图3-52 子宫大小约为4.8cm×5.9cm×9.5cm，形态及密度未见异常，增强扫描未见明显异常强化。左侧附件区见一大小约6.7cm×7.4cm×4.7cm类圆形囊实性包块（图A、C、E箭头所指较大囊为黄体囊肿，图B、D、F箭头所指为输卵管-卵巢脓肿），边界欠清，囊性为主，且囊性成分密度不均，CT值19～37Hu，内见多发管状低密度，增强扫描实性成分及管壁不均匀明显强化，CT值43～68Hu，囊性成分未见强化，与邻近子宫及部分肠管分界不清。盆腔见少量积液征象

69mm×51mm的囊实性包块，边界清晰，其内可见42mm×33mm的无回声区。

术中可见：盆腔子宫前方见黄绿色脓汁；子宫稍大，表面充血，周围与双侧附件、直肠前壁均实性粘连，致子宫固定，子宫直肠窝半封闭；左侧输卵管增粗充血，直径达3cm，表面可见乳酪样脓苔附着，与同侧卵巢及肠管粘连，抽取脓汁送检，分离粘连见大量脓汁自输卵管和卵巢内流出，暴露左侧卵巢，见其增大，约7.0cm×5.0cm大小，其中一房可见囊肿，剥离囊肿送术后病理，另一房内大量脓汁，组织糟脆，易渗血，充分暴露囊腔防止脓汁积存右侧输卵管稍增粗充血，系膜可见一小囊肿，1.0cm×1.0cm，卵巢外观正常。

术中诊断：①左侧附件化脓性炎症；②左侧卵巢囊肿；③右侧输卵管系膜囊肿；④盆腔粘连；⑤急性盆腔炎。

病理：（左侧）输卵管慢性化脓性炎症伴充血出血。[（左侧卵巢）黄体囊肿伴出血。右侧输卵管系膜]浆液性单纯囊肿，部分囊壁伴慢性炎症及出血。

急性输卵管炎常合并急性盆腔炎，常见病原菌为特异性淋球菌及一般非特异性化脓菌。三大临床症状为：下腹痛、宫颈触痛、附件压痛。

初期表现为输卵管壁肿胀、增厚，增强后壁明显强化，周围脂肪间隙模糊，炎症发展导致输卵管及周围组织粘连，输卵管阻塞，形成输卵管扩张积脓，积脓时在DWI序列图像上多呈高信号。慢性输卵管炎影像学表现为输卵管积液扩张，囊壁明显强化。输卵管-卵巢脓肿为化脓性盆腔炎使输卵管及卵巢正常结构破坏，被炎性病变包绕，影像学表现：囊实性，内部分隔，囊壁不规则结节状，囊壁可见明显强化表现，多表现为多房囊性附件区包块，盆腔炎症波及邻近肠管时，可出现肠梗阻。

问题

输卵管炎的以下医学影像学表现有何意义。

（1）脓液在DWI图呈高信号，ADC图呈低信号，ADC值低于$2.0×10^{-3}mm^2$诊断输卵管积脓较可靠。

（2）MRI可表现为附件区边界不清混杂信号包块，囊壁及分隔明显强化，盆腔内脂肪间隙模糊。

（3）输卵管扩张积液呈"C"形或"S"形。

（4）输卵管炎需与输卵管癌相鉴别，输卵管癌表现为附件区管状囊性病变管壁局限性增厚或管腔内结节，或表现为腊肠样实性肿物。

（5）输卵管-卵巢脓肿需与卵巢囊实性肿瘤鉴别。

医学影像学医师的责任

（1）掌握卵巢输卵管正常解剖学与医学影像学结构。

（2）评估和确认卵巢及输卵管是否存在结构异常。

（3）输卵管炎的诊断与鉴别诊断。

（4）明白输卵管炎的病理过程与医学影像学表现。

（5）评估和报告输卵管炎是否波及卵巢及其他邻近器官，如肠管；是否出现肠梗阻。

（6）及时地与临床医师沟通脓肿是否破裂，是否导致腹盆腔脓肿。

（7）详细地描述诊断依据。

（8）提出合理化的其他建议。

临床医师需要了解的内容

（1）是否存在输卵管炎，输卵管是否

扩张积液、积脓。

（2）输卵管炎是否波及卵巢及其他邻近器官，如肠管；是否出现肠梗阻。

（3）有无合并其他附件病变（如卵巢囊肿等）。

（4）还需要做其他影像学检查吗？

注释

输卵管-卵巢脓肿与卵巢囊实性肿瘤相鉴别时应该结合病史及实验室检查，DWI信号及囊壁明显强化来进行鉴别诊断是非常重要的。

二十二、卵巢囊肿蒂扭转坏死

▶病例：女性，71岁，下腹痛5天，发现盆腔包块3天（图3-53）。

实验室检查：WBC10.13×10⁹/L。

术中可见：盆腔血性液体100ml。子宫萎缩，表面光滑，质软，右侧卵巢呈紫黑色，囊实性增大10.0cm×10.0cm×8.0cm，

携右侧输卵管逆时针扭转2周，左侧附件外观正常。膀胱腹膜局限性增厚、水肿，边界清，考虑与肿物压迫有关。术中诊断：右侧卵巢囊肿蒂扭转坏死。

病理：（右侧附件）符合单纯囊肿伴出血坏死及钙化。（膀胱腹膜）纤维结缔组织伴出血坏死。

卵巢功能性囊肿也称为卵巢非赘生

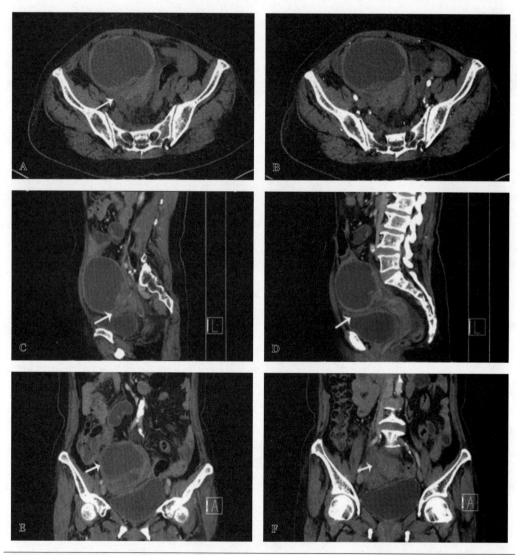

图3-53 盆腔右侧见一类圆形囊实性包块（A、C、D、E、F中箭头）（囊性包块后方呈实性部分为扭转的输卵管及增大的卵巢），壁不规则增厚，且见少许钙化灶，大小约为9.9cm×8.6cm×7.5cm，周围脂肪间隙密度增高，增强扫描壁轻度强化，囊性及实性成分强化不明显（图B为动脉期）。盆腔内可见少量积液影

性囊肿，与妇科内分泌功能相关，包括滤泡囊肿、黄体囊肿和卵泡膜黄素囊肿。可发生于不同年龄妇女，多见于月经初潮后或围绝经期月经失调的妇女。滤泡囊肿是排卵期卵泡达到最大状态，卵泡轴功能受干扰时，滤泡未发生破裂，卵泡腔液体潴留，排卵期持续增大，当囊肿发生扭转或坏死时可表现为急腹症。直径在1.5～2.5cm称为囊状卵泡，大于2.5cm称滤泡囊肿，CT表现为水样低密度，并发扭转或自发出血时，密度增高，可含有碎屑形成的液平面。成熟卵泡排卵后形成黄体，如黄体内遗留有大量液体，直径达2～3cm称为囊状黄体，受一些因素如HCG刺激，黄体可达3～6cm，形成黄体囊肿，CT表现单房囊性，囊壁明显强化，黄体囊肿破裂时囊壁的"环征"受损。卵泡膜黄素囊肿是滤泡囊肿壁上卵泡膜细胞的黄素化。卵巢冠囊肿又称输卵管系膜囊肿，与卵巢完全分开，CT表现单房囊性包块，囊液密度低并且均匀。

问题

卵巢囊肿蒂扭转的影像学征象和意义有哪些？

医学影像学医师的责任

（1）掌握卵巢正常解剖学与医学影像学结构。

（2）评估和确认卵巢是否存在结构异常。

（3）卵巢囊肿的诊断与鉴别诊断有哪些？

（4）卵巢囊肿的病理过程与医学影像学表现。

（5）评估和报告卵巢囊肿是否存在扭转；卵巢囊肿壁有无弥漫增厚、卵巢有无增大。

（6）及时与临床医师沟通病变有无扭转情况。

（7）详细描述其诊断依据。

（8）提出合理化的其他建议。

临床医师需要了解的内容

（1）是否存在卵巢囊肿蒂扭转。

（2）卵巢囊肿是否有坏死，卵巢是否增大。

（3）卵巢囊肿有无破裂出血。

（4）有无合并其他附件病变。

（5）还需要做其他影像学检查吗？

注释

（1）对于绝经期或绝经后期女性，正常卵巢往往不可见，卵巢囊肿、囊腺瘤及卵巢冠囊肿鉴别存在困难。

（2）滤泡囊肿很少发生于绝经1年以上者。

（3）卵巢囊肿蒂扭转合并感染时，可出现白细胞计数增高、发热及腹膜刺激征。

（4）卵巢囊肿扭转蒂通常包含卵巢固有韧带、输卵管及其系膜等，卵巢囊肿蒂扭转诊断的标准关键是显示扭转的蒂部。卵巢囊肿合并扭转时囊壁增厚、囊液密度增高，囊壁最厚的地方可能是与扭转蒂部相连部位。

二十三、子宫肌瘤蒂扭转

▶病例：女性，58岁，发现子宫肌瘤10余年，下腹痛2天（图3-54）。

盆腔彩超检查提示：子宫偏右侧低回声肿块（57mm×53mm），形态欠规则，边界尚清，周边可见宽约6mm的中等回声，旋转360°，考虑子宫浆膜下肌瘤蒂扭转。盆腔积液（27mm）。

术中见：子宫前壁偏左宫角可见约7cm×6cm黑红色实性肿物，肿物与左侧附件及膀胱腹膜粘连，粘连部位亦可见脓苔，蒂部位于左宫角前壁，扭转360°。术中诊断：①子宫肌瘤蒂扭转伴感染；②盆腔广泛粘连。

病理：子宫平滑肌瘤玻变伴钙化。

子宫肌瘤为女性生殖系统最常见的良性肿瘤，由平滑肌及纤维结缔组织组成，常见于30～50岁妇女。根据子宫肌瘤与肌层的关系分为三类：①肌壁间肌瘤；②浆膜下肌瘤：子宫肌瘤向子宫浆膜面生长，凸出于子宫表面，有时有一蒂与子宫相连，则为带蒂浆膜下肌瘤，可发生蒂扭转而脱落，与邻近器官粘连，获得新血供即成为寄生性肌瘤；③黏膜下肌瘤：可形成带蒂黏膜下肌瘤，凸出于宫颈口之外。

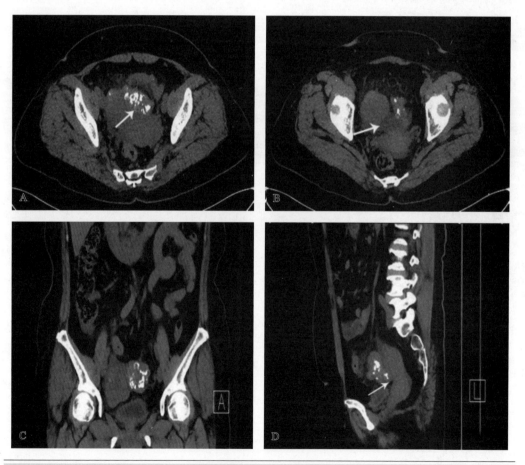

图3-54 子宫前方见一实性占位，实性成分CT值45～53Hu，大小约8.0cm×6.2cm×3.8cm，其内可见多发钙化灶（图A箭头），局部与子宫肌层相连接（图D箭头），周围可见液体密度影并周围脂肪间隙不清（图B箭头）

临床表现：多数无明显症状。月经改变是子宫肌瘤最常见症状，大的肌壁间肌瘤及黏膜下肌瘤可压迫宫腔造成月经量增多、经期延长等。前壁肌瘤压迫膀胱可引起尿频、尿急、尿潴留等。后壁肌瘤压迫直肠可引起下腹坠胀、便秘等。肌瘤较大若为带蒂浆膜下肌瘤则活动度好，可能发生蒂扭转而出现腹痛等临床症状。

问题

子宫肌瘤蒂扭转的医学影像学表现与意义是什么？

医学影像学医师的责任

（1）掌握子宫正常解剖学与医学影像学结构。

（2）评估和确认子宫是否存在医学影像解剖结构异常。

（3）子宫肌瘤的诊断与鉴别诊断。

（4）明白子宫肌瘤病理过程与医学影像学表现。

（5）评估和报告子宫肌瘤的病变部位、病变类型、病变是否变性。

（6）及时与临床医师沟通子宫肌瘤位置、带蒂浆膜下肌瘤是否有扭转的征象。

（7）详细描述其诊断依据。

（8）提出合理化的其他建议。

临床医师需要了解的内容

（1）是否存在子宫肌瘤。

（2）子宫肌瘤的部位、大小、类型（如黏膜下、浆膜下、阔韧带肌瘤要

说明）。

（3）病变是否发生变性。

（4）浆膜下肌瘤是否发生扭转。

（5）阔韧带肌瘤与卵巢肿瘤的鉴别诊断。

（6）子宫肌瘤与子宫腺肌病、子宫平滑肌肉瘤的鉴别。

（7）还需要做其他影像学检查吗？

注释

当子宫肌瘤发生变性时呈等低或等高混杂密度，或伴钙化；当子宫肌瘤较大伴变性时需与子宫平滑肌肉瘤相鉴别。

（1）子宫体肌瘤占90%～96%，子宫颈肌瘤仅占2.2%～8%，肌壁间肌瘤最多见。

（2）2个或2个以上肌瘤同时发生成为多发性肌瘤。

（3）肌瘤无包膜，周围的子宫肌层受压可形成假包膜，血管由子宫肌层穿入假包膜来供血，它的血管壁缺乏外膜，易受压引起血管障碍，发生各种变性，透明变性即玻璃样变最常见。

（4）CT表现子宫体积增大、子宫形态不规则和密度异常。

（5）子宫浆膜下肌瘤蒂扭转直接征象与子宫相连蒂可见旋转，间接征象子宫肌瘤周围可见积液及渗出影。

子宫肌瘤平扫呈等密度，增强后可显著强化，强化程度与正常子宫肌层相仿。

二十四、异位妊娠破裂

▶病例：女性，27岁，停经48天，阴道不规则出血23天（图3-55）。

实验室检查：血HCG：1567.00mU/ml。

盆腔彩超检查提示：左侧附件区中等回声包块（大小约23mm×23mm×25mm），可疑输卵管妊娠，宫腔内低回声区，考虑宫腔积血，右侧卵巢内囊性包块（大小约59mm×55mm）。

术中见：大网膜与前腹壁粘连，盆腹腔暗红色积血约300ml，左侧输卵管增粗充血，约3.5cm×2.5cm×2.5cm，呈紫蓝色，伞端黏附积血块，左侧卵巢外观正常，右侧卵巢囊性增大约6cm×5cm×5cm大小，表面光滑，囊壁菲薄，右侧输卵管外观正常。术中诊断：①左侧

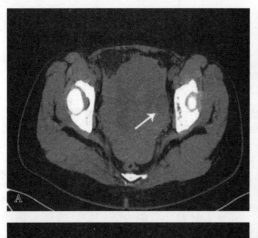

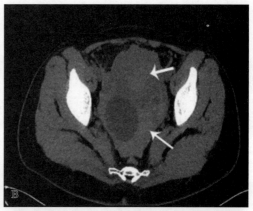

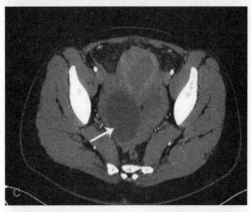

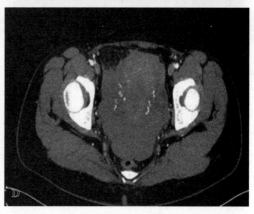

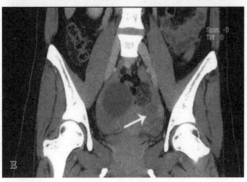

图3-55 左侧附件区可见类圆形混杂密度灶（图A箭头），其内可见高密度影，CT值约为76Hu，边界欠清，大小约为1.3cm，囊壁可见轻度强化，囊内强化不明显（图E箭头）。宫腔增宽，其内可见密度增高影（图B箭头），CT值约为57Hu，未见强化表现。右侧附件区可见一椭圆形囊性低密度灶（图C箭头），大小约为5.7cm×4.4cm×6.2cm，CT值约15Hu，增强扫描未见明显强化。盆腔内可见积液征象，CT值约为52Hu（图B箭头），未见强化表现

输卵管妊娠；②右侧卵巢囊肿；③腹腔粘连；④慢性盆腔炎。

病理：左侧输卵管妊娠出血，系膜处见小的浆液性单纯囊肿。右侧卵巢黄体囊肿伴出血。

受精卵在子宫体腔以外的部位植入和发育生长，称为异位妊娠，可发生于输卵管、卵巢、宫颈、腹腔等处，最常见的是输卵管妊娠，占 90% ～ 95%。输卵管妊娠是妇产科最常见的急腹症之一。早期诊断和治疗是异位妊娠治疗的关键。输卵管本身的疾病如输卵管炎、发育不良或畸形为输卵管妊娠常见病因。宫内节育器、子宫内膜异位、受精卵游走、盆腔肿瘤、衣原体感染也可以导致输卵管妊娠。

问题

输卵管妊娠的医学影像学表现是什么？

医学影像学医师的责任

（1）掌握子宫及输卵管正常解剖学与医学影像学结构。

（2）评估和确认子宫及输卵管是否存在结构异常。

（3）输卵管妊娠的诊断与鉴别诊断。

（4）明白输卵管妊娠的病理过程与医学影像学表现。

（5）评估和报告输卵管妊娠的妊娠囊是否完整、有无破裂征象。

（6）及时与临床医师沟通病变破裂出血情况。

（7）详细描述其诊断依据。

（8）提出是否需要做其他检查的建议。

临床医师需要了解的内容

（1）是否存在输卵管妊娠。

（2）输卵管妊娠是否破裂。

（3）输卵管妊娠破裂出血情况。

（4）有无合并附件其他病变（如卵巢囊肿等）。

（5）还需要做其他影像学检查吗？

注释

异位妊娠又称为宫外孕，宫外孕仅指子宫外的妊娠，其不包括位于子宫的妊娠，如宫颈妊娠、宫角妊娠、间质部妊娠和剖宫产切口部妊娠等。

（1）停经、不规则阴道出血、下腹痛为异位妊娠三大症状。

（2）附件区包块内发现完整或变形的妊娠囊、妊娠囊内发现胎心显著强化是其CT表现中的直接征象。

（3）附件区混杂密度包块，伴出血灶有助于诊断。

（4）宫腔积血及子宫直肠窝内积血是其CT表现中的间接征象。

（5）陈旧性包块周围可见弧形、环形钙化。

二十五、外伤性十二指肠血肿

▶病例1：女性，12岁，20余天前骑电动车时摔倒，车把撞伤上腹部，即出现腹痛，位于上腹部，呈持续性，伴频繁呕吐，呕吐物为胃内容物（图3-56）。

手术所见：局部十二指肠管径增粗，肠管暗红色，肠壁僵硬。于十二指肠水平部探及十二指肠黏膜下血肿，凝血块大小约2.0cm×1.5cm×3.5cm，部分机化。

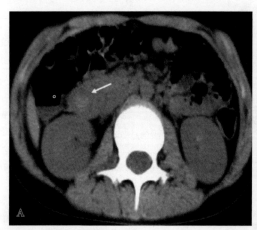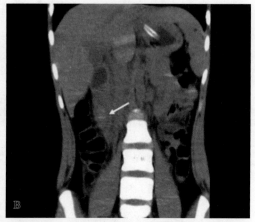

图3-56　十二指肠血肿（1）　A.CT平扫横断面示十二指肠壁内高密度肿块（直箭头），导致十二指肠肠腔狭窄；B.同一患者CT平扫冠状面示十二指肠降段壁内高密度血肿（直箭头），导致近端肠腔梗阻积液

▶病例2：男性，16岁，4天前因脚踝伤后突发上腹痛，呈持续性钝痛，后出现进食后恶心、呕吐，呕吐物为胃内容物，未进行手术，复查发现血肿减小（图3-57）。

十二指肠血肿通常由钝性外伤和高速交通事故对十二指肠的外伤引起的。医源性损伤（如内镜检查术），出血性素因，过敏性紫癜也可以引起。十二指肠的降段或水平段最容易发生，腹部钝性外伤的肠管损失也是十二指肠血肿最多的。钝性外伤的情况下，时常会造成胰脏并发症。对于儿童来说是处于第4种的高风险脏器损伤。如自行车的把手和安全带等的外力撞伤，运动外伤或受到虐待时经常可见。作为常见的症状有腹部的自发疼痛/压痛、恶心、呕吐等。

十二指肠损伤程度基于AAST进行重症分类：

Ⅰ：十二指肠只有1段血肿，部分壁

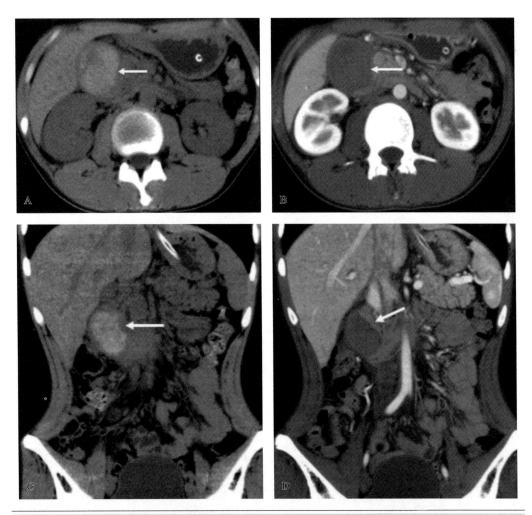

图3-57 十二指肠血肿（2） A.CT平扫横断面示十二指肠壁内高密度肿块（直箭头），导致十二指肠肠腔狭窄，胃排空部分梗阻、积液，胃内引流管置入；B.CT增强横断面示十二指肠血肿未见对比增强；C.CT平扫冠状面示十二指肠降段壁内高密度血肿（直箭头），病变十二指肠轮廓光滑，未见穿孔征象；D.CT增强冠状面示十二指肠降段血肿，未见对比增强

水肿，肥厚不伴有裂伤。

Ⅱ：十二指肠2段以上的血肿，半周以下的十二指肠有断裂的撕裂伤。

Ⅲ：十二指肠降部的半周至3/4周壁断裂伴有的裂伤，球部、水平部、上部的半周至全周型的壁断裂的裂伤。

Ⅳ：十二指肠横部3/4周至全周性的壁断裂的裂伤，膨大部或远端胆管的裂伤。

Ⅴ：十二指肠的大范围的撕裂伤（包括升部），十二指肠血管损伤性缺血。

CT是十二指肠损伤最适合的检查方法，典型表现为高密度软组织影，肠腔及前肾旁腔的血肿。外伤中有4mm以上的局部壁肥厚就要怀疑十二指肠血肿。巨大血肿的情况下，由于十二指肠闭塞导致胃扩张和近位小肠扩张并存。壁内气肿和气腹可能是因为肠腔受压或破裂所致。

不伴随穿孔的血肿者通常选择非手术治疗，术后恢复良好，但是迟发性的穿孔和狭窄容易出现。伴有血管损伤和十二指肠穿孔，胰头损伤存在的情况下通常选择手术，但死亡率高。

问题

钝性外伤中十二指肠有血肿和裂伤的发生机制是什么？

医学影像学医师的责任

（1）发现十二指肠血肿。

（2）描述十二指肠血肿范围。

（3）描述十二指肠周围情况，是否有游离气体和严重的水肿，判断有无肠破裂。

（4）描述是否存在肠梗阻。

（5）看到存在胰腺炎、腹膜炎，败血症引起的重症并发症，必须即刻报告。

临床医师需要了解的内容

（1）是否存在十二指肠血肿。

（2）十二指肠壁破口的程度。

（3）是否伴周围严重感染或脓肿形成者。

（4）是否伴有胰腺炎、腹膜炎。

注释

腹部钝伤导致十二指肠壁内血管破裂出血，形成十二指肠壁内血肿，血肿多位于十二指肠降部和水平部，这可能与降部和水平部为腹膜外器官，紧靠脊柱位置较固定有关。当十二指肠受到暴力挤向脊柱，而致幽门和十二指肠空肠曲突然关闭，使十二指肠形成闭袢性肠段，腔内压力骤增，以致发生破裂，可引起腹膜后严重感染。

腹部外伤时局部损伤可形成壁内血肿或全层损伤引起肠破裂，并常伴有肠系膜撕裂伤。出血引起的腔内血肿在局部撕裂后进入肠壁，最常见的部位是十二指肠。大血肿可导致近端小肠梗阻。CT表现为偏心性局灶性肠壁增厚，大的十二指肠血肿可呈哑铃形状。

肠破裂时，可有肠壁异常强化、局限性肠壁不连续，肠扩张、肠壁增厚和肠系膜脂肪条状浸润（可能是由于伴随的肠系膜损伤或溢出的肠内容物化学刺激肠系膜）。并可见腹腔内积气和腹水。发生肠扭转时可见漩涡征。

二十六、急性阑尾炎

▶病例：女性，34岁，右下腹痛1天（图3-58）。

急性阑尾炎是一种常见的急腹症，主要是由厌氧菌感染引起，多发生于青壮年。常因为阑尾内结石、炎症性改变及淋巴循环不良，可使阑尾内分泌物潴留、阑尾扩大，炎性水肿，严重者可发生阑尾穿孔，引起急性腹膜炎等并发症。阑尾粗径在6mm以上，边缘不锐利。壁厚在2mm以上，壁水肿。MRI：T_1像上，腔内的分泌物与积液呈高信号，信号可以不均匀，中间有粪石信号。阑尾周围炎性渗出粘连时，也呈高信号，脂肪间隙消失，脂肪信号也可以增加。伴有腹膜炎时，腹膜增厚、水肿。高信号增高。有腹腔积液时，表现为长T_1长T_2信号，一般在右下腹部。也可以有腹腔内游离气体，右下腹部肠系膜淋巴结肿大。盲肠壁受浸水肿增厚，可产生局限性麻痹性肠功能不良（梗阻）。

问题

（1）阑尾炎的CT表现有哪些？

（2）阑尾的粗径测量方法有哪些？

（3）阑尾炎是否需要做MRI检查？其影像学表现有哪些？

医学影像学医师的责任

（1）急性阑尾炎可能需要急诊手术治疗，影像学医师应综合评估阑尾炎性病变的程度，及时与临床医师沟通。

（2）确定和描述阑尾的粗细程度与长度，腔内是否有粪石和积气。

（3）阑尾壁的水肿程度及厚度。

（4）分析周围阑尾解剖结构，是否存在周围炎性脓肿。

（5）腹腔内是否有积液，是否有气腹征象。

（6）阑尾炎症是否与腹膜粘连，腹膜

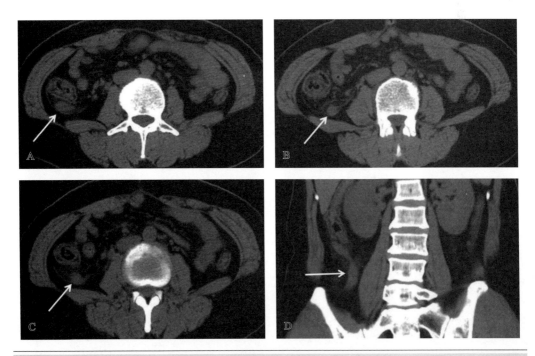

图3-58 示阑尾增粗（图A～D箭头），周围脂肪间隙模糊，提示阑尾炎

是否有水肿。

（7）网膜及系膜是否有聚集征象。

（8）阑尾的解剖学位置。

临床医师需要了解的的内容

（1）是否确定有急性阑尾炎。

（2）有否阑尾穿孔及脓肿形成。

（3）能除外其他疾病吗？（如克罗恩病、肠憩室炎、肠系膜梗死、腹膜炎等）。

（4）阑尾的确切位置。

注释

急性阑尾炎的医学影像学检查，一般是依据患者临床情况而选择，如腹部超声学、CT扫描及MRI检查等。部分患者症状不鲜明，很容易被误诊为其他肠胃疾病或急性胆囊炎，应注意鉴别。此外，由于阑尾的解剖特点，走行方向可能发生较大变异，急性阑尾炎患者阑尾术前定位非常关键，CT能帮助术前的准确定位，对于手术前计划的制订及术中寻找、切除阑尾非常关键。另外，影像学上要注意了解阑尾动脉的情况，是否存在变异，这个很重要。

二十七、儿童腹部创伤

1.肝脏损伤

▶病例：女性，4岁，车祸伤后腹痛4小时（图3-59）。

肝脏损伤的主要类型为撕裂伤、血肿和血管损伤。撕裂伤表现为线样或分支样低信号区。撕裂伤常伴有血肿。血肿可以是实质的、被膜下的或实质和被膜下均有。被膜下血肿直接压迫其下面的肝实质，这可以与肝脏周围腹腔积液相鉴别。血管性肝损伤在儿童很少见。部分肝脏损伤血供阻断，可能是由于损伤影响了肝脏的双重血液供应。在CT上，血供阻断区域表现为低信号区，可能是楔形的，也可能没有对比增强。

Grade分级：

Ⅰ级：被膜下血肿：小于肝表面的10%；裂伤：深度小于肝实质厚度1.0cm。

Ⅱ级：被膜下血肿：占肝表面的10%～15%；实质内血肿：直径小于10cm。

Ⅲ级：被膜下血肿：大于肝表面50%，并有非局限性活动出血；肝实质内血肿：直径大于10cm，非局限性撕裂出血；裂伤：深度大于3cm。

Ⅳ级：裂伤：占肝脏的25%～75%，或占据一叶的1～3Couinaud区域以上的实质性损伤。伴下腔静和肝静脉损伤。

Ⅴ级：血管损伤：肝的离断（游离）。超过75%的肝叶或一叶4Couinaud区域以上的肝实质损伤。

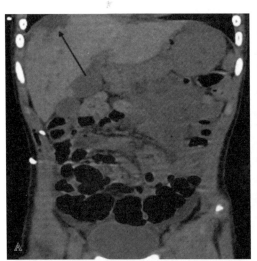

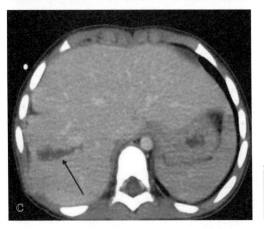

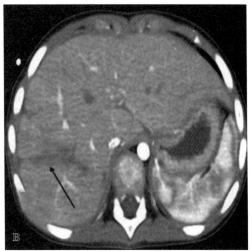

图3-59　A.腹部平扫示肝右叶近肝顶处片状低密度影（箭头）；B、C.腹部增强扫描动脉期肝右叶条形低强化区（箭头），提示肝脏撕裂伤

2.脾损伤

▶病例：男性，14岁，外伤后腹痛（图3-60）。

闭合性创伤后脾损伤很常见。常伴有其他器官的损伤。脾撕裂表现多样，可以从线样到分支状。由于脾比肝小，复杂的损伤可导致器官破裂或破碎。可能出现实质内或被膜下血肿。如果脾被膜完整，则不伴腹腔积血。约25%的脾损伤看不到腹腔积血。脾损伤后，血可以流入腹膜后，这主要发生在损伤累及脾核时。在这些情况下，血沿脾肾韧带进入胰腺周围肾前间隙。

各种定量脾损伤的分级标准被报道。最广泛使用的分级标准由AAST制订。如肝损伤一样，这些标准并不用来评定是否需要外科治疗，因为典型的出血可以自发停止，大多数脾损伤患者非手术治疗就可以成功。与肝损伤类似，损伤分级常用在非手术处理决策上。

一些陷阱可能导致脾损伤的假阳性诊断，包括早期不均匀强化和脾裂。脾裂需与脾撕裂相鉴别：脾裂边缘光滑；而撕裂边缘不规则，并常伴有血肿或脾周积液。

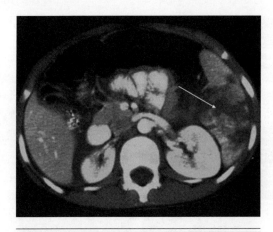

图3-60 脾脏可见条形、片状低强化区（箭头），提示脾破裂

3.肾损伤

▶病例：男性，5岁，车祸外伤（图3-61）。

肾集合系统损伤导致静脉注射对比剂外渗。静脉注射对比剂后10～15分钟延时扫描可能发现这种外渗。典型的尿漏在肾周间隙内被局限性包裹，称为肾周尿囊肿。偶尔出血或尿外渗可能会到盆腔，这是因为在一些个体，腹部肾周间隙和盆腔膀胱前腹膜外间隙直接相连。肾集合系统损伤不需要手术治疗，特别是漏局限在肾周间隙。尿路阻塞偶尔需要手术修复。

主要或部分肾动脉分支撕裂后会发生肾梗死。部分肾动脉损伤引起部分肾梗死。CT表现为楔形非强化区。肾梗死不需要手术处理，会产生局限性肾瘢痕区。主要肾动脉的损伤会引起整个肾供血阻断。这是肾损伤最严重的形式。必须迅速治疗这种损伤，因为损伤2小时后会产生肾功能永久性和进行性缺失。

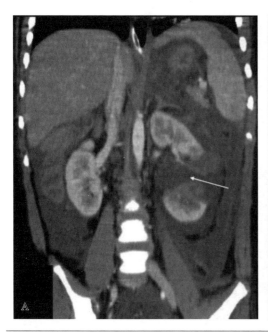
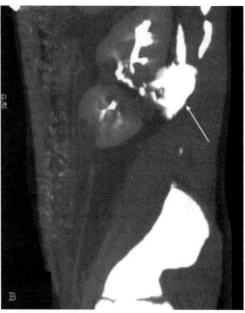

图3-61　A.左肾实质中断（箭头）；B.延迟期造影剂外泄（箭头）

4.胰腺损伤

▶病例1：男性，11岁，外伤后胰腺横断（图3-62）。

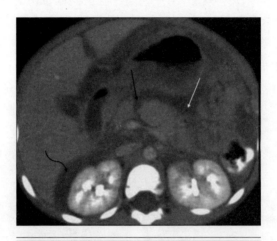

图3-62 胰腺头、体连接处横断（黑色箭头），胰腺周围积液（白色箭头），腹腔多发积液（弯箭头）

▶病例2：男性，10岁，外伤后胰腺损伤、出血、撕裂（图3-63）。

胰腺损伤在儿童中比较少见。孤立的胰腺损伤更罕见。大多数胰腺损伤伴有肝、脾或十二指肠损伤。胰腺撕裂伤表现为：线样低密度实质区，不明原因的胰周积液，局限性或弥漫性腺体肿大、胰周组织或肠系膜脂肪结构紊乱、肾前筋膜增厚和游离的腹水。外伤是儿童胰腺炎的主要原因。胰周积液可演变成胰腺假性囊肿。

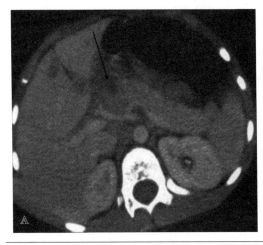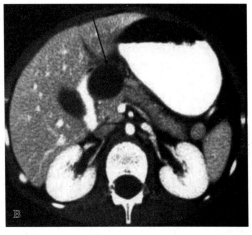

图3-63 A.胰腺头、体连接处横断（箭头）；B.5周CT随访显示局部液体聚集，胰腺假性囊肿位于胰头并向胰前间隙扩展

5.活动性出血 CT上活动性出血的唯一征象是对比剂填充，是指静脉注射对比剂后高密度区（＞90Hu）。然而，单独对比剂填充不足以诊断活动性出血，因为在有血管损伤或假性动脉瘤时也可以看到。活动性出血表现为静脉注射的对比剂呈高密度喷出或表现为腹膜/腹膜后高密度液体。如果病变被固体器官实质包绕，可能很难区分是血管损伤造成还是活动性出血。在这种情况下，延迟扫描很有帮助。在延迟扫描图像上，有血管损伤的对比剂将会退出，而活动性出血密度不会减低。CT能检出的活动性出血的速率尚不清楚。在这些病例上，CT不仅有助于确定活动性出血，而且还可以定位出血的部位。

大多数儿童CT上发现的活动性出血不需要干预，特别是当活动性出血位于实质脏器内并被实质脏器环绕时。据报道，20%或更少的肝或脾损伤儿童活动性出血需要手术止血。

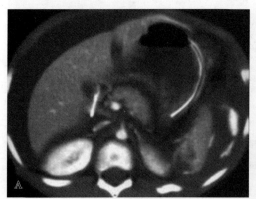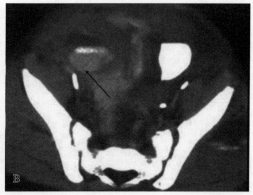

图3-64 A.7岁男童，活动性出血。中腹部对比增强CT扫描显示线样高密度，代表静脉注射的对比剂从脾动脉撕裂处外渗。B.10岁男童，活动性出血。盆腔对比增强CT扫描显示代表活动性出血的高密度液体，注意：右髂静脉撕裂

6.肠道损伤　儿童闭合性创伤后肠道损伤比较少见。局部损伤可形成壁内血肿或全层损伤引起肠破裂。常伴有肠系膜损伤。临床诊断肠道损伤可能是一项挑战。临床症状和体征可缺失、较少或延迟出现。因此，CT在诊断中发挥着重要作用（图3-65）。

由出血引起的肠腔内血肿在局部撕裂后进入肠壁。最常见的位置是十二指肠。损伤通常可以非手术处理。患者通常禁食1周或以上。大血肿可导致近端小肠梗阻。CT常表现偏心性局灶性肠壁增厚。大的十二指肠血肿可能表现为哑铃形。不应该出现腔外气体或外渗的对比剂。

肠管破裂最常发生在小肠的中部及远段。最常见的位置是空肠。CT上肠腔外可以有积气，发生在1/3～1/2病例中的。宽窗观察有助于发现少量肠腔外气体。口服对比剂外渗罕见。与肠破裂相伴的最常见的CT表现是不明原因的腹水，也就是在缺乏实质器官损伤或骨盆骨折情况下中等到大量的液体。约有50%闭合性创伤后肠损伤的儿童，CT只表现大量腹水。与肠道破裂相关的其他CT表现包括异常肠壁异常强化、局限性肠壁不连续、肠管扩张、肠壁增厚和肠系膜脂肪条状浸润。肠系膜脂肪浸润可能是由于伴随的肠系膜损伤或溢出的肠内容物化学刺激肠系膜。

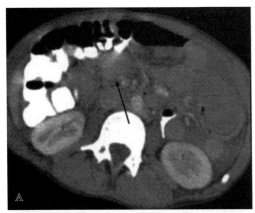
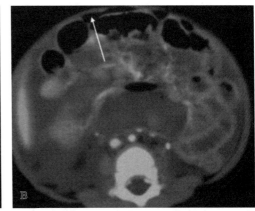
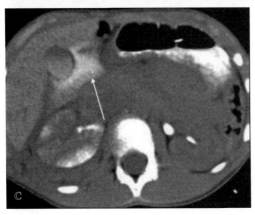

图3-65　A.8岁男童，十二指肠血肿（箭头）；B.10岁女童，肠破裂伴有肠腔外气体；C.9岁男童，肠破裂伴有口服对比剂外渗

7.膀胱损伤　儿童膀胱损伤也比较少见。膀胱破裂可以在腹膜内或腹膜外。也可以发生复合伤。儿童腹膜外膀胱破裂比腹膜内破裂更常见。腹膜内破裂常由于安全带对扩张膀胱的剪切力，而腹膜外破裂常由于骨盆骨折后骨折片的划破。最常见的伴有腹膜外膀胱破裂的骨盆损伤是闭孔环骨折、耻骨联合分离、骶骨骨折和骶髂联合分离（图3-66）。

膀胱扩张是CT检查膀胱损伤的必要条件，用来显示静脉注射对比剂的外渗。最好通过CT膀胱造影完成。CT膀胱造影通过将稀释的碘对比剂逆行注入膀胱直到流动停止，然后夹紧导管。膀胱充分扩张是至关重要的。然后获得从膀胱顶到坐骨粗隆的图像。应该进行冠状位和矢状位重组。

CT上静脉注射对比剂出现的位置对鉴别腹膜内和腹膜外膀胱破裂有帮助。进行这种鉴别很重要，因为腹膜外膀胱破裂主要为非手术处理，而腹膜内膀胱破裂需要立即手术修补。腹膜内盆腔积液位于膀胱周围间隙，上到膀胱，前到直肠、乙状结肠。腹膜外盆腔积液位于膀胱周围间隙，向上方发展环绕膀胱，前方到脐，后方扩展到直肠后。因此，如果盆腔积液位于膀胱的侧方或直肠后方，则位于腹膜外。膀胱上方或前方的液体可能是腹膜内或腹膜外的。如果膀胱上方液体是腹膜外的，它将向上和向前蔓延至脐水平。如果膀胱上方液体是腹膜内的，它会更靠外侧并与外侧结肠周围间隙内液体相连。

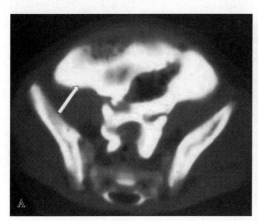
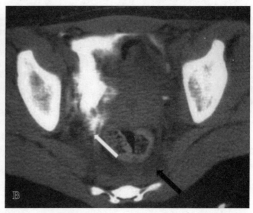

图3-66　A.13岁女童，腹膜内膀胱破裂。增强CT扫描显示造影剂外渗（箭头）。B.15岁女童，腹膜外膀胱破裂。增强CT显示靠近右侧盆壁高密度液体（白色箭头）和直肠后低密度液体（黑色箭头）

8.血流灌注不足

▶病例1：女性，2岁，外伤后休克（图3-67）。

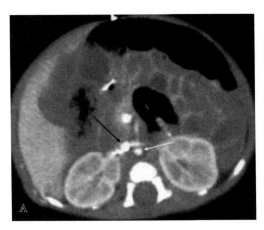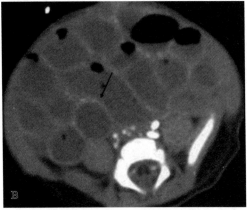

图3-67　A.腹主动脉（白色箭头）及下腔静脉（黑色箭头）直径减小；B.弥漫性肠扩张，其内有液体，肠壁强化（黑色箭头）

▶病例2：男性，3岁，外伤后休克（图3-68）。

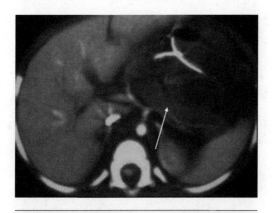

图3-68 图示胰腺未强化（白色箭头）。手术时胰腺看起来正常

在伴有低血容量性休克的严重损伤的患儿，CT上典型的表现以"复杂的血流灌注不足"为特点。大多数低血容量性休克儿童入院时动脉压过低。低血压可以被暂时纠正，人们可能认为儿童血流动力学稳定，足以行CT检查，但许多儿童随后发展成快速血流动力学失代偿。从代偿状态到非代偿休克的转变常是突然的。

所有复杂的血流灌注不足儿童的CT表现包括弥漫性肠扩张，其内有液体；肠壁、肠系膜、肾、主动脉和下腔静脉异常对比增强；主动脉和下腔静脉直径减小。其他多种表现包括门静脉周围低密度区；肾上腺、胰腺和肠系膜强化；腹腔及腹膜后积液；肠壁增厚。熟悉复杂的血流灌注不足各种各样的CT表现是很重要的，可以避免错误怀疑腹部内脏损伤而进行不必要的剖腹探查。

复杂的血流灌注不足是血流动力学较弱的一个标志，预后不佳。

问题

（1）儿童腹部创伤时CT检查可避免某些手术探查吗？

（2）儿童腹部创伤CT检查时为什么应密切关注血压值？

医学影像学医师的责任

（1）严格掌握CT检查适应证和禁忌证。

（2）系统评价其器官受损情况与程度。

（3）密切观察大血管受损程度，特别是肝动脉、门静脉、肝静脉、肾动脉、肾静脉、脾动静脉及肠系膜血管是否存在损伤。

（4）是多脏器损伤，还是一个脏器损伤；损伤的程度如何，有无胆道损伤。

（5）有无腹腔内积液（血）；有无游离气体。

（6）是否有泌尿系统损伤；肾上腺情况。

（7）需要做强化CT检查吗？

（8）是否存在脊柱骨折。

（9）及时与临床医师沟通。

临床医师需要了解的内容

（1）脏器损伤的部位、程度。

（2）有无血管破裂。

（3）有无泌尿系统器官破裂，位置与程度如何。

（4）肾上腺是否有损伤，是单侧还是双侧。

（5）肝脏撕裂伤程度。

（6）肾撕裂伤程度。

（7）是否有脾破裂，损伤程度如何？

（8）腹腔内有积液吗？

（9）还需要进一步做CT强化检查吗？

注释

创伤是引起儿童发病和死亡的主要原因。腹部是创伤的第二常见部位。腹部闭合性损伤后，儿童和成人之间存在重要的生理学的差异。儿童血管小，血管收缩反应强烈。因此，无论损伤等级如何，与实质性内脏损伤相伴随的出血通常自发停止。其结果是，绝大多数实质性内脏损伤的儿童可成功地进行非手术处理。

（1）CT 对临床决策的影响：CT 可准确地发现和量化实质和空腔脏器的损伤，还可确定和量化腹膜内和腹膜外液体和血及活动性出血，有助于最优化处理。此外，CT 可显示相关的肋骨、脊柱和骨盆等骨损伤。通过 CT 增强扫描可以优化实质内脏显像，确保充分发现损伤。对小部分需要外科止血的儿童进行手术干预的决定主要基于临床标准而不是 CT 表现。实质脏器损伤的 CT 分级对评估痊愈时间有帮助。CT 阴性在排除腹腔或盆腔来源失血上也起着重要作用。

如果血流动力学不稳定的儿童需要快速成像，可以进行床旁超声检查。主要用于发现创伤患者的腹腔积血及肝、脾、胰腺和肾全面的评价。

（2）CT 剂量减少策略：最重要的减少剂量的策略是减少使用。可以通过以下方法实现：第一，去除不必要的检查；第二，确保外部检查的有效性；第三，减少或不进行 CT 随访检查。当认为 CT 有必要时，应严格遵循 ALARA（as low as reasonably achievable）原则。这些原则包括限制使用多相检查、检查定准于感兴趣区、根据患者大小调整参数。在最新的 CT 扫描仪上使用自动曝光控制有利于优化剂量减少。明智地使用 CT 和坚持 ALARA 原则对减少人口的风险是必要的。

肾集合系统的损伤导致静脉注射对比剂外渗，静脉注射碘对比剂后 10 ~ 15 分钟延迟 CT 扫描可以发现这种外渗征象。典型所谓肾尿漏在肾周围间隙内被局限性包裹，称为"肾周尿囊肿"。偶见出血或尿外渗可以游离到盆腔，这是因为有些个体，肾周间隙和盆腔膀胱前腹膜外间隙直接相连。

肾集合系统损伤一般需要手术治疗。特别是如果尿漏只局限在肾周间隙所谓时候。但是，尿路阻塞需要手术治疗。

肾损伤后肾梗死一般不需要手术治疗，会产生局限性瘢痕区。主要肾动脉的损伤会引起整个肾脏供血阻断，这是肾损伤的严重形式，必需的危急值报告，采取迅速治疗，因为损伤 2 小时后会产生肾功能永久性和进行性缺失。

二十八、食管癌侵及奇静脉系

▶病例：女性，81岁，进食哽噎半年（图3-69）。

奇静脉系解剖结构较为复杂，奇静脉沿途收纳从食管、纵隔、心包和支气管来的静脉。同时还接受右侧的除第1根肋间静脉以外的肋间静脉的汇入。其循环很重要，毗邻部位肿瘤侵及奇静脉系时，是讨论手术适应证和优化治疗方案的重要医学影像学依据之一。

CT扫描能够为食管癌是够侵犯奇静脉，半奇静脉和心包，以及是否侵犯胸椎前纵韧带提供诊断依据。主要是根据肿瘤的部位（直接征象）、长度及毗邻关系（间接征象）来进行判断的。肿瘤组织侵及奇静脉，半奇静脉时，主要依据是肿瘤组织与奇静脉，半奇静脉之间间隙模糊或闭塞，两者界线不清；肿瘤组织包绕奇静脉或半奇静脉管壁，强化时奇静脉轮廓不规则，并有强化，肿瘤组织侵及心包时，主要表现为心包与肿瘤之间的间隙消失或不清楚，心包壁强化，肿瘤侵犯胸椎前纵韧带时，其间隙也模糊不清，脂肪区密度增高，前纵韧带不规则增厚，而且有强化。

问题

（1）食管癌侵犯奇静脉，半奇静脉对手术方案的制订或对手术的适应证有何意义？

（2）食管癌侵犯奇静脉，半奇静脉对判断肿瘤的临床分期有何意义？

医学影像学医师的责任

（1）描述食管癌肿瘤的部位、范围。

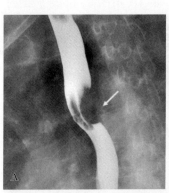
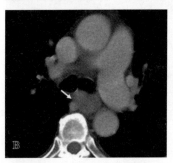
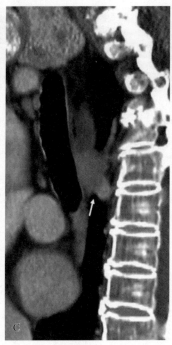
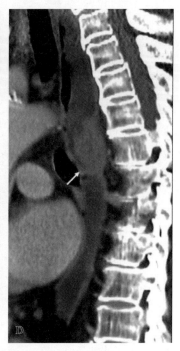

图3-69 A.食管造影，白色箭头所指为偏心性充盈缺损，相应管腔狭窄，病变区与正常食管分界清晰；B、C.胸部CT增强扫描的轴位及矢状位，白色箭头所指为食管肿瘤与邻近奇静脉之间的脂肪间隙消失，提示存在侵犯；D.胸部CT增强扫描矢状位，更为直观地显示了食管肿瘤的位置（白色箭头），长度及与周围的关系

（2）肿瘤与正常食管的界面形态与关系。

（3）食管管壁的情况如何，有无异常强化，强化的程度如何。

（4）肿瘤部位的食管管腔狭窄程度与形态。

（5）肿瘤组织与心包、奇静脉、半奇静脉及胸椎前纵韧带的关系，有无强化征象。

（6）有无纵隔内淋巴结肿大。

（7）肺内是否有转移病变，有无胸腔积液。

临床医师需要了解的内容

（1）食管癌的部位，肿瘤最大长度，有无环形狭窄。

（2）食管癌与邻近的奇静脉，半奇静脉、心包及椎前纵韧带的关系，有无强化表现。

（3）纵隔淋巴结是否肿大增多。

（4）有无肺内转移灶，数目及大小。

（5）肿瘤与正常食管组织的界面是移形状（尾状）还是硬肩形态（突然变窄）。

（6）是否存在胸腔积液，积液量是多少。

（7）其他。

注释

（1）食管癌如已经侵犯心包、奇静脉、半奇静脉、椎前纵韧带、胸壁等部位，对于临床医师在优化治疗方案时是很重要的依据。

（2）食管肿瘤与正常食管部位的临界面、形态及肿瘤的上下浸润范围，对介入放射治疗和放射线治疗很有参考意义。

二十九、小儿消化道发育不良及疾病

1.新生儿肠扭转伴旋转不良类似十二指肠闭锁

▶病例：男婴，出生1天，呕吐。手术证实：肠旋转不良伴中肠扭转（图3-70）。

新生儿高位十二指肠梗阻通常是由十二指肠闭锁或十二指肠狭窄引起。其他原因还有旋转不良伴中肠扭转、十二指肠隔膜、环状胰腺、十二指肠前门静脉症和十二指肠血肿。所有这些病例中，最初都可表现为呕吐胆汁伴或不伴腹胀，通常无法鉴别。

中肠扭转最常见的X线表现是腹部气体分布正常，幽门梗阻，近端小肠梗阻伴其以远少量气体。双泡征是中肠扭转患儿的少见X线表现。中肠扭转偶尔表现为末端小肠梗阻和小肠血管受压的表现。

高位十二指肠梗阻如果没有合并症，手术可以推迟；但是肠旋转不良和中肠扭转例外。一旦是中肠扭转，为了避免潜在的肠缺血梗阻，诊断和及时治疗是关键。

因为肠旋转不良和中肠扭转的临床和X线表现可能难以确定，我们建议X线提示高位十二指肠梗阻的患者都行超声或上消化道造影检查。

问题

（1）新生儿肠扭转半旋转不良与十二指肠闭锁的医学影像学表现如何鉴别？

（2）新生儿呕吐胆汁常见于何种疾病？

医学影像学医师的责任

（1）选择适宜于新生儿上消化道造影的对比剂。

（2）腹部X线片是否有小肠积气影，是否有钙化影。

（3）是否有双泡征。

（4）需要建议行上消化道造影检查吗？

（5）腹腔内存在游离气体吗？

临床医师需要了解的内容

（1）小肠是否存在气体影。

（2）能确定有高位消化道闭锁或不全闭锁吗？

（3）有双泡征吗？

（4）腹腔内存在游离气体吗？

（5）是否需要加做超声检查或上消化道造影检查。

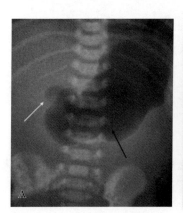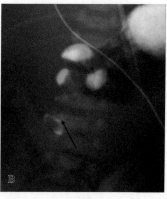

图3-70 A.双泡征，明显扩张的胃（黑色箭头）和不明显扩张的近端十二指肠（白色箭头），其以远无气体；B.正常的十二指肠环形态消失，呈螺旋状（箭头）

2. 食管裂孔疝

▶病例1：男婴，出生3天。呕吐，哭闹（图3-71）。

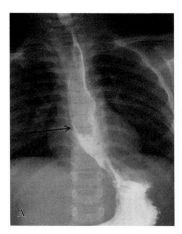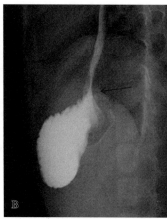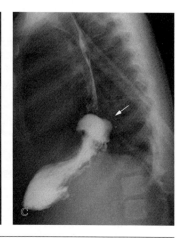

图3-71 滑动型食管裂孔疝，腹压小时贲门位于膈肌下方 A、B.合并食管扩张（黑色箭头）；C.为腹压升高时贲门位于膈肌上方（白色箭头），膈肌与正常贲门间形成疝囊（白色箭头）

▶病例2：男婴，出生10小时，不能进食，呕吐（图3-72）。

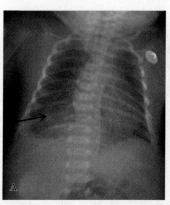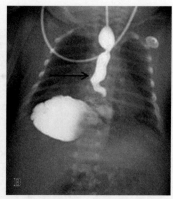

图3-72　短食管型食管裂孔疝　A.右侧胸腔内可见混杂密度影（箭头）；B.注入造影剂后示食管短且粗（箭头），贲门位于膈肌上方，部分胃体进入右侧胸腔，且伴胃扭转

▶病例3：婴儿，出生12小时，呕吐，哭闹不安（图3-73）。

食管裂孔疝是婴儿呕吐的常见原因。临床主要表现为呕吐，食后而吐，内容物为奶水，约有50%的病例呕吐物含血丝、咖啡样物甚至鲜血。营养不良多见，80%体重低于正常。可致贫血和梗阻。

问题

（1）食管裂孔疝的分型。

（2）典型影像表现。

（3）小儿消化道发育不良或畸形的医学影像学表现。

医学影像学医师的责任

（1）明确诊断。

（2）与贲门松弛的鉴别。

临床医师需要了解的内容

（1）常见并发症。

（2）常见鉴别诊断。

注释

（1）分型

1）滑动型：贲门位于膈上胃囊之顶端，腹压增加时胸胃较明显，腹压下降时胸胃下降至腹腔。

2）短食管型：食管较短，下端在胸6～8椎体水平，胸胃不能还纳腹腔。

3）食管旁型：胃底自裂孔沿食管下段之边缘进入胸腔。

（2）典型影像表现

1）X线片：滑动型食管裂孔疝，少数病例侧位胸片心影后方可见气泡影；食管旁型食管裂孔疝常在心缘旁后纵隔见软组织包块影或有气泡影，有时类似肿瘤或肺脓肿，但常有变化，甚至消失。

2）钡剂：为主要诊断方法。

食管持续反流。滑动型食管裂孔疝：膈上胸胃。可分为管形、葫芦形、蕈伞形、不规则形四种。食管旁型食管裂孔疝：多数均合并胃扭转或旋转，右侧转左侧多见，疝囊较大，1/2或胃大部均可疝入，呈倒立位。食管裂孔扩大。食管胃角增大。

（3）与贲门松弛的鉴别

1）黏膜的鉴别：胃黏膜较食管黏膜粗厚、弯曲、数目多，且与小弯侧相连续，呈放射状。而食管黏膜纤细、数目少、平行，食管下端黏膜呈收拢状态。

2）食管-胃环：食管与胃交界处。黏膜与肌层粘连较紧不易扩张，当食管扩张时，于食管壁上可见到1～2mm之隔状切迹，一侧或两侧出现。贲门松弛时膈上无此环。

（4）合并症

1）反流性食管炎：食管壁僵硬，欠光滑，有时出现龛影。

2）食管狭窄：持续的胃液反流侵蚀形成溃疡、炎症及瘢痕狭窄，与烧伤后狭窄无法区别，严重的可致闭塞，疝也可能被忽视。

3）食管旁型食管裂孔疝：可导致梗阻、嵌顿、胃坏死（胃泡胀大）。营养不良，贫血。

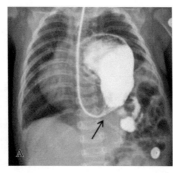
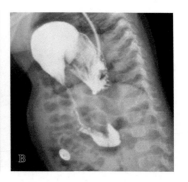

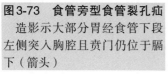

图3-73　食管旁型食管裂孔疝
造影示大部分胃经食管下段左侧突入胸腔且贲门仍位于膈下（箭头）

3.食管重复畸形（胸内重复畸形）

▶病例：男童，5岁，间断发热、咳嗽就诊。术后病理：食管重复畸形（图3-74）。

食管重复畸形为小婴儿较为常见的后纵隔肿块，指附着于食管壁的一侧具有与消化道某一部分相同的组织形态，呈球形或管状的空腔结构。其主要特点为胸内肿块、脊柱畸形，肿块较大时临床可有呼吸困难。

医学影像学表现

后纵隔肿块紧贴食管呈圆形，长圆形，长轴与食管一致，右侧常见，大者可占据半个胸腔。食管呈外压性改变，向健侧移位，黏膜无异常，多数与囊肿无交通。囊肿可向下延伸经膈与腹腔之胃或小肠相通，此时囊肿内可有气体，或出现气-液平面。但对比剂一般不能进入囊肿内。与先天性肺囊肿不易鉴别。可压迫气管，使气管移位，受压变狭窄，导致严重的呼吸困难，此时与气管囊肿不易鉴别。

囊肿常并发脊柱畸形，如脊柱前裂、半椎体等，囊肿与椎管相通时，脊髓造影可明确诊断，此时称为神经管肠囊肿。常伴有其他畸形，如一侧肺不发育、食管闭锁、脊膜膨出等。

问题

（1）食管重复畸形主要的征象是什么？

（2）新生儿膈肿块的长轴食管一致时，一般常见于哪一侧？

医学影像学医师的责任

（1）确认是否存在后纵隔肿块。

（2）肿块的长轴是否与食管一致。

（3）是否位于右侧？

（4）肿块内部是否为腔状。

（5）囊腔内是否有气体。

（6）是否伴有其他发育畸形？

临床医师需要了解的内容

（1）是否能确定新生儿先天性食管重复畸形？

（2）畸形重复的食管肿块的部位、范围及与脊柱的关系如何？

（3）心肺形态与密度是否正常？

（4）肿块内存在气体或气-液平面吗？

（5）是否发现其他器官或组织结构异常？

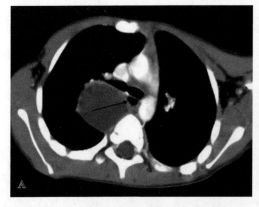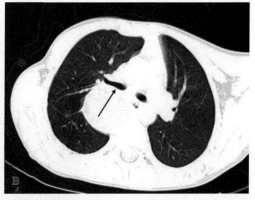

图3-74　A.示脊柱右旁囊性占位，与食管关系密切（箭头）；B.示右主支气管受压向前移位，稍变细（箭头）

4.新生儿胃扭转

▶病例：女婴，出生2天。哭闹不安、呕吐（图3-75）。

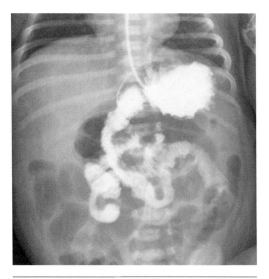

图3-75　器官轴型胃扭转　胃大弯上翻小弯下降，使大弯变成凸面向上弧，小弯变成凹面向下弧；胃黏膜与腹段食管十字交叉；球部倒挂

胃扭转是指胃的部分或全部大小弯位置的交换，大弯在上小弯在下或大弯在右小弯在左，本病虽较少见，但大多数病例于新生儿期发病。胃扭转是新生儿最常见的呕吐原因，多数于生后即开始呕吐，内容物为奶水。

注释

（1）胃扭转的分型：①器官轴型：以贲门-幽门为轴，胃体向上翻转。最常见。②网膜轴型：胃体沿横轴自右向左翻转。③混合型：兼有上述两型不同程度的扭转。

（2）X线检查：由于钡剂不能服下，胃肠X线检查在急性期一般帮助不大。可以酌情选择碘剂行上消化道造影检查。胃肠钡剂检查是慢性胃扭转重要的诊断方法。器官轴型扭转的X线表现有胃大弯、胃小弯倒置和胃底液平面不与胃体相连等。网膜轴型扭转的X线表现为双峰形胃腔，即胃腔有两个液平面，幽门和贲门处在相近平面（图3-76）。

问题

（1）新生儿胃扭转常见类型有哪些？

（2）哪一种类型最常见？

医学影像学医师的责任

（1）是否选择碘剂行上消化道造影

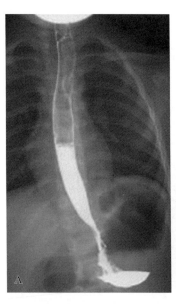

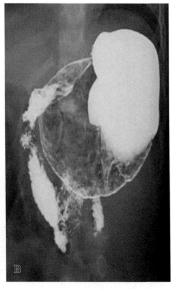

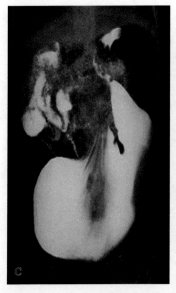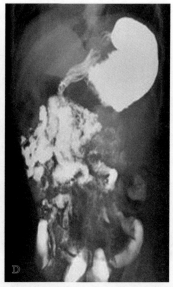

图3-76　网膜轴型胃扭转伴小肠位置异常　A.显示贲门位置过低；B.显示胃底及幽门位置异常，十二指肠环增大；C.为胃内内容物过多，引起的胃体下垂，贲门下移明显，空肠位置位于右侧腹腔；D.空肠大部分位于右腹部

检查。

（2）透视下观察对比剂首的行程，以了解消化道的详细放射学解剖结构。

（3）分析描述新生儿胃扭转的类型与其意义。

（4）是否存在消化道的异常通路或与呼吸道相通。

（5）建议做其他检查吗？目的是什么？

（6）与临床医师沟通胃扭转的类型与程度。

临床医师需要了解的内容

（1）是否存在胃扭转。

（2）是哪一类型的胃扭转？

（3）合并有胃、肠道缺血坏死征象吗？

（4）是否合并有其他畸形？

（5）还需要做其他放射学检查吗？

5.新生儿坏死性肠炎

▶病例：男婴，出生3天。腹胀、呕吐，烦燥不安、哭闹（图3-77）。

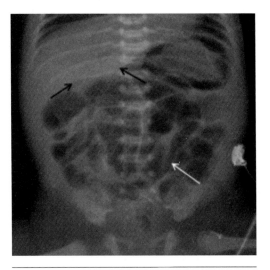

图3-77　坏死性小肠炎　门静脉系统积气（黑色箭头）及肠壁积气（白色箭头）

在早产儿监护室中新生儿坏死性肠炎发病率达8%，近年来有增加的趋势。由于发生肠坏死、肠穿孔的危险很大，故本病最好不进行钡灌肠检查。

X线表现为：肠淤张，胃泡扩张，肠管扩张胀气。肠间隙增厚模糊，如肠管扩张严重，肠间隙增厚也可不明显。肠管内出现液平面，类似肠梗阻，腹腔内渗液出现类似腹膜炎。肠壁积气，呈囊状或环状透亮影。肝静脉、脾静脉、腹膜外积气。肠穿孔、气腹。

问题

（1）新生儿坏死性肠炎的病因与发病机制是什么？

（2）门静脉内是否有积气？意义是什么？

医学影像学医师的责任

（1）本症不宜选择消化道钡剂造影检查。

（2）能诊断新生儿坏死性肠炎的医学影像学表现具备哪几项？

（3）肠间隙增厚模糊的程度如何？

（4）肠壁是否有积气影？其范围如何？

（5）是否存在腹腔内游离气体。

（6）肝静脉系、脾静脉系内是否有积气。

（7）应及时与临床医师沟通。

临床医师需要了解的内容

（1）是否能确定诊断。

（2）是否存在肠壁积气、肝静脉积气、脾静脉积气。

（3）有否腹腔内游离气体。

（4）肠间隙增宽程度。

（5）还需要进行放射学其他检查吗？

（6）有无气-液平面。

6.胎粪性腹膜炎

► 病例：男婴，出生6天。呕吐就诊。

胎儿期肠穿孔、胎粪外溢引起化学性异物性腹膜炎——渗出、粘连、钙化，出生后穿孔仍未闭合者，可发生液气腹继发细菌感染。其X线表现共分三种类型，单纯性腹膜炎、穿孔性腹膜炎、包裹性腹膜炎。钙化灶多为1～2mm细小颗粒，聚集成团，呈草莓形、圆形、不规则形，右下腹多见。大量腹水时钙化散在于全腹各处（图3-78）。

问题

（1）新生儿胎粪性腹膜炎的发生机制。

（2）常见的放射学表现有哪些？其医学意义是什么？

医学影像学医师的责任

（1）全面分析腹部X线片的放射学解剖结构。

（2）有无胃穿孔。

（3）是否存在横贯全腹压的大跨度的液-气平面。

（4）有无软组织肿块影。

（5）有无钙化影？钙化的形态、部位及大小情况。

（6）胃泡影是否存在？胃泡有无扩张？

（7）及时与临床医师沟通急腹症的放射学表现。

临床医师需要了解的内容

（1）有无气腹？程度如何？

（2）腹部有无钙化和软组织肿块。

（3）有无腹膜炎？属于哪一种类型？

（4）还需要做其他的放射学检查吗？目的是什么？

注释

穿孔性液气腹需与新生儿胃穿孔相鉴别。胃穿孔的X线征象：横贯全腹的大气-液平面；胃泡无扩张，无气-液平面；肠管无粘连，腹腔无钙化。

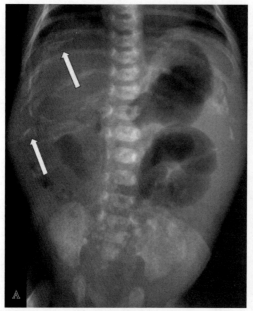
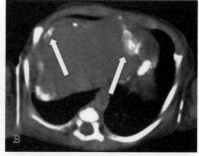
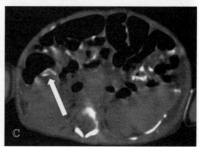

图3-78　A.腹部X线片示肝脏表面、腹腔肠管间隙多发钙化斑，腹部肠管积气；B.腹部CT平扫示肝脏表面多发钙化斑；C.腹腔肠间隙钙化斑

7.新生儿先天性巨结肠

▶病例1：出生5天。哭闹不安，出生后无大便（图3-79）。

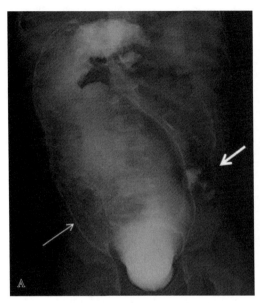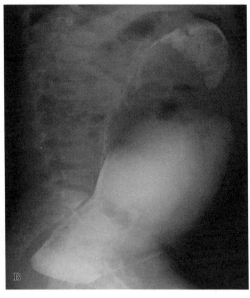

图3-79 超短段先天性巨结肠，病变局限于肛门括约肌部位 A.为扩张的结肠肠管（白色细箭头），远端肠管为正常的肠管（白色粗箭头）；B.为侧位，未见明确痉挛段，可见移行段，其上为扩张段

▶病例2：出生1个月，腹胀，1天一次大便（图3-80）。

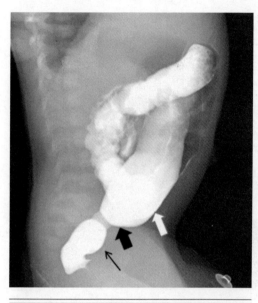

图3-80 常见型先天性巨结肠 图片可见痉挛段（黑色细箭头），移行段（黑色粗箭头）及扩张段（白色粗箭头）

先天性巨结肠是由于肠壁肌间神经丛的神经节细胞缺如所致，直肠或结肠远端的肠管持续痉挛，粪便淤滞于近端结肠，使该肠段肥厚、扩张，是小儿常见的先天性肠道畸形。一般见于足月儿，约80%为男性，新生儿巨结肠占新生儿肠梗阻的20%。

问题

（1）先天性巨结肠的分型；每一类型的典型影像表现。

（2）病变范围及肠壁肥厚，肠管扩张的情况。

（3）是否建议做其他检查。

医学影像学医师的责任

（1）观察乙状结肠至肛管段有无异常痉挛狭窄段，观察近段肠管有无异常狭窄

及炎性改变。

（2）了解造影注意事项。

临床医师需要了解的内容

病变段长度，手术类型，常见并发症。

注释

（1）新生儿先天性巨结肠根据病变长短可分6型。①超短段型：病变于肛门括约肌部位；②短段型：痉挛段上界在S_2平面以下；③常见型：痉挛段上界在乙状结肠交界处；④长段型：痉挛段上界在乙状结肠至升结肠；⑤全结肠型：病变上界达回肠末段；⑥全肠型：病变上界超过回肠末段。

（2）X线表现。结肠梗阻型：结肠胀气较小肠明显。肠淤张型：结肠与小肠内轻度胀气。小肠梗阻型：小肠胀气为主，结肠无气，呈不规则形。腹膜炎型：腹腔内有渗液，可有气腹。

（3）气钡灌肠检查。痉挛段：管径0.5～1.5cm，外廓呈花边状、波浪状或光滑僵直。痉挛段肠管一般不含气。移行段：呈漏斗型（多见）、缩窄型、袖筒状三种。扩张段：肠腔管径可达2.5cm以上，最宽6.2cm。结肠袋缩短。排钡功能减低。肠炎表现，均发生在扩张段，肠黏膜水肿肥厚，溃疡形成，肠壁轮廓模糊，外形僵直，肠腔变窄或不规则。

（4）注意事项：造影前切忌清洁灌肠或给予通便药物，这样可人为地使痉挛段松弛；灌肠时压力不宜过高，速度不宜过快，以免狭窄段被动扩张。诊断明确的病例，检查完毕后应抽出结肠内钡剂，以免造成结肠梗阻；应避免清洁灌肠，迫使钡剂流入小肠内。

8.消化道重复畸形

▶病例1：女童，9岁，间断腹痛半个月，手术显示回肠末端套入盲肠，回盲部肿物位于肠腔内，与肠管共壁，术后病理：肠重复畸形（图3-81）。

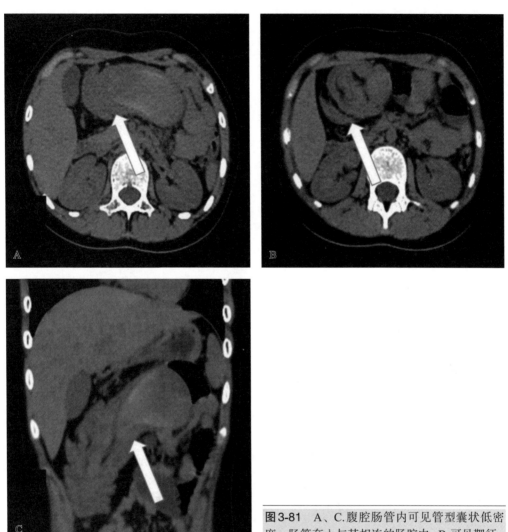

图3-81 A、C.腹腔肠管内可见管型囊状低密度，肠管套入与其相连的肠腔内；B.可见靶征

►病例2：女童，4岁，腹痛就诊。术后病理：胃重复畸形。

消化道重复畸形被认为在胚胎发育过程中第4～8周发生的畸形，病因尚不明确。消化道重复畸形多发生在婴幼儿及学龄前儿童，极少发生在成人，可发生于消化道任何部位，最常发生在小肠和结肠，回肠与回盲部最多，还可以发生在食管、胃、十二指肠和直肠。消化道重复畸形的临床表现因畸形发生的部位、大小及黏膜类型而各异，患者可以无任何症状，也可以因腹痛、呕吐、便血、发热等症状就诊，术前误诊率高。

问题

（1）消化道重复畸形的分型？典型影像表现有哪些？

（2）常用重建技术有哪些？

医学影像学医师的责任

（1）准确描述病变位置。

（2）病变与邻近结构关系。

（3）有无并发症。

临床医师需要了解的内容

（1）病变部位，采用何种检查方法。

（2）掌握手术适应证的影像学依据有哪些？

（3）急症手术需要解决哪方面的问题？

注释

消化道重复畸形根据其形态和位置分为肠内囊肿型、肠外囊肿型、管型及胸内型，其中肠外囊肿型最多见。囊肿型消化道重复畸形CT平扫表现多为腹腔内与肠管关系密切的囊状、单房的低密度肿块，边界清楚，呈圆形或类圆形，多与肠管不通。增强扫描示囊壁可均匀强化，囊内无强化，部分囊壁局部或全部层面显示内层为水肿的黏膜和黏液的低密度环，外层为完整肌层构成的略高密度环，即"晕轮征"。部分囊腔内或囊壁也可出现钙化，为壁层坏死或腔内液体淤积所致。压迫囊肿后扫描，其位置可发生一定的变化。管状型消化道重复畸形，CT平扫表现为附着于肠系膜侧缘管状结构，与主肠管并列而行，呈双腔管道，多在远端与主肠管可有相通，可单开口或双开口。增强扫描示囊壁也可均匀强化，囊内无强化。利用MPR、MIP及CTA后处理技术，能较好地显示病灶部位、范围与程度，较易明确肿块病理解剖与分型，其与邻近胃肠道是否相通，病灶血供情况与伴发的其他畸形。

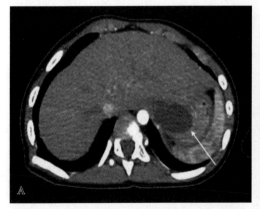
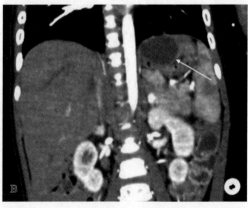

图3-82　A.示胃贲门小弯侧囊状低密度影，与胃壁关系密切，胃壁受压改变；B.冠状位显示胃壁受压

9. 小左结肠综合征

▶病例：男婴，出生5小时，34周早产，母亲为糖尿病患者，患儿肛门闭锁，术中示左侧结肠脾曲远端降结肠扩张，其内充满胎便（图3-83）。

本病发病率较低，其主要临床特点为便秘腹胀和胎粪性肠梗阻，先天性巨结肠。多见于成熟儿，其母常有糖尿病史。左半结肠管腔细小呈现无力蠕动的收缩状态，故可引起胎粪性便秘或肠梗阻，而使左侧横结肠至盲肠呈现扩张状态；其他系统很少并发先天性畸形。放射学检查技术仍首选立位腹部X线片，CT检查能显示更多的解剖学信息。

X线所见：小左结肠，脾曲以上结肠扩张，小结肠的壁光滑，无锯齿状改变。钡检查以后临床症状有改善。本病可能是由于神经丛不成熟所致，与先天性巨结肠不易鉴别。

问题

（1）小左结肠综合征的发病机制是什么？

（2）小左结肠综合征主要包括哪些内容？

（3）放射学检查能帮助发现哪些情况？

医学影像学医师的责任

（1）指导和拍摄良好的腹部立位X线摄片。

（2）是否具有腹膜腔内钙化。

（3）结肠是否扩张，扩张的程度、位置。

（4）是否存在肠梗阻？梗阻部位在哪里？

（5）有无其他急腹症征象。

（6）细小的结肠发生在哪一程结肠？范围有多长？肠壁是否光滑？

临床医师需要了解的内容

（1）是否在诊断小左结肠综合征。

（2）肠梗阻的程度与梗阻位置。

（3）能除外先天性巨结肠吗？

（4）还需要加做CT检查吗？

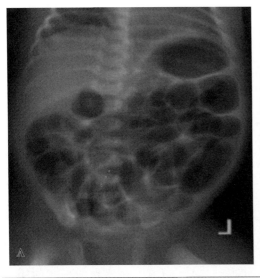
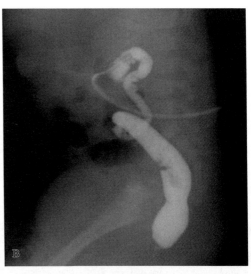

图3-83 A.示腹腔肠管扩张积气，盆腔无气体影；B.经瘘口造影示结肠近端细小，远端突然扩张

第4章

四肢、脊柱影像危急值

第一节　X线图像阅读

一、骨与关节正常X线报告描述的基础知识

1.四肢长骨的描述

（1）骨膜：由结缔组织组成，正常X线下不显影。

（2）骨皮质：由致密的硬密骨质所构成，X线表现为密度均匀呈一片浓白阴影，在骨干的中部最厚，至骨端时仅为一菲薄骨层。骨皮质内缘与骨松质相接，外缘光滑，在肌肉、肌腱附着处可呈凹凸不平或有隆凸。

（3）骨松质：骨质排列呈纵横交错的骨纹，由骨小梁和其间的骨髓间隙构成，密度比骨皮质低。

（4）骨髓腔：X线表现为无结构的透明腔。在骨松质内，于长骨骨干中段显示最清楚。

（5）骨髓X线表现：骨化中心的影像密度与骨松质结构相同，呈圆形或椭圆形。生长发育期的长骨两端附有骨髓，该骨器决定骨长径的生长，是由骨化中心和其周围的软骨所构成。

（6）骨骺线：X线表现为一透明带，而且，随年龄增长透明带逐渐变薄，最后仅留下致密横行线称为骨骺线。骨髓与骨干结合前，其骨干两端称干骺端。骨骺与干骺端之间的软骨称骨骺软骨。

2.四肢骨关节的描述　骨关节由两骨的骨端构成，包括关节腔、关节面、滑膜及韧带。

X线影像上每个关节都显示一个较为透明的关节间隙，该间隙不等于解剖学上的关节腔。它包括关节软骨。其关节间隙宽度又视不同年龄及部位而异，如婴幼儿关节间隙比较宽，老年人则由于软骨的退化而变狭窄。

3.脊柱的描述　脊柱通常由七个颈椎、十二个胸椎、五个腰椎、五个骶椎、四个尾椎组成。除寰椎外，每个脊椎分椎体与椎弓。椎体主要由骨松质组成。椎弓由两个椎弓根和两个椎板组成，椎板在后方联合成为棘突，椎弓两侧有横突和上下关节突。椎体之间的椎间隙，内含纤维软骨和弹性髓核，又称为椎间盘。正位X线摄片可见脊柱成一直线，棘突与椎体相叠呈水滴状，两侧为横突。侧位X线摄片可见脊柱有四个生理弯度，颈椎向前，胸椎向后，腰椎向前，骶尾椎向后，椎体呈矩形。

正常脊柱X线片应注意：脊柱的曲

度，椎体的形态、轮廓、骨质的密度，椎间隙的改变，骨小梁的情况，椎弓根是否对称及其形态大小的改变，椎弓根之间距离的测量，椎体附件与小关节的情况，脊柱的排列稳定性，侧位及斜位片所见椎间孔大小及其骨结构等的改变。要应用对称与不对称理论和比较的方法读片和分析图像。

二、骨与关节异常X线报告描述的基础知识

1.骨质疏松的描述　骨的成分减少但是含钙量仍正常。X线表现为骨小梁排列稀疏而少，严重者其密度几乎与软组织相似，骨皮质变薄。

骨质疏松常按其疏松范围分局限性和广泛性（也有区域性和全身性之分）。广泛性者常见于老年人、绝经后妇女、营养不良、代谢障碍及内分泌失调等患者，一般以脊椎表现较为明显。

2.骨质软化的描述　骨的有机成分不减，而含钙量减少。由于缺乏维生素D，骨内出现骨样组织，但不能钙化或钙化不足，使骨骼失去正常硬度而软化。X线表现骨质密度减低，骨小梁模糊变细且稀疏。常见于佝偻病及骨质软化症。因含钙量减少，支重骨骼发生弯曲变形，如骨盆内凹，椎体呈双凹形，膝内翻或膝外翻等。

3.骨质破坏的描述　骨质破坏是因正常骨结构被吸收溶解，被病理肉芽组织、脓液或肿瘤所代替。X线表现为密度减低的缺损，缺损的边缘根据不同病理性质可以规则或不规则。边缘清楚一般表示为良性病变。边缘不规则表示为炎症和恶性病变，常见于结核、急性及亚急性化脓性骨

髓炎、骨囊肿和骨肿瘤等。

4.骨质增生或硬化的描述　骨质增生或硬化是由于感染、肿瘤及其他疾病引起的新骨增生，或钙盐沉着过多所致的单位体积内的骨量增加。X线表现为骨质密度增高而且致密，骨皮质增厚骨小梁变粗，骨髓腔变窄或消失。

5.死骨的描述　死骨是指某一部分骨骼因炎症使血液供应中断而坏死脱掉的骨片。可为小块或大块，前者多见于结核，后者见于慢性骨髓炎。X线表现为密度增高的片状或条状影，周围透光区为无效腔。

6.骨膜增生（又称为骨膜反应）的描述　骨膜反应的轻重与病变部位有关。一般骨干病变反应明显，干骺端病变反应轻微。主要由于慢性刺激，如外伤、感染、肿瘤或附近软组织病变等引起骨膜增生骨化。骨膜反应有多种形态。

（1）线型：X线表现为骨皮质表面平行的线条状影，多见于急性炎症早期时。

（2）分层型：X线表现为多层线状影似葱皮样，多见于炎症或恶性肿瘤。

（3）花边型：X线表现为不规则隆起在骨干上的骨膜新骨，多见于慢性感染。

（4）放射型（或称为垂直针型）：X线表现为增生骨膜与骨皮质表面垂直，或伸入附近组织内，多见于骨肉瘤、脑膜瘤、血管瘤等。

7.骨质断裂的描述　指骨骼结构中断。

（1）横断骨折：X线表现为骨折线常与骨干纵轴接近于垂直。

（2）斜行骨折：X线表现为骨折线常与骨干纵轴呈一定角度。

（3）粉碎骨折：X线表现为骨折片碎成3块以上，多由直接暴力所致。

（4）"T"或"Y"形骨折：常发生于长骨。

（5）撕脱骨折：由于肌肉急剧而不协调的收缩或韧带突然紧张所致，X线表现骨折线为横行并伴有移位。

（6）裂纹骨折：X线表现为骨质发生裂隙，骨折处无移位。

（7）嵌入骨折（又称为嵌顿骨折）：X线表现为骨折两端互相嵌入常有成角现象。

（8）螺旋形骨折：X线表现为骨折呈螺旋状，常因扭力外伤引起。

（9）青枝骨折：为骨皮质部分断裂，常有成角或骨皮质皱褶屈曲，多见于儿童。

（10）骨骺分离：在青少年期，骨髓未融合之前发生外伤时，X线常表现为骨骺分离，可伴有小片撕裂。

（11）凹陷骨折：X线表现为骨折片下凹，多见于颅骨骨折，常由直接暴力所致。骨折凹陷深度超过0.5cm时均应手术复位。

（12）压缩骨折：X线表现为骨体积缩小，骨小梁互相交错嵌顿。常见于椎体、跟骨等骨松质骨折，多由垂直暴力引起压缩。

8.病理性骨折的描述　X线表现骨折断端模糊，周围骨质有破坏。

9.假性骨折的描述　X线表现为边缘不太锐利的透明带，类似骨折线。常见于佝偻病及软骨病等，由于骨骼病变影响，代谢不平衡，过多的骨样组织代替了骨组织。

10.疲劳性骨折的描述　X线表现常见第2、第3跖骨有骨折线，一般不引起疼痛，有时甚至直到骨痂形成隆凸才被注意。

11.骨折移位的描述　骨折移位的判定是根据远端的偏移方向。正位X线片可见向内或向外移位。侧位X线片可见向前或向后移位。脊椎骨折错位的判断是根据颅端脊椎段移位方向。

骨折成角畸形：X线表现骨折两断端相交成角。如股骨颈内收型骨折，可构成向外凸出成角。外展型则构成向内侧凸出成角。

12.骨折对位良好的描述　一般指骨折整复后X线复查时骨的两断端对合面积达2/3以上者。

13.骨折对线良好　X线表现为骨折两断段的纵轴平行而无成角畸形。

14.骨折愈合的描述　X线表现为骨折两断端之间或其周围有骨痂形成，骨折线变得模糊或消失。

15.骨折延迟愈合的描述　骨折延迟愈合指骨折经处理后，在预定的时间内X线表现为骨折线迟迟不消失，但断端无硬化现象。常见原因为骨折对位不良，固定不佳，局部供血不好，并发感染及全身营养代谢障碍引起。

16.骨折不愈合的描述　X线表现为骨折线影增宽，断端面光滑，骨质呈硬化密度增高改变，甚至形成假关节。

17.关节肿胀的描述　X线显示为关节间隙增宽，密度增加。常见于早期结核及类风湿关节炎，如为关节周围软组织肿胀则关节间隙在正常范围。

18.关节破坏的描述　X线表现为关节间隙变窄，关节面模糊缺损，骨质疏松等。常见原因为各种急性、慢性关节病变。良、恶性肿瘤一般均不引起关节破坏。

19.关节退行性改变的描述　关节退行性改变指关节软骨局部坏死变性、反应性纤维变性及软骨细胞增生骨化，关节囊韧带钙化。X线表现为关节间隙变窄，关节面凹凸不平、边缘硬化、关节边缘骨质呈唇状骨质增生，有时还可见韧带钙化。

20.扁平髋（又称为股骨头骨骺骨软骨炎）的描述 扁平髋病理是由于外伤使局部血液供应障碍、股骨头发生变性而致骨骺部无菌性坏死。多在5～10岁发病，主要症状为跛行及患侧关节隐痛。X线表现为股骨头骨骺呈不规则分节状，股骨头呈茸状，股骨颈粗而短，髋臼变浅，常伴有半脱位。

21.骨性关节强直的描述 X线表现为关节间隙消失，关节面骨性融合，骨小梁跨过关节。多见于化脓性关节炎及类风湿关节炎等。

22.关节脱位的描述 X线表现为组成关节的两个骨端脱离正常位置。分先天性脱位（常见于髋关节），外伤性脱位（常见于各种关节），病理性脱位（常是结核和化脓性关节炎的并发症）。

23.半月板撕裂的描述 膝关节内、外两个半月软骨板，简称半月板。有时在X线摄片时能发现半月板撕裂的间接征象。在膝关节空气及碘油造影或CT和MRI图像中，可显示撕裂的裂隙，致半月板轮廓不连续，半月板变形。

24.盘状半月板的描述 盘状半月板为半月板的先天性异常，多发生在外侧。造影或CT检查时可见不规则的半月板，较正常大而厚，其尖端可超过正常范围。临床上常有关节弹拨、绞锁及不稳定感，股四头肌萎缩，关节运动受限。因盘状半月板容易发生撕裂，故常为半月板损伤的并发症。

25.关节内的游离体（关节鼠）的描述 关节内的游离体可为外伤、关节内炎症或肿瘤所产生。钙化性游离体，在X线片上显示为圆形、卵圆形或不规则的小骨影。非钙化性游离体需通过造影检查，可见关节腔中有大小不等、多少不一的密度增高影，可游离移动或粘连固定。钙化性与非钙化性游离体可同时存在。

26.脊椎发育异常的描述
（1）隐性脊椎裂：X线表现为椎弓融合不良或不融合，在棘突区产生不同程度的裂隙或缺损，其缺口常为纤维组织填补，一般涉及骨结构而无临床症状，常见于腰椎下部和骶骨上部。

（2）真性脊椎裂：除棘突区产生裂隙外，并伴有脊膜或脊髓膨出。典型X线征象为椎弓分裂的后方，有边缘清楚的圆形或椭圆形软组织影，随呼吸和啼哭而改变大小。

（3）脊椎滑脱（脊椎前移症）：为先天性椎弓峡部裂，在外伤或身体重力的作用下，使上方椎体逐渐向前滑移，多见于成人。常发生在L_5或L_4。X线检查以斜位片显示最清楚（即腰椎45°斜位片）。

（4）腰椎骶化：X线表现为L_5部分或全部与骶骨融合。一侧性可由于横突呈翼状增大，而形成假关节。

（5）骶椎腰化：X线表现为S_1分节形成腰椎状，可见六个腰椎。

27.颈椎寰枢椎关节间隙增宽的描述 颈椎寰枢椎关节间隙增宽为寰枢椎脱位的一种表现，主要反映在侧位X线摄片上，即寰椎前弓的后缘与齿状突前缘的关节间隙增宽。

28.平腰侧弯畸形的描述 X线表现为腰椎正常生理前凸消失及腰椎顺列改变，向侧方弯曲。常见原因为椎间盘脱出所致。

29.许莫（shmor）结节的描述 许莫（shmor）结节是由腰椎间盘软骨板破裂，

中央的髓核突向椎体产生局部压迫所致。X线表现为椎体上缘或下缘出现半圆形边缘清楚的压迹。此征象在X线平片、CT及MRI上能清晰显示。

30.脊椎呈不稳固征象的描述 脊椎不稳固是软组织松弛的结果，主要为椎间小关节和纵韧带的松弛。X线侧位像或MRI矢状面图像上可见椎体后缘顺列在两个椎体间有前后移位现象，导致椎管变形。常见椎间盘突出症或外伤后。

31.椎体骨质呈唇样增生的描述 椎体骨质呈唇样增生是指椎间盘退行性变引起椎体软骨增生和韧带附着处骨化而形成的骨性凸起。多见于椎体两侧缘及前缘。影像学表现通常报告为肥大性脊椎炎、脊椎退行性改变等。

32.青春期驼背症也称休曼（Scheuermann）病的描述 驼背症是指椎体骺板骨软骨炎，其病理为椎体骨骺软骨板遭受损伤、局部缺血坏死所致。由于骨筋板坏死和椎体的负荷关系，使椎体变为楔形且后突。驼背、背痛为常见临床表现X线表现为后突圆驼状（弓状），以T_8、T_9、T_{10}较为多见。

33.脊柱呈竹节状的描述 正位X线摄像呈竹节状，椎旁韧带钙化，使脊柱强直且相对的固定。由于椎间盘的纤维软骨环钙化及骨化，于两个椎体之间形成骨桥。常见于类风湿脊椎炎。在X线片、CT矢状/冠状重组图像或MRI矢状位图像上均能很清楚显示。

34.脊椎后凸成角的描述 X线表现为以病变为中心的椎体互相嵌入融合，椎间盘破坏，受重力关系椎体呈楔形或扁平形、椎间隙消失。常见于结核。

35.骨气鼓的描述 X线片及CT表现为髓腔内骨质破坏，呈囊样透光区，使骨干膨大，骨皮质变薄，称为"骨气鼓"。常见于短骨结核，常为多发性，发生在10岁以下儿童。

36.局限性骨脓肿（又称Brodie's脓肿）的描述 局限性骨脓肿是慢性骨髓炎的一种特殊类型。多发生在长骨两端，为低毒感染。X线表现为长骨干骺端的中央部分显示圆形或卵圆形的密度减低的骨质破坏区，破坏区边缘整齐，有密度高的骨质反应硬化带，其内部一般无死骨。

37.硬化性骨髓炎（又称伽脱骨髓炎）的描述 硬化性骨髓炎为一种低毒感染所致的以骨质硬化为主的慢性骨髓炎。X线表现为骨皮质增厚，骨髓腔变窄或消失，骨干局部增粗呈梭形，边缘光滑、软组织多无肿胀。

38.截肢残端骨髓炎的描述 X线表现骨质疏松，残端骨质破坏，骨膜增生，可有死骨或窦道发生，软组织中有透光气影。

39.弗兰克白线（Fruenke线）的描述 X线表现为长骨干骺端临时钙化带，由于钙质不断沉积而显示为一条增宽致密的白色带状影，称为弗兰克白线。常见于坏血病。由维生素C缺乏所致，多见于幼儿。

40.皮尔坎（Pcekan）征（又称"侧刺"）的描述 X线主要表现为干骺端侧缘向两旁凸出形成骨刺，但无杯口状凹陷。这种征象是由骨膜下出血形成的新生骨所致，为坏血病的表现。

41.坏血病线的描述 X线表现为在增厚的临时钙化带下方，干骺侧有一条透明带。透明带愈宽，表示病程愈久。由于此时骨质脆弱，容易发生骨折或骨髓移位。

42.韦伯格（Wimberger）征（又称骨髓环）的描述 韦伯格（Wimberger）征

为坏血病的X线表现。X线表现为在骨髓的中心因含钙量极少而呈透明区，其边缘可见一硬化圈，形似一小环。多见于腕骨、跟骨和距骨。

43."O"形及"X"形腿的描述 "O"形及"X"形腿由于佝偻病时骨质软化，造成长骨弯曲变形，以撑重的下肢明显，是佝偻病愈合后遗症的X线表现。X线表现为两下肢膝内翻或外翻，胫骨内或外侧骨皮质增厚。

44.铅线的描述 X线检查主要用于婴幼儿，可见于儿童长骨干骺端（先期钙化带）呈现一条密度增高、横贯、边缘规则的线状或带状影，为慢性铅中毒铅储留所致。以腕关节最多见，其次为肘关节、距小腿关节、膝关节，髋和肩关节较少。铅线也可在扁骨出现。

45.磷线（或称为磷带）的描述 磷线为慢性磷中毒的骨骼改变。慢性磷中毒主要见于骨骼系统。X线表现在生产期的长骨，于干骺端可见密度增加的粗线带即磷带，它由一束横的增厚的骨纹所组成。

46.氟骨症的描述 X线表现为均匀的骨密度增高，骨小梁增粗模糊呈网眼状交叉，皮质增厚，骨髓腔变窄，肌腱附着处及韧带常有钙化。

47.栅栏征的描述 X线表现为椎体上下凹变平，骨松质结构消失，代之以增粗的骨纹理互相平行或扭曲排列，其内有纵形条状密度减低影，形似栅栏，椎体外形可保持正常。常见于成人脊椎骨血管瘤。

48.骨针征的描述 骨针征的病理为位于肿瘤表面的骨小梁增粗呈放射状排列，在颅骨，增粗的骨小梁则与颅板垂直，在其他部位则为一局限性透光区，其可见到增粗的骨小梁自中心向周围辐射，

形似骨针样改变。X线表现为骨的某一部位出现骨针征。常见成人扁骨如颅骨、髂骨等部位的骨血管瘤。

49.皂泡样征的描述 X线表现可见骨呈皂泡样改变。为骨小梁形成的骨性间隔，互相交叉而成的分房样改变。多见于生长缓慢的肿瘤，如巨细胞瘤、血管瘤、纤维瘤、内生软骨瘤及骨纤维结构不良等。

50.袖口征［又名柯特曼（Codman）三角］的描述 骨肿瘤突破骨皮质而形成软组织肿块的邻近部位，该处骨膜反应增生迅速，新骨生成较多，形成三角形似袖口状，而称为袖口征。

51.穿凿状或鼠咬样缺损的描述 X线表现为骨质不同程度的破坏。主要为溶骨性破坏，破坏灶大小不一，破坏区边缘清楚锐利。常见于多发性骨髓瘤、黄色瘤、溶骨性转移瘤等。

52.溶骨型骨肉瘤的描述 X线显示骨髓腔破坏，病变偏于干骺部一侧，呈不规则骨质破坏，边缘极不清楚，骨膜反应少。

53.硬化型骨肉瘤的描述 X线显示髓腔硬化，骨膜增生明显，呈放射状改变，由于供应肿瘤的大量微血管垂直骨干，血管周围形成瘤骨小梁，形似针状或放射状。

54.混合型骨肉瘤的描述 X线表现为肿瘤内兼有硬化和溶骨性改变，且以后者为主。以骨膜增生和新骨形成为其病理特点。

55.椎管内肿瘤X线片的表现 椎管内肿瘤可分为髓内型和髓外型。引起椎管变化时，在X线片上可有下列表现：椎弓变形和骨质破坏，椎弓根间距离增大，椎间孔扩大，椎体后缘可吸收前凹，椎间隙

一般正常，椎板可变薄，少数可见椎管内发生钙化及可伴有脊柱生理曲度的异常改变等。

第二节　CT图像阅读

一、颈椎CT图像阅读

重要的测量数据

1. 齿状突前间隙的前后径

$*<2mm$。

2. 矢状径

$*C_1 \geqslant 21mm$。

$*C_2 \geqslant 20mm$。

$*C_3 \geqslant 17mm$。

$*C_4 \sim C_7 = 14mm$。

3. 椎管的宽度

*椎弓根水平椎管横径$>20 \sim 21mm$。

4. 脊髓宽度

*矢状面$>6 \sim 7mm$。

二、胸椎CT图像阅读

重要的测量数据

1. 椎管的宽度

*椎弓根水平椎管横径大于20mm。

2. 椎管的矢状径

$*T_1 \sim T_{11} = 13 \sim 14mm$，$T_{12} = 15mm$。

3. jones-thomson比率 （$= A \times B/C \times D$）；

*0.22 ~ 0.5为正常（<0.22为椎管狭窄）。

4. 椎间隙的宽度

*在T_1处最小。

$*T_6 \sim T_{11}$: 4 ~ 5mm。

*在$T_{11} \sim T_{12}$处最大。

三、腰椎CT图像阅读

重要的测量数据

1. 腰骶角（S_1/横断面）

$*26° \sim 57°$。

2. 椎间隙宽度或腰椎间盘高度

*8 ~ 12mm，从L_1到$L_{4、5}$递增，从L_5/S_1递减。

3. 椎管宽度

*椎弓根水平之椎管横径：$L_1 \sim L_4$大于20mm，$L_5 > 24mm$。

4. 矢状径

*16 ~ 18mm（简易公式：至少15mm；11 ~ 15mm＝相对狭窄，小于10mm＝绝对狭窄）。

5. jones-thomson比率 （$= A \times B/C \times D$）

*在0.22 ~ 0.5为正常（<0.22为椎管狭窄）。

6. 侧隐窝（矢状径）

$*>4mm$。

7. 黄韧带

*宽度<6mm。

8. 椎间盘CT值

*70Hu±5Hu。

注释

CT图像上，诊断黄韧带肥厚应结合临床资料，某些病例的小关节增生，可以向椎管内隆突，把黄韧带顶向前方，也表现为黄韧带增厚。

第三节　MRI图像阅读

一、颈椎MRI图像阅读

重要的测量数据

1. 寰枢间隙

（1）矢状面：1 ~ 3mm（儿童为

5mm）。

（2）冠状和轴面：齿状突居中。

2. 颅椎角（基底线和C_2后缘切线形成的角度）

*正常范围是150°（关节弯曲）到180°（伸展）（脊髓压迫时小于150°）。

3. 硬腭枕大孔线（Chamberlain's线）：硬腭后缘和枕骨大孔后缘的连线

*齿状突顶部线不超过该线1mm±6.6mm。

4. 咽后间隙

*7mm（C_2的水平）。

5. 脊髓的宽度

*矢状面＞6mm。

6. 矢状径

*$C_1 \geqslant 21$mm。

*$C_2 \geqslant 20$mm。

*$C_3 \geqslant 17$mm。

*$C_4 \sim C_7 = 14$mm。

7. 椎间隙高度

*$C_2 < C_3 < C_4 < C_5 < C_6 \geqslant C_7$。

8. 气管后间隙

*为22mm（C_6水平）。

9. 齿突前间隙的前后径

*＜2mm。

10. 椎管的宽度

*椎弓根水平的横径＞20mm。

二、胸椎MRI图像阅读

重要的测量数据

1. 脊柱后凸的角度

*T_3和T_{11}的椎体终板的平行线形成的角度＝25°。

椎管宽度：

2. 椎弓根水平横径

*＞20mm。

3. 矢状径

*$T_1 \sim T_{11} = 13 \sim 14$mm。

*$T_{12} = 15$mm。

4. 椎间盘间隙的宽度

*在T_1处最小。

*$T_6 \sim T_{11}$：$4 \sim 5$mm。

*在$T_{11} \sim T_{12}$处最大。

三、腰椎MRI图像阅读

重要的测量数据

1. 椎间隙宽度和腰椎间盘高度

*$8 \sim 12$mm。

*从L_1到$L_{4/5}$递增。

*从L_5/S_1递减，但可能与$L_{4、5}$相同或更大。

2. 脊柱前凸

*通过L_3中心的垂线应该与S_1交叉。

3. 腰骶角（S_1/横断面）＝26°$\sim$57°。

4. 椎管的宽度：矢状径

*$16 \sim 18$mm（简易公式：不少于15mm；$11 \sim 15$mm＝相对性狭窄，小于10mm＝绝对性狭窄）。

5. 椎管的宽度：横径（椎弓根水平）

*$L_1 \sim L_4$：＞20mm。

*L_5：24mm。

6. Jones-Thomson比率 （＝A×B/C×D）。

*在1/4.5和1/2之间＝正常（分母＞4.5则为椎管狭窄）。

7. 侧隐窝（矢状径）

*＞$4 \sim 5$mm。

8. 黄韧带

*宽度＜6mm。

四、颞下颌关节MRI图像阅读

重要的测量数据

后韧带

*息止颌位时，在11：00 ～ 12：00位置之间。

五、肩关节MRI图像阅读

重要的测量数据

1.关节盂的角度

*约后倾5°（也就是关节盂和垂直于肩胛骨长轴之间的角度，稍开口向后，但变化的范围很大）。

2.关节间隙

*肩关节：＜6mm。

3.肩锁关节

*宽度＜1cm。

4.肩峰上斜角（斜矢状面图像）

*10° ～ 40°。

5.二头肌腱的直径

*4 ～ 6mm。

6.肱二头肌沟

*宽度：7 ～ 9mm。

*深度：4 ～ 7mm。

肱二头肌沟起始于肱骨头的顶端下方至少20mm处（这可将肱二头肌沟与Hill-Sachs病变鉴别开，后者出现在较高水平）。

六、肘关节MRI图像阅读

重要的测量数据

1.肘的提携角

*162°。

2.滑车轴与尺骨轴的角度

*79°。

3.滑车轴与肱骨轴的角度

*83°。

七、腕关节MRI图像阅读

重要的测量数据

1.桡腕角

（1）冠状位：10° ～ 30°。

（2）侧位：10° ～ 15°。

2.尺骨盘（三角形）或三角形的纤维软骨复合体（TFC）

*最大的厚度：16cm±0.5cm。

3.月状骨相对于长轴的倾角（侧面观）

*0° ～ 30°。

4.手舟骨相对于长轴的倾角：（矢状观）

*30° ～ 60°。

5.关节间隙

（1）桡尺远侧关节：约3mm。

（2）其他关节：约2mm。

6.桡尺远侧的长度关系

*1 ～ 5mm。

*＞5mm为尺骨缩短。

*＜1mm为尺骨增长。

7.通过尺桡骨切迹角的切线，以及通过尺骨远端的近三角形交叉点的基底部做切线。做这些切线的垂直线，测量它们之间的角度

在中立位15° ～ 45°，在旋后位约100°。要与对侧相比较。

八、髋关节MRI图像阅读

重要的测量数据

1.Wiberg中心-边缘角

*26° ～ 30°。

2. CCD 角

*125°～135°。

3. 髋臼顶的倾角

*＜10°。

4. 被髋臼覆盖的股骨头

*约占关节面的70%。

九、骶髂关节MRI图像阅读

重要的测量数据

1. 腰骶角（S_1/水平横断面）

*26°～57°。

2. 骶骨和尾骨之间的角度

*前角10°～30°（矢状位图像，变异较大）。

3. 关节间隙的宽度

*4～5mm。

4. 关节软骨

（1）骶骨：3mm。

（2）髂骨：1mm。

十、膝关节MRI图像阅读

重要的测量数据

髌骨形状：Wiberg分型Ⅰ～Ⅳ。位置：居于中心。

1. 髌骨倾斜角　由平行于髌骨关节面的切线和平行于股骨内、外侧髁后面的连线组成（可能出现在不同水平的断面上）。

*＞8°。

2. 髌骨适合角　由沟角的角分线和沟角顶与髌骨下极连线组成。

*6°～-6°。

3. 沟角　横断面上，自股骨髁间沟的最低点分别向内外髁的最高点画两条线，其夹角称为沟角。

*135°～145°（平均约138°）。

4. 髌骨外移度

*＜5%（经股骨内髁最高点做股骨内外髁最高点连线的垂直线，该垂线与髌骨内缘的夹角）。

5. 髌韧带

（1）长度：3.5～5.5cm。

（2）宽度：2.5～3cm。

（3）厚度：7mm。

6. 髌骨高度与髌韧带长度的比＝0.8～1.2（＞1.2髌骨高位）

7. 软骨

（1）髌骨：（3～4）±1mm。

（2）股骨髁和胫骨平台：约（2.2±0.6）mm。

8. 前交叉韧带

*长度：约38mm。

*宽度：约11mm。

（1）由胫骨平台的切线和前交叉韧带的前表面构成的角度：55°。

（2）由Blumensaat's线（虚线）和前交叉韧带前表面构成的角度：1.6°。

（3）后交叉韧带的角度：约123°（异常约106°）。

（4）后交叉韧带的线应该与股骨末端相交。

异常的（3）和（4）是前交叉韧带断裂的间接征象。

9. 后交叉韧带

*长度：约38mm。

*宽度：约18mm。

十一、距小腿关节和距下关节MRI图像阅读

重要的测量数据

位置：半冠状位图像。

1. 跟骨外翻角　由距骨轴（距小腿关

节角中点和距下关节面的连线）与跟骨轴组成（连接距下关节角中点和跟骨最狭窄部的平行线的线）。

*约0°±10°。

2.支持角　由后外侧关节面的角和支持组织的连线与支持组织和跟骨结节内侧的切线的垂线组成。

*18°～28°。

轴位图像：首先出现距骨外侧层面以上4cm处获得的图像。

3.足底的跟距角　由距骨后侧关节面的侧角和内侧关节面的内角的连线与跟骨关节面的中点和通过跟骨尾部1/3的平行线的中点的连线组成。

*60°～70°。

4.跟骰角　骰骨的纵轴和跟骨之间的角度。

*20°～35°。

5.足弓角　跟骨下缘的切线和足底软组织之间的夹角。

*20°～30°。

6.跟腱

*前后径＜6mm。

7.侧韧带

*距腓前韧带和跟腓韧带的宽度：2～3mm。

*在第1和第2跖骨纵轴之间的角度＝7.4°±2.6°（＞9°将被疑为踇趾外翻）。

*跟骨与距骨的关系：1.8～2.1。

8.跟距角　由连接跟结节的后上缘和前上缘线与穿过载距突的线组成。

*20°～40°（表示跟骨完整）。

附（一）：骨肿瘤MRI表现

1.骨样骨瘤　发生率占良性骨肿瘤的12%左右。

T_1WI：病灶呈等信号，其信号强度类似于肌肉信号。

T_2WI：为稍高或高信号。

伴有较广泛的骨髓水肿，表现为高信号。

发生在骨关节内时，病变可同时伴有滑膜炎和关节腔积液。

有强化表现。

2.骨母细胞瘤　发病率占所有骨良性肿瘤的3%左右。

T_1WI：等或稍低信号。

T_2WI：为以高信号为主的混杂信号。

瘤内有钙化和骨化。

少量可有出血。

可伴有线样低信号的间隔。

瘤周有低信号的包壳。

肿瘤有明显强化。

伴有骨膜反应和软组织肿块时，提示恶性变。

3.内生软骨瘤　发生在指骨者最多见。

T_1WI：低至中等信号，信号不均匀。

T_2WI：高信号，某些病例表现为不均匀高信号。

4.骨软骨瘤　是最常见的良性骨肿瘤，占所有骨肿瘤的12%左右。可发生在软骨内骨化的任何骨骼。

T_1WI：软骨帽呈低信号。

T_2WI：软骨帽呈高信号。

脂肪抑制T_2WI序列：软骨帽呈高信号。

钙化软骨：长T_1，短T_2信号。

5.骨纤维异常增殖症　是一种常见的发育异常，累及干骺端，但不侵犯骨骺。

T_1WI：磨玻璃样均匀的低或中等信号。

T_2WI：磨玻璃样较均匀的中等信号或稍高信号（后者少见）。

6.单纯性骨囊肿　病灶多位于软骨下，邻近关节，病灶边缘有硬化，可有骨皮质断裂。

T_1WI：均匀的低信号。

T_2WI：均匀的高信号。

有边缘环形钙化，病灶与关节相通。

7. 巨细胞瘤

T_1WI：表现为低至中等信号强度（即从黑色至灰色）。

T_2WI：高信号。

注释

巨细胞瘤因瘤内病理组织成分不同，其MRI信号也不同，大多数病例表现为混杂信号。瘤内的骨皮质样分隔，表现为长T_1，短T_2信号（黑色）。

病灶周围多有低信号的包膜包绕，病灶内表现为多结节状长T_1长T_2信号影，间有不规则的等或低信号影。瘤内有液-液平面，囊壁和炎性组织可有中、轻度强化。

8. 骨肉瘤　是少儿与青年最常见的骨恶性肿瘤。

（1）溶骨型

T_1WI：低信号。

T_2WI：等或高信号。

（2）成骨型

T_1WI：低或等信号。

T_2WI：低或等或稍高信号。

（3）混合型

信号混杂，各种信号强度的组织均可出现。

肿瘤多伴有软组织肿块。

肿瘤内也可有液-液平面。

9. 软骨肉瘤

T_1WI：肿瘤呈低至中等信号强度。

T_2WI：肿瘤内有高信号区和低信号区（提示有钙化）。

10. 尤因肉瘤

T_1WI：肿瘤呈中等至低信号。

T_2WI：肿瘤呈高信号，部分病例呈混杂信号。

肿瘤有强化。

附（二）：软组织病变MRI表现

1. 纤维瘤病　是一种会有多种纤维成分的良性肿瘤。可以发生在各个部位，累及浅筋膜、深部肌腱、腱膜或肌肉组织。病变边界不清。

T_1WI：与肌肉相比较，呈等至低信号。

T_2WI：高信号灶内有条、线状低信号（纤维组织）。

有强化表现。

2. 脂肪瘤　是最常见的软组织肿瘤。肿瘤边界清楚，呈多灶性分布者占7%左右。

T_1WI：高信号，边界清楚。

T_2WI：中等信号或稍高信号。

信号均匀，常有分隔结构。

抑制序列扫描可定性。

3. 滑膜肉瘤　常发生于膝关节周围与足部邻近关节（邻近关节骨质疏松），边缘清楚的软组织肿瘤。

T_1WI：肿瘤呈不均匀的低信号，肿块内有分隔。

T_2WI：肿物信号不均匀，可有液-液平面。

有强化。

第四节　四肢、脊柱典型病例及危急值

一、肩关节脱位

▶病例：女性，36岁，主因外伤致右肩关节畸形，疼痛，活动受限3小时就诊（图4-1）。

肩关节是最脆弱的关节，肩关节脱位的发病率也在逐步增多。由于肩关节后方的冈下肌、前方肩胛下肌及上部的冈上肌牢固地维持肩关节后方的稳定，因此肩关节后脱位是一种很少见的损伤，仅占肩关节脱位的2%～4%。后脱位发生的最多的原因在于受到了较强的直接外力（约占67%）。肩关节后脱位被称为"诊断的陷阱"，15%发生在两侧，X线检查非常难发现，初次诊断60%～79%会发生漏诊，故当临床怀疑肩关节后脱位时，X线检查应做scapular-Y成像和腋位成像，必要时做双侧肩关节X线检查，进行比较研究，从而减少漏诊。正常肩关节无论肱骨头旋转的大小，肱骨头的内侧关节面与肩盂间的距离不应超过6cm，否则就是脱位，也称为肩关节盂征阳性（但儿童因骨骺未完全骨化者除外）。肩关节后脱位时发生的肱骨头前内侧凹陷性骨折，称为反Hill-Sachs损伤（reverse Hill-Sachs lesion），如果只诊断肩关节后脱位，则其后可能会发生长期的肩关节功能障碍。肩关节习惯性脱位时，在肱骨头的外上侧可有沟状骨质缺损，应与其他疾病引起的骨质缺损相鉴别。CT检查对肩关节损伤的诊断信息丰富，能清楚地显示骨折与脱位。MR检查能对肩关节组成的骨水肿及软组织损伤显示清楚，能显示韧带损伤情况。

问题

（1）何种运动与肩关节后脱位特别有关？

（2）怎样的软组织损伤会造成肩关节后脱位，该如何评价？

（3）肩关节损伤时是否需要加做CT/MRI检查？

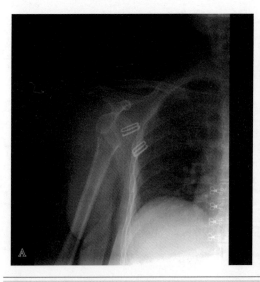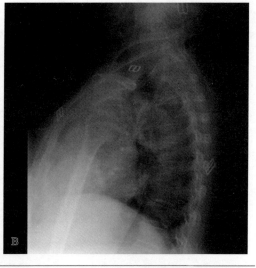

图4-1　A.右侧肩关节前后正位片显示肱骨头向内下方移位，位于喙突下方，与肩胛骨重叠面积增大；B.侧位片显示肱骨头向前下方脱位，与肩胛盂失去正常对应关系，肩关节放射学解剖关节紊乱

医学影像学医师的责任

（1）肩关节后脱位虽然不急，但是及时报告是必要的。考虑到临床和X线检查容易漏诊的问题，影像科医师与主治医师电话沟通就会很重要。

（2）是否有关节组成诸骨骨的骨折。

（3）是否建议加做CT/MRI检查。

临床医师需要了解的内容

（1）是否存在肩关节脱位。

（2）是否存在肩关节后脱位。

（3）后脱位是否伴随骨缺损。

（4）横截面来看，反Hill-Sachs病变的大小（关节面的比例，因为比例不同，治疗方法不同）。

（5）关节盂是否有损伤。

（6）行关节复位术前需明确是否合并骨折（大结节、肱骨近端）。

（7）是否需要做CT/MRI检查。

注释

（1）常见的各种肩关节脱位类型：①前脱位（喙突下）：最常见的一型；②前脱位（盂下脱位）；③后脱位：最应该注意的一种脱位；④垂直脱位；⑤向上脱位伴有肩峰骨折。

（2）常见的肩关节各种骨折伴脱位：①前脱位伴有撕脱骨折（最常见大节结撕脱）；②前脱位伴有外展骨折；③陈旧性骨折伴肌肉萎缩及假性脱位；④后脱位伴有外展骨折。

（3）肱骨大结节骨折伴有肩关节脱位（可分为三型）：Ⅰ型：大结节骨折肱骨头下移；Ⅱ型：大结节与肩胛骨的顺列保持正常。Ⅲ型：大结节骨折且向肩峰下移位。

（X线摄片时，需在前臂内旋50°～80°体位投照）

二、肩锁关节损伤

▶病例：男性，45岁，于2小时前，在家中不慎摔伤后感左肩肿胀疼痛，活动受限，急送当地医院检查示左侧肩锁关节分离，为求进一步诊治入我院。专科查体：左肩肿胀畸形，可见淤青，压痛明显，左肘，腕，各指活动自如，左上肢感觉未见明显异常，左桡动脉可及，余未见明显异常（图4-2）。

肩锁关节脱位发生率占肩部损伤的9%～10%，是临床常见的肩部运动损伤。肩锁关节脱位一般是直接外力造成的，最常见的原因是接触运动过程中频繁出现的对肩峰的直接外力。肩锁关节主要由锁骨远端及肩峰内侧缘所构成，两关节面之间有一关节盘，周围包裹关节囊，肩锁韧带和喙锁韧带在肩锁关节稳定性方面发挥着关键作用。通常根据肩锁关节的X线，基本可以判定是否存在肩锁关节脱位，包含AP像在内的肩部X线是必须拍摄的。对于Rockwood分型中的Ⅲ型脱位和Ⅰ型和

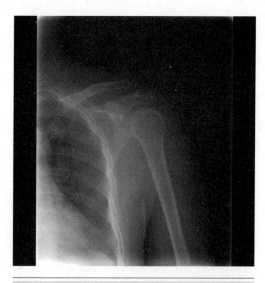

图4-2 左侧肩锁关节间隙显著增宽，锁骨远端向上方移位，组成骨未见明确骨折征象

Ⅱ型脱位需要进行AP内移位拍摄，因为内移位中，会将肩胛骨（和肩峰）往内侧回转，使未固定的锁骨远端向上方上压。目前有多种诊断方法如CT、MRI等可帮助明确肩锁关节脱位分型的精确性。

问题

（1）肩锁关节脱位有哪些分型？根据分型，该如何处置？

（2）肩锁关节损伤时，如何选择放射学检查方法？

医学影像学医师的责任

（1）一般来说，肩锁关节脱位不是危急病症，但是及时、准确的报告是必需的。

（2）详细地评价肩锁关节损伤的程度。

（3）是否存在肩锁关节诸骨骨折。

（4）准确地评估其肩锁关节脱位的分型。

临床医师需要了解的内容

（1）是否存在肩锁关节脱位。

（2）如果存在肩锁关节脱位，属于何种类型？

（3）Ⅳ～Ⅵ型脱位可能需要进行手术治疗。

（4）如果存在邻近软组织损伤或喙锁韧带损伤出现的情况下，要考虑MRI检查。

（5）有无肩锁关节及诸骨骨折？部位与程度如何？

注释

Rockwood分型主要是根据肩锁韧带和喙锁韧带损伤程度进行分型，将肩锁关节脱位6种类型。

Ⅰ型：肩锁韧带扭伤，喙锁韧带完整，肩锁关节保持稳定，X线检查显示关节无异常，MRI检查可见肩锁关节扭伤

迹象。

Ⅱ型：肩锁韧带完全断裂，喙锁韧带损伤，肩锁关节半脱位，X线检查显示喙锁间隙较正常增加小于25%。

Ⅲ型：肩锁韧带及喙锁韧带均完全断裂，肩锁关节全脱位，X线检查显示喙锁间隙较正常增加25%～100%。

Ⅳ型：肩锁韧带及喙锁韧带均完全断裂，伴有锁骨远端后移，甚至穿入斜方肌，固定于斜方肌内。

Ⅴ型：肩锁韧带及喙锁韧带均完全断裂，X线检查显示喙锁间隙较正常增加100%～300%，锁骨位于皮下。

Ⅵ型：肩锁关节全脱位，肩锁韧带及喙锁韧带均完全断裂，锁骨远端移位至喙突下、联合腱后。

三、寰枕脱位

▶病例1：男性，50岁，车祸伤（图4-3）。

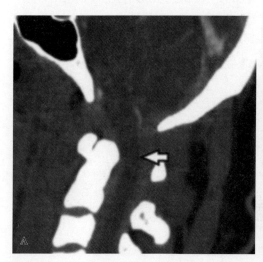 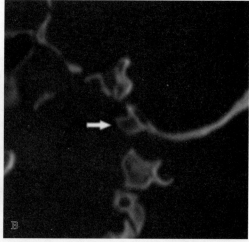

图4-3 颅骨前移 A.矢状位CT示颅骨相较于颈椎前移，由于颈椎阻挡，延髓扭曲；B.左旁正中矢状位，枕骨髁相较于C_1侧块前移

▶病例2：男性，46岁，车祸伤（图4-4）。

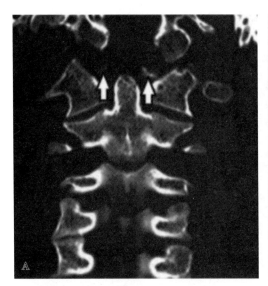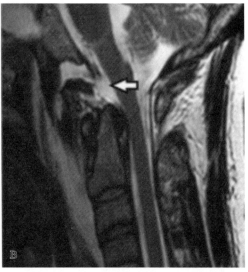

图4-4　寰枕分离　A.冠状位CT示　双侧枕骨髁前下角撕脱；B.矢状位T₂像上，覆膜、尖韧带、前纵韧带断裂及周围少量出血

▶病例3：女性，56岁，车祸伤（图4-5）。

寰枕脱位是由高能创伤包括机动车的撞伤造成的。由于有脑血管的损伤，所以死亡率较高。有高达1/3的高速机动车撞伤会发生寰枕脱位。寰枕脱位损伤机制被认为是极度过伸伴随侧弯，造成覆膜损伤。在儿童更容易引起寰枕脱位，可能是由于儿童时期寰椎和枕骨髁关节面较浅的原因。

寰枕脱位传统分三型：

Ⅰ型是最常见的，由于枕骨向腹侧的移位。

Ⅱ型是最不稳定的，表现为寰枕纵向分离。

Ⅲ型由于枕骨向背侧移位。

寰枕关节脱位分型如图4-6所示。

问题

（1）为什么小儿常发生寰枕结合部损伤？

（2）寰枕脱臼的术后和治疗方法是什么？

医学影像学医师的责任

（1）怀疑存在寰枕脱臼症状应向治疗医师报告，确定颈部是否需要固定。

（2）疑似有寰枕不稳时推荐使用MRI。

（3）是否存在其他部位骨折。

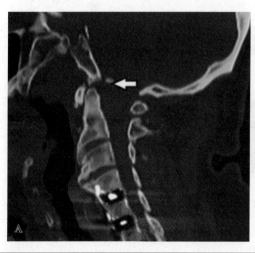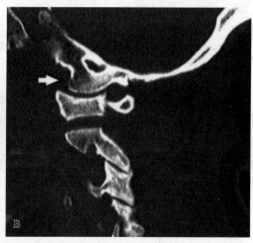

图4-5 颅骨后移 A.矢状位相较于颈椎，枕骨后移；在枕骨大孔前缘见枕骨髁撕脱的游离骨片。B.左旁正中矢状位CT重建相较于C₁椎体侧块，枕骨髁后移

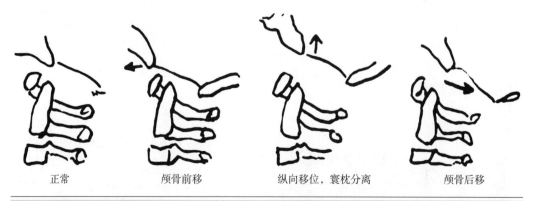

正常　　　　　颅骨前移　　　　纵向移位，寰枕分离　　　　颅骨后移

图4-6 寰枕关节脱位分型

临床医师需要了解的内容

（1）CT

1）明显的脱臼和测量值异常，影像医师是否指出环枕结合部位异常。

2）是否存在骨折。

3）是否出现颈椎体软组织肿胀。

（2）MRI

1）是否出现呈现椎管狭窄的硬膜外出血的并发症。

2）什么韧带出现损伤？是否有脊髓损伤和脊髓压迫现象。

（3）其他

1）颅内是否存在异常。

2）是否存在血管损伤。

注释

（1）寰枕关节及周围韧带解剖示意图（图4-7、图4-8）。

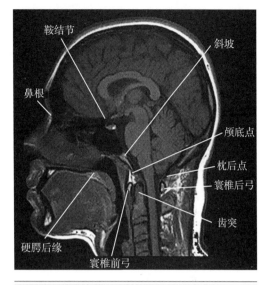

图4-7 寰枕关节的解剖示意图

（2）枕骨大孔前缘中点——齿突距离是检查寰枕脱位可靠的影像学方法。距离大于10mm时，高度怀疑寰枕脱位。

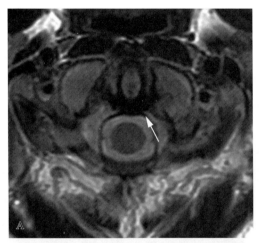

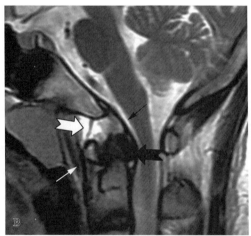

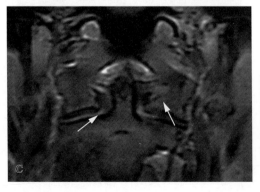

图4-8 寰枕关节的周围韧带 A.横断位T_2，横韧带（连接两侧块）。B.颈椎矢状位T_2，白色箭头示前寰枕韧带，白色燕尾箭头示尖韧带；黑色箭头示覆膜，黑色燕尾箭头示横韧带。C.冠状位T_2，白色箭头示翼状韧带，从齿突尖到枕骨

韧带复合体提供了寰枕关节大部分的稳定性。虽然寰枕脱位时，其他韧带也损伤，但是翼状韧带和覆膜在维持寰枕关节稳定方面是头颈部韧带中最为重要的，而且它们的损伤情况取决于患者。

枕骨髁撕裂脱骨折和翼状韧带断裂与寰枕脱位有很大关系。

寰枕脱位时对近端颈髓的损伤及对其他部位损伤，如后组脑神经或者上组颈神经根的牵拉的评估是非常重要的。

现在已经有其他影像学方法来鉴定寰枕脱位，并使颅颈部测量标准化，所以发现有寰枕关节间隙增宽就可能被诊断为寰枕关节脱位。

那些CT上不能发现的韧带和关节囊的损伤，MRI扮演着重要的角色。

（3）常用影像学测量指标

1）寰齿前间距：为寰椎前弓后缘与齿突前缘之间的距离。成人>3mm（<13岁的儿童>4～5mm）或前屈-后伸位动态测量变化>2mm均可考虑寰枢椎脱位（图4-9）。

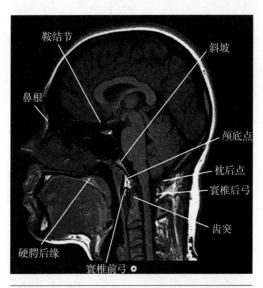

图4-9 寰齿前间距的位置

2）寰齿后间距：为寰椎后弓前缘与齿

突后缘之间的距离，又称为椎管有效距离（space available for the spinal cord，SAC）。寰齿后间距对于判断慢性寰枢椎脱位更为敏感，SAC<19mm患者常会出现症状，一般将13mm作为寰枢椎脱位的诊断阈值（图4-10）。

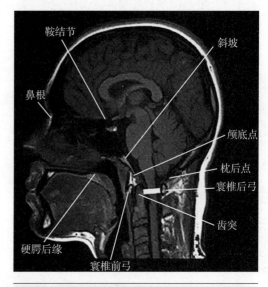

图4-10 寰齿后间距的位置

3）钱氏线（Chamberlain line）：又称为腭枕线，指硬腭后缘与枕骨大孔后缘（枕后点）的连线，正常时齿突尖低于此

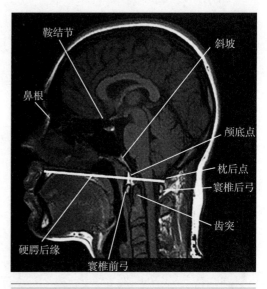

图4-11 钱氏线的位置

线（2.3±2.6）mm，高于此线3～5mm则考虑颅底凹陷（图4-11）。

4）麦氏线（McGregor line）：又称为基底线，指硬腭后缘与枕骨鳞部最低点的连线，正常时齿突尖低于此线（0.8±3.0）mm，高于此线5～6mm，则考虑颅底凹陷（图4-12）。

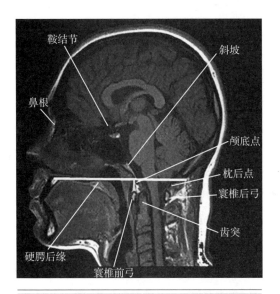

图4-12　麦氏线的位置

5）McRae线：指枕骨大孔前缘（颅底点）到枕后点的连线，正常时齿突尖低

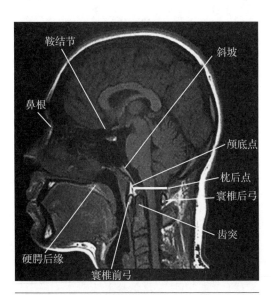

图4-13　McRae线的位置

于此线（5.8±1.6）mm（图4-13）。

6）Wackenheim线：指沿斜坡背侧面向下延伸的直线，正常时齿突与其相切或略低于此线（0.9±2.2）mm；当存在枕骨相对寰枢前移位（寰枕关节前脱位）或颅底陷入时，此线与齿突相交；当出现寰枕关节分离脱位或后脱位时，此线与齿突不接触（图4-14）。

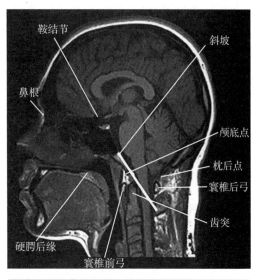

图4-14　Wackenheim线的位置

7）BDI值（basion-dental inter-val）：指颅底点和齿突尖最上方的点之间的距离。前屈-后伸功能位时BDI值变化应≤1mm，＞1mm提示寰枕关节不稳定；头部中立位时BDI＞12mm，提示发生寰枕关节前脱位或分离脱位（图4-15）。

8）BAI值（basion-posterior axial line interval）：指颅底点到C_2椎体后缘直线的垂直距离。正常值BAI≤12mm，且颅底点在C_2椎体后缘直线前方，＞12mm时提示寰枕关节前脱位或分离脱位；若颅底点位于C_2椎体后缘直线后方，且BAI＞4mm提示寰枕关节后脱位或分离脱位（图4-16）。

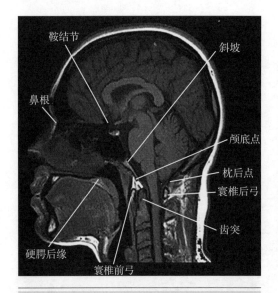

图4-15 BDI值

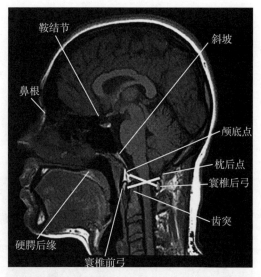

图4-17 Powers比率

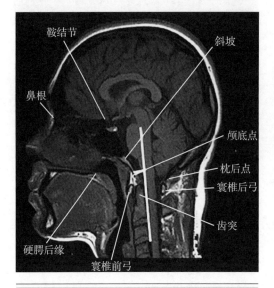

图4-16 BAI值

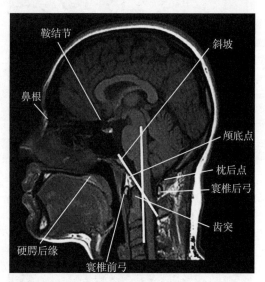

图4-18 斜坡－椎管角

9）Powers比率：为颅底点到寰椎后弓前缘直线长度与枕后点到寰椎前弓后缘长度的比值。正常值为0.70±0.09，＞1时考虑寰枕关节前脱位（图4-17）。

10）斜坡－椎管角：指Wackenheim线与C_2椎体后缘线间的夹角。正常时该角度为150°（屈曲位）～180°（伸展位），≤150°时常存在脑干脊髓受压（图4-18）。

11）脑干－颈髓角：指脑干长轴与颈髓长轴的夹角。正常值为150°～180°，≤150°时常存在脑干颈髓受压（图4-19）。

12）基底角：指前颅底与斜坡之间的夹角。正常值为120°～140°，大于140°～142°时考虑扁平颅底（基底角：测量由鼻根到蝶鞍中心点的连线与蝶鞍中心点到枕骨大孔前缘中点连线中间所夹的角度）（图4-20）。

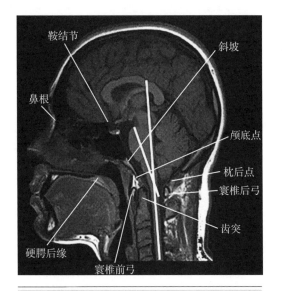

图4-19 脑干-颈髓角

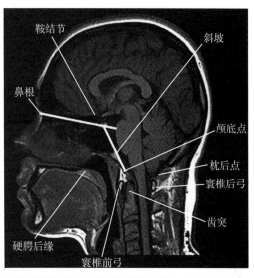

图4-20 基底角

　　以上各项均应阅读环枕部图像时重点注意并测量。

四、寰椎骨折伴寰枢椎关节不稳

寰椎骨折伴寰枢椎关节不稳多为脊柱复合损伤的一部分。常见于交通事故、高处坠落伤等外伤的患者。骨折后会导致寰枕和寰枢旋转功能受限等症状。

需投照开口位X线片，并在开口位片上测量了解寰椎压迫骨折与寰枢椎不稳的情况，正常的寰椎侧块外缘与枢椎关节突外缘在同一直线上，寰椎骨折者双侧侧块向外移位，侧块外缘超过枢椎关节突外缘。测量侧块向外移位的距离，两侧之和超过6.9mm，表明寰椎横韧带断裂，导致寰枢不稳定（图4-21～图4-26）。

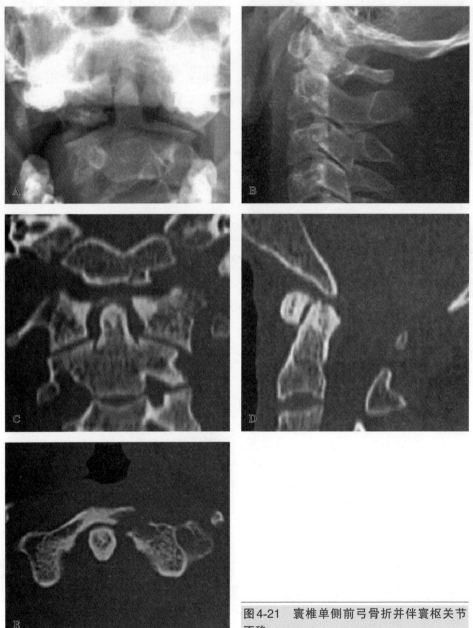

图4-21　寰椎单侧前弓骨折并伴寰枢关节不稳

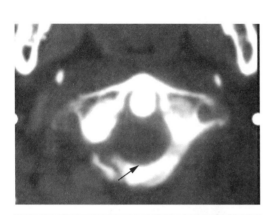

图 4-22　寰椎后弓骨折，寰枢关节稳定

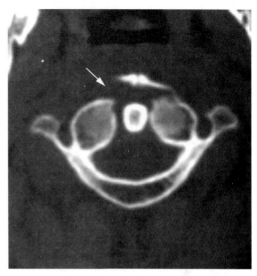

图 4-23　前弓水平状骨折并伴寰枢关节不稳

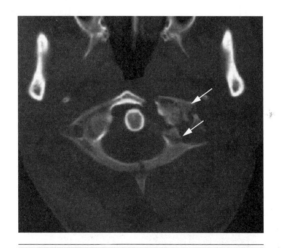

图 4-24　前弓、后弓、侧块及横突骨折伴寰枢关节不稳

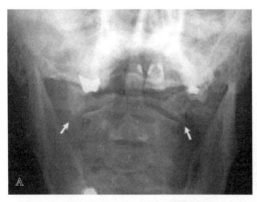

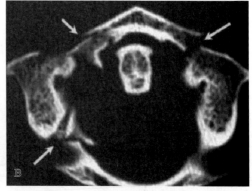

图 4-25　寰椎前弓、后弓骨折（Jefferson 骨折），枢椎齿状突与寰椎两侧块间距不对等

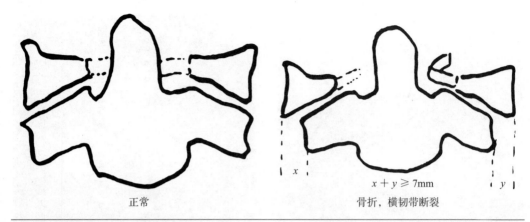

正常　　　　　　　　　　骨折，横韧带断裂

$x + y \geqslant 7mm$

图4-26　寰椎骨折后开口X线片示意图

问题

（1）寰椎最脆弱、骨折最容易累及的部分是哪部分？

（2）寰椎骨折的分型。

医学影像学医师的责任

（1）熟练掌握颅骨颈椎结合部解剖结构及医学影像学意义。

（2）对于交通事故、高处坠落伤等外伤的患者，需重点观察寰枕、寰枢椎是否存在骨折及脱位，应多角度重建并行VR三维重建，以方便临床医师对患者病情有更加直观的认识了解。

（3）报告中重点描述骨折的部位、分型、断端是否移位，评估是否存在寰枕及寰枢关节不稳。

（4）描述骨折是否累及横突，是否存在椎动脉损伤的风险，周围是否存在血肿。

（5）不稳定的爆裂骨折及侧块骨折可伴有横韧带断裂，韧带的断裂损害寰齿关节关系，导致齿突向背侧移位，有可能导致硬膜囊及其内容物受压。对于此类情况，应及时跟临床医师沟通并建议行磁共振检查以评价周围韧带及相应椎管内的情况。

临床医师需要了解的内容

（1）CT

1）寰椎骨折的部分、分型、断端是否移位，颅颈交界区的相关测量值异常。

2）是否存在寰枢及寰枕关节不稳。

3）是否累及横突。

4）是否有进一步行磁共振检查的必要。

（2）MRI

1）是否出现呈现椎管狭窄的硬膜外出血的并发症。

2）什么韧带损伤？是否有脊髓损伤和脊髓压迫现象。

（3）其他

1）颅内是否存在异常。

2）是否存在血管损伤。

注释

（1）不伴有寰椎骨折的横韧带断裂也有可能发生，但通常伴有翼状韧带的断裂。韧带的损伤对寰椎来说是非常重要的骨折预测指标。

CT是反映寰椎受损最好的影像检查方法，并且也应在急性损伤事件中首先选择。

磁共振可进一步对韧带的损伤进行评

价。在T$_2$或者梯度回波序列，韧带表现为低信号。当韧带损伤时，表现为混杂信号或者表现为纤维完全断裂。

（2）寰椎骨折分型（图4-27）。

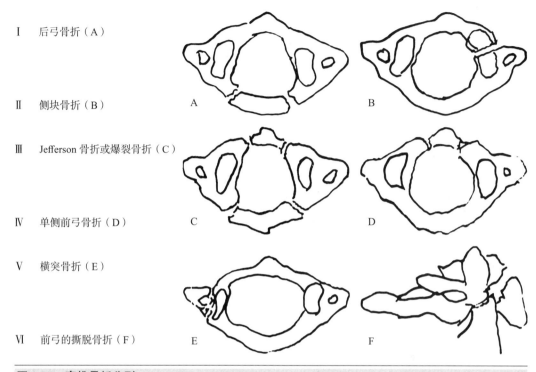

Ⅰ 后弓骨折（A）	
Ⅱ 侧块骨折（B）	
Ⅲ Jefferson骨折或爆裂骨折（C）	
Ⅳ 单侧前弓骨折（D）	
Ⅴ 横突骨折（E）	
Ⅵ 前弓的撕脱骨折（F）	

图4-27 寰椎骨折分型

五、创伤性枢椎前滑脱（杭-曼骨折）

▶病例1：男性，50岁，坠落伤（图4-28）。

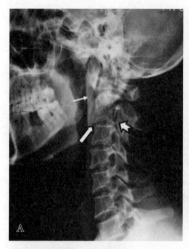
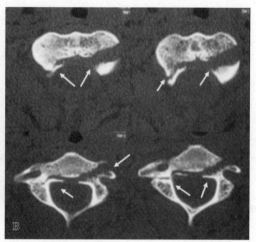
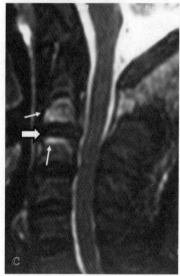

图4-28　杭-曼骨折Ⅰ型　A.X线片见枢椎峡部骨折（粗箭头），C$_{2\sim3}$椎体对位不良（白色粗箭头），寰枢椎体前方软组织增厚且密度增高（细箭头），不除外存在血肿可能；B.CT见骨折线累及枢椎环，骨折断端之间移位＜3mm，为稳定型；C.MRI见C$_{2\sim3}$椎体骨髓水肿（细箭头），C$_{2\sim3}$椎间盘信号稍增高，考虑存在水肿（白色粗箭头），相应水平脊髓信号欠均匀，可疑存在损伤

▶病例2：男性，48岁，坠落伤（图4-29）。

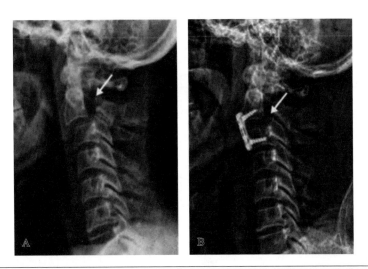

图4-29 杭-曼骨折Ⅱ型 A.术前X线见枢椎峡部骨折，骨折椎体前移超过3mm；B.前路手术后 $C_{2\sim3}$ 未复位，C_2 椎弓根移位加重

▶病例3：男性，33岁，车祸伤。

创伤性枢椎滑脱为枢椎椎弓、峡部骨折。于1888年报道，当时命名为杭-曼骨折。常见为颈枢椎前脱位，现标准称为创伤性枢椎前滑脱，杭-曼骨折是俗称。创伤性枢椎前滑脱占颈椎骨折中的4%～20%。

分型（图4-31）

Ⅰ型：稳定型，骨折线可累及枢椎环的任何部位，骨折断端之间有很少的分离和完整的$C_{2\sim3}$椎间隙，移位＜3mm。

Ⅱ型：不稳定型，带有轴方向压迫，伸展和过度屈曲（屈曲过伸型）。骨折椎体前移超过3mm和不显著成角，常导致C_3椎体的前上缘发生压缩骨折。伴有前纵韧带和后纵韧带损伤，以及$C_{2\sim3}$椎间盘损伤。

ⅡA型：不稳定型，牵引伴过度屈曲型（屈曲型），C_2椎体后间隙加大、移位，后纵韧带和$C_{2\sim3}$椎间盘损伤，前纵韧带较好。

Ⅲ型：不稳定型，压迫伴过曲型，C_2椎体前方转移，后间隙较大，前纵韧带、后纵韧带及$C_{2\sim3}$椎间盘损伤（图4-30）。

前滑脱是指平行于C_3后缘绘制的线与C_2后缘之间的距离，测量水平为$C_{2\sim3}$间的椎间盘水平，如图4-32所示。

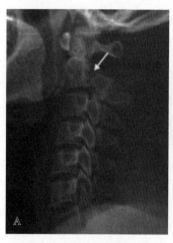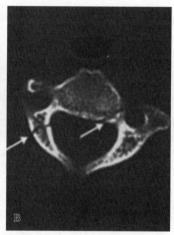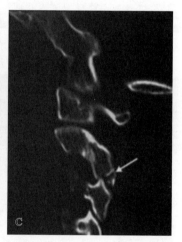

图4-30 杭-曼骨折Ⅲ型 A.术前X线片，仅平片易误诊为Ⅰ型（箭头）；B、C.CT示：右侧下关节突骨折交锁，为Ⅲ型

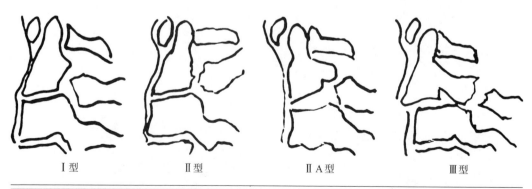

| Ⅰ型 | Ⅱ型 | ⅡA型 | Ⅲ型 |

图4-31 杭-曼骨折分型

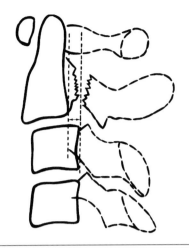

图 4-32

病理及解剖：

杭-曼骨折是指枢椎上、下关节突之间的区域在外力作用下发生骨折。常伴有周围韧带和椎间盘损伤，导致不稳定或脱位。

C_2 是上颈椎和下颈椎的转换区，它的两对独立的关节分别位于前柱和后柱；而峡部位于两对关节之间，是力学转换区，峡部纤细易损伤。

急性期：①神经损伤、椎骨及动脉损伤；②持续性神经损伤占 2%～3%；③28% 伴有动脉损伤。各型的处理原则为：Ⅰ型，急性固定；Ⅱ型，较长期固定；Ⅱ～Ⅲ型，外科治疗。

问题

TSA 损伤的病理过程是怎样的？

医学影像学医师的责任

如果考虑是不稳定型 TSA，必须要先与首诊医师联系，避免二次损伤。

临床医师需要了解的内容

（1）X 线平片是否能显示 TSA。

（2）在 X 线怀疑有 TSA 时，都应该进行 CT 检查。

（3）移位：骨的错位，包括椎管内大骨片的位置。

（4）有移位时，应该申请 MRI，了解椎管内容物。

（5）应该包括横突孔、CTA 和 MRA。

（6）包括全脊椎吗？

（7）包括其他颈椎吗？

注释

（1）创伤性枢椎前滑脱是创伤性损伤时颈椎曲度的过伸骨折。

（2）颈髓损伤的发生情况与受损伤类型有关。

（3）杭-曼骨折是枢椎双侧椎弓根骨折，伴或不伴前滑脱。超伸展外力是枢椎峡部断裂的一个主要损伤机制。

六、Chance骨折

▶病例：男性，24岁，摔伤致腰部不适1天就诊。专科查体：L$_2$椎体棘突叩击痛及压痛明显（图4-33）。

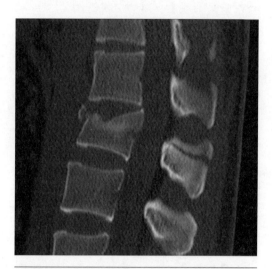

图4-33 L$_2$椎体及棘突自前向后的横向骨折，局部生理曲度轻微后凸，自前向后略呈弓形

Chance型骨折是指脊椎后方附件呈打开状，伴有不稳定的弯曲延伸损伤，好发于胸腰段，多见于汽车安全带损伤，故又称为安全带骨折，也可发生在无外力支点的情况下，如高处坠落等。典型的Chance骨折，骨折线横行依次经过损伤椎体节段的棘突、椎板，椎弓根和椎体，关节突分离。Chance骨折会大概率造成腹部损伤的并发症（最高至40%），特别在小肠和肠系膜的损伤。因此，在怀疑胸腰椎的弯曲延伸损伤时，为了评估腹部脏器损伤程度要进行CT检查。2点式的安全带比3点式的安全带更容易发生腹部脏器损伤。

大部分的Chance骨折要进行脊椎后方固定手术。

问题

（1）为什么弯曲延伸损伤易造成Chance骨折？好发于脊柱哪一段？

（2）为什么使用2点式安全带比3点式安全带更容易发生Chance骨折？

医学影像学医师的责任

（1）表现出脊椎不稳定的时候，要依据脊椎的解剖学结构不稳状态立刻向临床医师报告。

（2）X线片和CT上，椎骨后方构成物能看见明显的延伸损伤时，提示后方韧带组织破损。

（3）在不确定的病例或怀疑椎骨后方韧带组织损伤的情况下，除了确定韧带损伤外，对脊椎的评价要进行MRI检查。同时，推荐腹部CT，因为Chance骨折常伴随腹部脏器损伤，所以建议进行更加细致的检查。

临床医师需要了解的内容

（1）胸腰椎损伤的机制是什么？后方韧带组织状况如何，损伤分类是否提示弯曲延伸损伤？

（2）并发腹部脏器损伤的症状。

（3）相关的Chance骨折症状如何？是否能看见向后方突出的骨片嵌入椎管内。

（4）脊柱前方的滑脱和椎间关节脱位是否明确。

（5）MRI是否能看到脊髓或马尾的损伤压迫。

七、两侧椎小关节脱位伴胸椎屈曲滑脱

▶病例：女性，42岁，主因高处坠落致胸背部疼痛伴双下肢感觉运动障碍5小时就诊（图4-34）。

胸腰椎压缩骨折主要是由于直接暴力所致，容易造成患者韧带断裂、脊髓损伤等，且具有较高致残率及病死率，严重威胁患者生命安全、影响其生活质量。胸腰椎压缩骨折，其骨折部位复杂特殊，而应用多排螺旋CT扫描及其重建技术影像诊断，确定患者实际患病情况后制订手术方案，能够达到理想疗效。

问题

（1）CT所见阴性者，能否排除不稳定性的脊柱损伤。

（2）胸腰椎骨折伴有脱位时，CT检查与图像重建有何意义？

医学影像学医师的责任

（1）是否存在严重的脊柱损伤，有附件关节骨折及脱位吗？

（2）有无骨折？何种骨折？

（3）是否导致椎管狭窄。

（4）是否建议行MRI检查，以了解椎间盘和脊髓状况。

（5）建议搬运策略是什么？

临床医师需要了解的内容

（1）什么原因导致的骨折及损伤？

（2）是否存在不稳定性的损伤。

（3）脊椎排列是否不稳，是否存在脊椎间关节错位。

（4）椎小关节是不全脱位，还是全脱位？有否旋转。

（5）椎间隙、椎间关节后方软组织影增厚是否提示有其他损伤。

（6）有否显著的椎管狭窄，椎管内是否存在碎骨片。

（7）是否有腹部器官损伤。

（8）脊髓是否有压迫，是否有水肿、出血。

（9）韧带是否有断裂。

（10）有无外伤性硬膜血肿的征象。

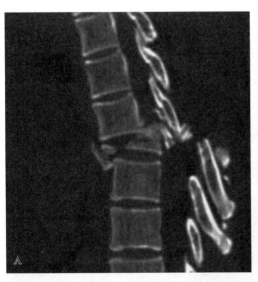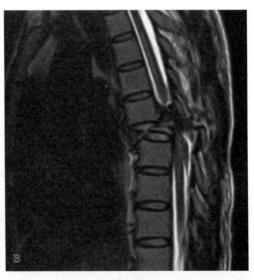

图4-34　对应胸椎椎体及附件多发骨质断裂伴错位，椎小关节脱位，上方胸椎向前移位，对应水平骨性椎管狭窄

八、锁骨骨折

▶病例：女性，65岁，主因车祸伤致双肩疼痛、活动受限1天就诊（图4-35）。

锁骨骨折可单侧发生也可双侧发生；可单侧一处骨折，也可一侧多处骨折，还可双侧骨折。骨折可伴有脱位及韧带损伤；也可损伤邻近的组织与血管。骨折常见于锁骨的中及外1/3处。骨折在喙锁韧带远端，也可能伴有附着韧带撕裂。必要时需要临床切开整复治疗。

问题

（1）锁骨骨折部位的临床意义有哪些？

（2）锁骨多处骨折时应评价哪些项目？

医学影像学医师的责任

（1）评价锁骨骨折的种类与韧带损伤情况。

（2）评价锁骨骨折断端的指向与邻近组织是否损伤。

（3）是否为锁骨多处骨折；是否为双侧锁骨骨折。

（4）是否存在肋骨骨折。

（5）有无颈部软组织内积气。

（6）纵隔有否移位。

（7）是否有胸腔积液或纵隔积液。

（8）骨折断端是否存在患者运送过程中再次发生次生损伤的可能性。

（9）所见肺野是否有异常。

临床医师需要了解的内容

（1）是否存在锁骨骨折。

（2）骨折部位。

（3）是单侧锁骨多处骨折还是双侧锁骨骨折。

（4）是否有错位；骨折断端的位置。

（5）是否合并肋骨骨折；是否合并多发肋骨骨折。

（6）纵隔解剖结构是否有异常。

（7）是否有肺挫伤，损伤程度如何。

（8）是否合并血管损伤、神经损伤。

（9）有肺损伤吗？

（10）是否需要做其他检查。

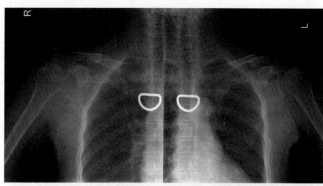

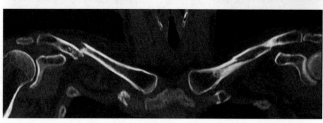

图4-35　左锁骨中段骨折及右锁骨中段骨折，周围软组织肿胀。X线前后正位片显示断端无明显错位，CT轴位图显示右侧断端错位明显

九、尺骨鹰嘴骨折

▶病例：男性，42岁，主因摔伤后右肘关节疼痛2天就诊（图4-36）。

尺骨鹰嘴是肘关节的重要组成部分，具有稳定肘关节的作用。尺骨鹰嘴骨折是上肢常见骨折，多见于成年人，约占肘关节周围骨折的10%，全身骨折的1%。尺骨鹰嘴呈钩状，前面的类半圆形凹陷为滑车切迹，表面被覆透明软骨。滑车切迹中间由突出的嵴将关节面分隔开而与滑车沟相适当。尺骨鹰嘴和冠状突、肱骨远端和桡骨小头及肘关节的韧带结构对维持肘关节的稳定发挥重要作用。同时，尺骨鹰嘴是肘关节主要的抗内翻稳定结构，肘关节完全伸直位时肱尺关节提供55%的抗内翻应力，在肘关节90°屈曲位时达到75%。直接暴力和间接暴力均可造成尺骨鹰嘴骨折。严重创伤或高能量损伤的直接暴力多造成尺骨鹰嘴粉碎性骨折，由于直接暴力作用于前臂近端后侧，使尺桡骨同时向前移位，同时由于肱骨滑车对鹰嘴的阻挡，致使滑车切迹粉碎性骨折，关节面塌陷，导致肘关节稳定性丧失。肘关节过伸位时受到暴力所致鹰嘴骨折的同时，暴力沿尺骨向上传导，冠状突与肱骨滑车相撞击而骨折，常同时合并桡骨小头骨折、肘关节后脱位及侧副韧带损伤，肘关节极不稳定，治疗较困难，称为"肘关节恐怖三联征"。间接暴力多造成尺骨鹰嘴横行或短斜形骨折，如受伤时患肢撑地，肱三头肌强力收缩，牵拉尺骨鹰嘴致断裂骨折。除小块撕脱骨折外，多数尺骨鹰嘴骨折波及半月状切迹关节面，任何残留的关节面不平整都会引起活动受限、恢复延迟和创伤性关节炎，因此准确复位和坚强固定是防止关节不稳及预防骨关节炎发生的有效措施。

尺骨鹰嘴部骨折往往同时伴有其他较为复杂的骨关节损伤，包括韧带损伤，故

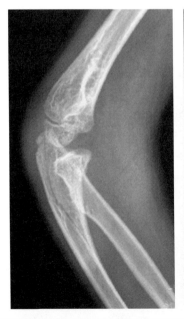
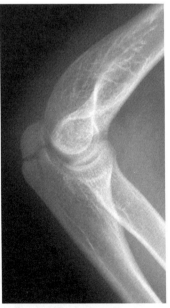

图4-36 右侧尺骨鹰嘴骨质断裂，周围软组织肿胀

应依据具体情况全面评价关节组成骨的情况，或建议急诊做其他检查。

问题

（1）尺骨鹰嘴骨折的机制是什么？

（2）尺骨鹰嘴骨折的医学影像学诊断应注意哪些问题？

医学影像学医师的责任

（1）熟悉肘关节的解剖。

（2）X线确定是否存在尺骨鹰嘴骨折，如果X线片阴性，但是患者体征明显，应建议患者进行CT检查。

（3）关注骨折断端是否有移位及尺骨鹰嘴骨折的分型。

（4）判断是否合并肘关节脱位。

（5）尺骨鹰嘴骨折并不需要紧急治疗，但是准确、及时的报告是必要的。

（6）怀疑有韧带或关节腔内积血等情况时，可建议加做MRI检查。

临床医师需要了解的内容

（1）X线是否存在尺骨鹰嘴骨折。

（2）即使X线无明显骨折线，但患者体征明显时，需考虑进一步CT检查排除尺骨鹰嘴骨折。

（3）尺骨鹰嘴骨折的位置及分型。

（4）断端错位状况如何。

（5）肱三头肌及肘关节内侧韧带是否损伤。

（6）是否合并肘关节脱位。

注释

目前国内外关于尺骨鹰嘴骨折的分型尚无统一观点，分型方法较多，且各具优缺点，目前临床较常用的分型是Mayo分型，它是基于骨折的稳定性、移位和粉碎程度，将尺骨鹰嘴骨折分为3型：Ⅰ型无移位，ⅠA型为非粉碎性，ⅠB型为粉碎性；Ⅱ型移位稳定，移位＞3mm，侧副韧带完整，前臂相对于肱骨稳定，ⅡA型为非粉碎性，ⅡB型为粉碎性；Ⅲ型移位不稳定，ⅢA型为非粉碎性，ⅢB型为粉碎性。总之，因为肘关节的发育与解剖结构的特殊性，肘关节的损伤非常复杂，并且常引起功能的异常，所以应该全面评估，及时与临床医师进行沟通。

十、孟氏骨折

▶病例：男性，36岁，主因摔伤后致前臂疼痛、肘关节活动受限6小时就诊（图4-37）。

临床上把尺骨上1/3骨折合并桡骨小头脱位称孟氏骨折。分型如下：

（1）伸直型：比较常见，多发生儿童。肘关节伸直或过伸位跌倒，前臂旋后掌心触地。作用力顺肱骨传向下前方，先造成尺骨斜形骨折，残余暴力转移于桡骨上端，迫使桡骨头冲破并滑出环状韧带，向前外方脱位，骨折断端向掌侧及桡侧成角。

（2）屈曲型：多见于成人。肘关节微屈曲，前臂旋前位掌心触地，作用力先造成尺骨较高平面横形或短斜形骨折，桡骨头向后外方脱位，骨折断端向背侧桡侧成角。

（3）内收型：多发生于幼儿。肘关节伸直，前臂旋前位，上肢略内收位向前跌倒，暴力自肘内方推向外方，造成尺骨喙突处横断或纵行劈裂骨折，移位较少，而桡骨头向外侧脱位。

问题

（1）儿童的孟氏骨折和成人的有什么不同？

（2）恐怖三联征是什么？

医学影像学医师的责任

（1）孟氏骨折是紧急疾病，需要适时报告。

（2）重点评价尺骨骨折具体的情况和桡骨小头脱位的程度。

（3）除外其他部位的骨折。

（4）描述碎骨片的数目、位置及大小。

临床医师需要了解的内容

（1）X线图像上是否存在尺骨中上段骨折。

（2）骨折端是否有错位，骨折断端的位置。

（3）是否合并桡骨小头骨折或者脱位。

（4）环状韧带损伤程度如何。

（5）尺骨中上段骨折的类型。

注释

孟氏骨折在临床处置上很重要。当存在尺骨上1/3处骨折时，应认真分析有无桡骨小头向前侧方移位的迹象，肘关节鹰嘴部是否有骨折。一般来说，一处关联出现异常往往会与别处的骨折和脱臼相关。同时还必须评价肘关节的情况。如果遗漏桡骨头脱位时，会发生长期的并发症，其手术规模也要扩大。在X线摄片上、尺骨骨折通常比较明显，但桡骨头的脱臼应关注细微的异常变化，怀疑有韧带损伤时应做MRI检查。

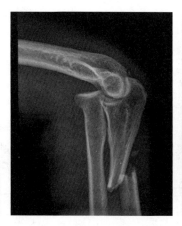
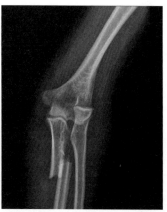

图4-37 左尺骨近端1/3骨质断裂，断端错位，桡骨小头向前脱位

十一、舟状骨骨折

▶病例：男性，29岁，主因外伤后左腕关节疼痛、肿胀1天就诊（图4-38）。

腕部诸骨骨折中，以舟状骨骨折最为常见，占全身骨折的2%。舟状骨位于近排腕骨桡侧，可分为头、腰、尾三部分。头部位于远端，嵌卡于大多角骨与头状骨之间，尾部位于近端，紧靠月骨，而腰部相当于两排腕骨间平面，其长轴斜向前外下方。舟状骨表面80%为关节软骨所覆盖，舟状骨的血供主要来自桡动脉，舟状骨远端的血供由桡动脉的小分支从掌侧进入，而舟状骨腰部及近侧血液供应由背侧动脉于舟状骨腰部背侧进入，舟状骨的近极结构和股骨头十分相似，几乎均为软骨覆盖，没有直接的血液来源，仅有一韧带结构，即桡舟月韧带，可提供极少量的血供。因此在舟状骨腰部或近端发生骨折时，很容易发生延迟愈合、不愈合、缺血性坏死及后期的创伤性关节炎，应正确进行诊断和治疗，防止漏诊误诊而影响功能。舟状骨骨折的主要机制可能是在受伤瞬间，腕背伸、桡偏位着地，地面冲击力由舟骨远端向上传导，桡骨远端关节面背侧缘及月骨正好托住舟骨，桡骨茎突在身体重力的作用下，对其腰部或远近端产生猛烈撞击而发生。大多数舟骨骨折经拍摄X线片即可诊断，最常用的是腕关节正侧位和腕关节尺偏位。侧位X线片上舟骨与其他腕骨重叠，仅凭侧位片很难显示舟骨骨折线，但有助于了解腕关节轴线的改变。CT能显示手舟骨细微的骨折，并可判断骨折移位程度。舟状骨中1/3处骨折（腰部），占舟状骨骨折80%，常可引起舟状骨近侧断端的无菌性坏死；舟状骨近1/3处骨折，占舟状骨骨折15%，常可引起舟状骨近侧断端的无菌性坏死；舟状骨远1/3处骨折，占舟状骨骨折5%；舟状骨结节骨折，占舟状骨骨折5%。MRI检查能详细地显示腕关节的解剖学结构信息，包括韧带、关节间隙、骨折及错位和骨水

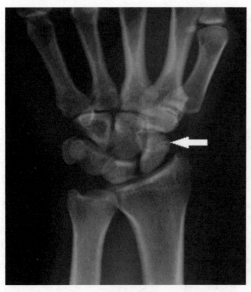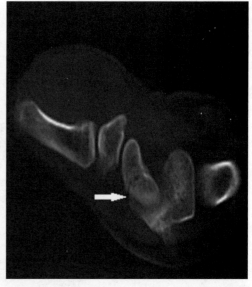

图4-38 左手舟状骨中段可见骨折线影，断端无明显错位

肿等表现。必要时可加做MRI检查。

问题

（1）舟状骨骨折的分类。

（2）舟状骨特殊的解剖特点是什么？

医学影像学医师的责任

（1）X线检查阴性，但是患者体征明显时，应建议临床CT或MRI检查。

（2）舟状骨骨折并不需要紧急治疗，但是准确、及时的报告是必要的，尤其是对于舟状骨腰部及近端骨折，应该与临床主治医师联系，避免发生无菌性坏死。

临床医师需要了解的内容

（1）X线检查是否存在骨折。

（2）即使X线无明显骨折线，但患者体征明显时，需考虑进一步CT检查排除舟状骨骨折。

（3）确定是否有骨折，骨折部位。

（4）骨折是否为新鲜骨折，若非新鲜骨折，骨折断端是否有硬化；骨折近端是否有坏死。

（5）是否合并舟月韧带、桡舟韧带的损伤。

（6）还需要加做MRI检查吗？

注释

AO分型将舟骨骨折分为A、B、C三个亚型。

A型：结节部撕脱型骨折，A1为结节皮质撕脱骨折，A2为结节较大块骨折，A3为结节多块骨折。

B型：腰部骨折，B1为横行骨折，B2为斜行骨折，B3为纵行骨折。

C型：多块骨折或粉碎性骨折，C1型为舟骨内侧关节面粉碎性骨折，C2型为舟骨外侧关节面粉碎性骨折，C3型为舟骨内外侧关节面粉碎性骨折。

十二、月骨脱位及月骨周围脱位

▶病例：男性，33岁，主因左腕摔伤疼痛、肿胀、活动受限1天就诊（图4-39）。

腕骨脱位均以头月关节为中心，这主要是由于腕关节的解剖结构及活动功能所决定的。腕关节活动灵巧且范围较大，其屈伸、桡尺偏及旋转活动均是以头月关节为中心进行的，并且关节囊韧带松弛，虽为球窝关节，但月骨窝状关节面较浅小，关节不稳定。而月骨上下面和两个侧面都是关节面，仅在月骨前后角有韧带附着，因此头月关节及月骨极易因外伤而脱位。头月关节脱位以月骨是否位于原位而分为月骨脱位和月骨周围脱位，其脱位类型与患者手掌着地时的姿势及着力点有关。月骨脱位是因手掌着地时，腕部极度背伸致桡月掌侧韧带撕裂，来自桡骨远端和头骨的作用力将月骨挤至腕关节前方，而头骨及其他腕骨位置正常；月骨周围脱位是因着力点作用于手掌或手背，腕关节极度背伸或掌屈，暴力集中于头月关节，使头月掌背侧韧带均发生撕裂，头骨向后或前脱出，而月骨仍保持正常位置；月骨周围后脱位较多。

月骨脱位是指月骨单独脱出腕关节，而其他腕骨位置正常，月骨前脱位较常见。正位X线表现为月骨由四边形变成三角形或橘瓣状，并向尺侧移位，尖端向上，瓣弦朝外上并与头骨、钩骨、舟骨及三角骨部分重叠，关节间隙消失或不等宽，而其他腕骨的位置形态正常；侧位月骨明显前移；视脱位与旋转程度不同，窝状关节面空虚向前至向下，头骨下移，位于月骨后方或后上方，而与桡骨关系正常。可同时伴舟骨骨折，且骨折近端随月骨一起向前脱位，而骨折远端仍处于原位置，即经舟骨月骨脱位。

月骨周围脱位是指月骨原位不动，与桡骨远端保持正常关系，而其他腕骨随头骨一起向前或向后脱位。X线正位表现为腕关节缩短，头骨与桡骨距离变近，头骨、钩骨与月骨部分重叠，关节间隙消失，月骨形态基本正常；侧位片见月骨形态及与桡骨关系正常，但其窝状关节面空虚，而头骨连同其他腕骨向后移，位于月骨及桡骨纵轴延长线后方，显著者头骨球形关节面可与桡骨后缘相接触。可合并舟骨骨折，且骨折远端随头骨向后脱位，而

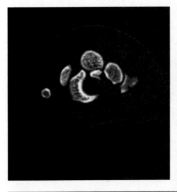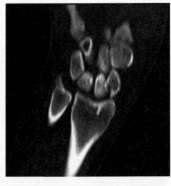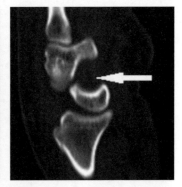

图4-39　左腕关节对位欠佳，尺骨茎突骨质断裂，骨折线累及关节面，左手舟骨骨质断裂，断端错位，周围软组织肿胀。头状骨、钩状骨、三角骨向后移位，月骨上关节面空虚

骨折近端与桡、月骨关系保持正常，即经舟骨月骨周围脱位。月骨周围背侧脱位时也可伴有头状骨骨折。

月骨脱位及月骨周围脱位较少见，如诊断不当影响治疗，治疗不当，易引起月骨缺血坏死或功能障碍。由于腕关节结构较复杂，损伤类型较多，漏误诊现象时有发生。腕关节解剖结构复杂，普通X线片因骨块重叠较多，难以全面直观地显示月骨周围脱位和伴随骨折的情况，常规轴面CT虽然分辨率高，避免了影像重叠，在诊断上有了很大程度地改善，但缺乏上下结构的联系及整体观，对脱位空间位置的改变常显示不全面，因此应该结合X线片和CT，对患者进行全面的评估。

问题

（1）腕关节的正常解剖。

（2）月骨脱位及月骨周围脱位的区别是什么？各自的受伤机制是什么？

医学影像学医师的责任

（1）熟练掌握腕关节的正常解剖。

（2）及时、准确报告是否存在月骨脱位或者月骨周围脱位；当存在疑问时，推荐CT检查。

（3）是否伴有舟状骨或者其他腕骨的骨折。

（4）关注邻近骨骼是否有骨折。

临床医师需要了解的内容

（1）影像学确定是否存在月骨脱位。

（2）如果存在月骨脱位，脱位的方向如何。

（3）月骨脱位是否合并其他腕骨及尺桡骨的骨折。

（4）影像学确定是否存在月骨周围脱位，脱位的方向如何，是否合并腕骨骨折。

十三、Bennett骨折

▶病例：男性，22岁，于1天前不慎摔伤，伤及右手拇指，当即疼痛、肿胀、活动受限就诊。专科查体：右手桡侧肿胀明显，第1掌指关节畸形，压痛明显，可触及骨擦感，右手拇指掌指关节活动受限，末节感觉血供可（图4-40）。

Bennett骨折定义为第1掌骨基底部骨折并伴第1腕掌关节脱位或半脱位。Bennett骨折首先由Edward Hallaran Bennett描述。在成人第一掌骨骨折中，Bennett骨折占1/3，30岁以下的患者发病率最高，男性居多，男女比为10∶1，优势手占2/3。第一掌骨基底部与大多角骨衔接，构成第一腕掌关节，关节呈鞍形，使拇指的运动范围更大，但也导致稳定性较差。骨折后，骨折近端内侧骨块因掌侧斜韧带或掌喙韧带的附着而保持原位，而骨折远端因拇收肌和拇长展肌的牵拉作用而向背桡侧脱位或半脱位。Bennett骨折可由直接暴力打击或传导暴力所致，但大部分是由间接力量导致的，如摔倒时拇指过度外展或外力撞击握紧的拳头。Bennett骨折如存在骨折关节面复位不精确、处理不当会增加预后不良的风险（如腕掌关节创伤性关节炎）。尽管Bennett骨折一般不需要紧急手术治疗，但需要及时地进行相关报告。

问题

（1）Bennett骨折的定义是什么？

（2）Bennett骨折发生的原因和机制是什么？

医学影像学医师的责任

（1）熟知Bennett骨折的定义，并准确地报告。

（2）Bennett骨折有时不需要紧急手术，但准确、及时地完成影像学报告是有必要的。

（3）描述骨折关节面的详细情况。

临床医师需要了解的内容

（1）X线摄片是否存在第1掌骨基底骨折。

（2）若确有骨折，骨折是否累及关节；断端是否有错位。

（3）是否合并第1腕掌关节半脱位。

（4）是否合并其他掌骨、腕骨骨折。

（5）拇长展肌肌腱止点是否有损伤。

（6）需要加做CT检查吗？

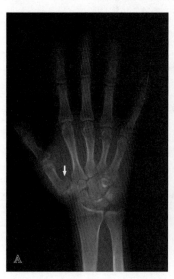
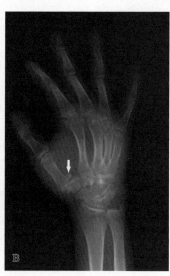

图4-40　第1腕掌关节脱位，第1掌骨基底部骨质断裂，断端错位

十四、Rolando骨折

▶病例：男性，70岁，主因车祸伤致第1腕掌关节疼痛、肿胀，拇指对掌活动功能受限3小时入院。

1910年，意大利外科医师Rolando首次描述了第1掌骨基底部的"Y"形关节内骨折模式。虽然"Y"形或"T"形骨折是经典的模式，但目前"Rolando骨折"一词包括了第1掌骨基底部所有涉及关节面的粉碎性骨折。Rolando骨折需要与Bennett骨折进行区分，后者是指第1掌骨基底部关节面两部分骨折，小的骨折块位于掌尺侧并通过韧带与大多角骨相连，大的骨折块因韧带的牵拉而发生桡背侧脱位。第1腕掌关节由第1掌骨的近端关节面和大多角骨的远侧关节面形成凹凸关节，能够屈曲、伸直、内收、外展和旋转。第1掌骨基底部掌尺侧有一鸟嘴样骨块，锁定于大多角骨使关节更加稳定。第1腕掌关节由许多韧带稳定，主要有四组韧带：①前斜韧带；包括浅层和深层；②手背桡侧韧带；③后斜韧带；④掌

骨间韧带。Rolando骨折的发生率约占第1掌骨骨折的13%，平均年龄在20～40岁，男性是女性的10倍，左右手的发生率无明显差异。当外力作用于掌骨的纵轴方向时，损伤力沿第1掌骨骨干传导至基底部，由于第1掌骨背侧关节比掌侧关节对外力具有更大的抵抗力，使掌侧关节面形成更加锐利的角度，致使第1掌骨基底部撞击在大多角骨的鞍状关节面上，造成基底部由内上斜向外下方劈裂，在极端应力情况下，发生粉碎性骨折，形成经腕掌关节面基底部的"T"形和"Y"形骨折，骨折线从关节表面中心附近点延伸到掌骨干的掌侧面，主要包括三个骨折部分，基底部的背侧和掌侧及骨干部。骨折后，前斜韧带、后斜韧带、掌骨间韧带将掌尺侧骨折块维持在原位，但内在及外在肌腱的牵拉可以引起第1掌骨骨折块分离移位，拇长展肌、拇长伸肌可以引起背侧半脱位或脱位及近端移位，拇收肌可以引起内收和屈曲移位。因此，Rolando骨折一般伴有第1腕掌关节的半脱位或脱位。Rolando骨折治疗中，可能发生桡神经背侧感觉支

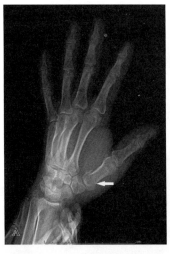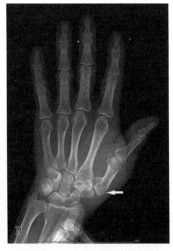

图4-41　第1掌骨基底部骨质断裂，断端略有错位

受损，指除神经、动脉或屈肌腱损伤，钉道感染，固定丢失等并发症外，还可能出现关节僵硬和创伤后骨关节炎两种主要的晚期并发症。

问题

（1）Rolando骨折的定义是什么？

（2）Rolando骨折发生的原因和机制是什么？

医学影像学医师的责任

（1）熟知Rolando骨折的定义，并准确地报告。

（2）Rolando骨折有时虽然可能不需要紧急手术，但准确、及时的完成影像学报告是有必要的。

（3）详细的描述骨折伴有第1腕掌关节的脱位情况。

（4）适当建议加做CT检查。

临床医师需要了解的内容

（1）X线是否存在第1掌骨基底骨折。

（2）若确有骨折，骨折是否相对稳定；是否累及关节；断端是否有错位。

（3）是否合并第1腕掌关节半脱位。

（4）是否合并其他掌骨、腕骨骨折。

（5）拇长展肌肌腱止点是否有损伤。

十五、髋臼骨折

▶病例：男性，25岁，摔伤致右髋部、胸部疼痛、肿胀伴活动受限2天。

查体：骨盆挤压及分离试验（＋）（图4-42）。

在车祸中，髋臼骨折为较为常见的严重创伤骨折，若患者病情允许，应常规行

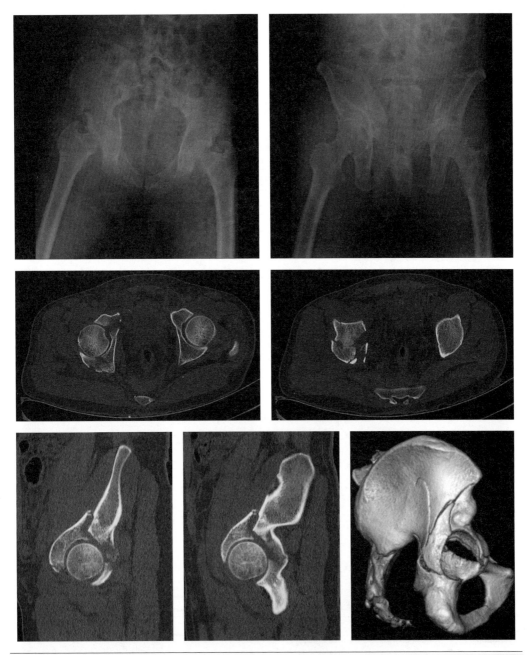

图4-42 右侧髂耻线及髂坐线不连。右侧髋臼前柱、后柱及后壁骨质断裂，局部断端错位。骨三维成像显示骨折线累及右侧髂骨翼

骨盆前后位、髂骨斜位、闭孔斜位及双髋关节CT，必要时加拍骨盆斜位、入口位及出口位X线片。如果有髋臼髂耻线、髂坐线或后唇骨折，病情允许的话应进一步行骨盆CT检查，骨盆冠状位和矢状位重建图像及三维成像用于进一步评估。

问题

（1）髋臼骨折的Judet-Letournel分型包括哪几种类型？

（2）骨盆X线平片的6个常规摄影体位。

（3）骨盆前后位常用的解剖标志线有哪些？

（4）髋臼双柱骨折的特点是什么？

（5）髋臼T形骨折的特点；与双柱骨折的鉴别。

医学影像学医师的责任

（1）掌握髋臼解剖学与医学影像学结构。

（2）辨别髋臼骨折的影像学征象，指出骨折部位，明确髋臼骨折分型。

（3）仔细观察其他可能损伤的结构，并提示临床医师。

（4）提出合理化的其他建议。

临床医师需要了解的内容

（1）骨盆稳定骨折与不稳定骨折。

（2）髋臼骨折时可能伴发的其他结构的损伤。

（3）还需要做其他影像学检查吗？

（4）髋臼分型，指导入路及预后。

注释

髋臼骨折Judet-Letournel分型：前壁骨折、前柱骨折、后壁骨折、后柱骨折、横行骨折、T型骨折、双柱骨折、横行伴后壁骨折、后柱伴后壁骨折、前柱伴后半横行骨折。

十六、Malgaigne骨折

▶病例：男性，35岁，主诉：外伤致骨盆部疼痛、出血、肿胀伴活动受限约10天（图4-43）。

Malgaigne骨折包括单侧性或双侧性，常由高处坠落或车祸产生纵向暴力所致。特点是前方为耻骨上下支骨折，后方为骶骨、骶髂关节或髂骨后部骨折。骨折常向后上方移位，为不稳定骨折。可合并严重的软组织损伤，如骶结节韧带和骶棘韧带即骨盆底撕裂伤，合并腹腔内脏器损伤也较常见。如果后部损伤为双侧性，则为骨盆最严重的不稳定性骨折。骨盆损伤应注意寻找有无骶骨骨折，在X线片上，正常骶骨孔上缘为连续性的弧线，如果有1个以上骶骨孔前上缘弧线不连续时，应考虑有骨折，可建议CT扫描。CT检查矢状位、冠状位重建及三维成像，对判断骨盆损伤程度和制订治疗方案有很大的帮助。骨盆的稳定性依赖于骨骼和韧带连接，如果关节间隙增宽或韧带边缘撕脱，则骨折就不稳定。髂骨翼边缘骨折（Duverney骨折）为稳定性骨折，若骨折线延伸至髋臼、骶髂关节或坐骨切迹，这样的骨折不稳定，并且通常损伤严重。

问题

（1）骨盆环骨折的Tile分型和Young-

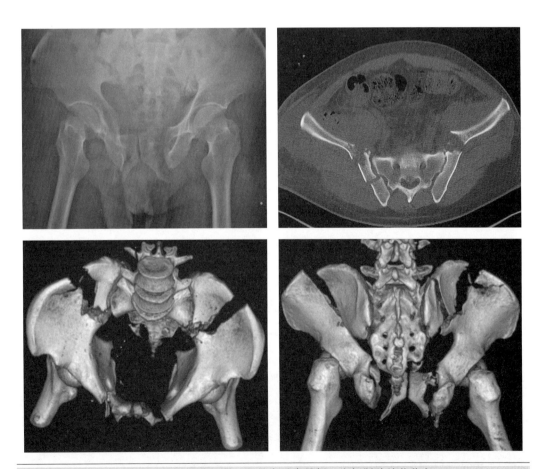

图4-43 双侧骨盆垂直移位，双侧髂骨翼、耻骨支垂直骨折，右侧骶髂关节分离

Burgess分型。

（2）骨盆环骨折时能导致其他器官的何种损伤？

医学影像学医师的责任

（1）掌握骨盆环解剖学与医学影像学结构。

（2）明确指出骨盆骨折的部位，做出骨折分型。

（3）提出合理化的其他建议。

（4）详细描述骨盆骨折的类型，耻骨联合是否用分离。

临床医师需要了解的内容

（1）X线是判断骨折类型的重要检查手段。

（2）评估骨盆稳定骨折和不稳定骨折。

（3）是否伴有骨片错位及游离。

（4）是否存在耻骨联合分离。

（5）髋关节及组成骨有骨折吗？

（6）可能伴有血管或泌尿系统损伤吗？

（7）是否做泌尿系统强化CT检查？

（8）耻骨联合是否有分离；有否尿道损伤。

注释

（1）骨盆骨折分型：Tile分型。

A型：骨盆环完全稳定。

A1：骨折不累及骨盆环。撕脱骨折（髂前上棘、坐骨结节）、孤立的髂骨翼结节骨折。

A2：骨盆环受累，无移位或伴有轻度移位，但稳定。

B型：骨盆环旋转不稳定，垂直稳定。

B1：开书样损伤，需要注意的是，骶髂后韧带有能力限制伤侧半骨盆的垂直移位，只要其未断裂，损伤类型即为B型。

B2：合书样损伤，前后环损伤局限于一侧半骨盆内。骨盆后环损伤多表现为骶髂复合体的挤压伤，前环损伤多是耻骨上下支骨折，特殊类型有耻骨联合绞锁和Tilt骨折。

B3：合书样损伤，前后环损伤分别位于两侧半骨盆，即桶柄样损伤。骨盆后环损伤表现为骶髂复合体的挤压伤；前环损伤是耻骨上、下支骨折，特殊类型为四个耻骨支全部发生骨折。

C型：旋转及垂直均不稳定。

C1：单侧后环损伤。

C2：双侧后环损伤。

C3：后环损伤合并髋臼骨折。

影像学征象：①后环损伤移位程度大于1.0cm。②L_5横突撕脱骨折伴骶骨骨折端分离。③骶棘韧带骶骨侧/坐骨侧的撕脱骨折。此分该型的医学意义在于髋臼骨折的处理与预后的密切关系。

（2）骨盆骨折分型：Young-Burgess分型。

1）前后挤压型（APC）

Ⅰ型：耻骨联合分离<2.5cm；一侧或双侧耻骨支纵向骨折但后方韧带保持完整。

Ⅱ型：耻骨联合分离>2.5cm；骶髂关节张开，前方骶髂韧带、骶结节韧带、骶棘韧带、耻骨联合韧带撕裂，而骶髂后韧带保持完整，呈"翻书样"损伤，内旋和外旋不稳定；垂直方向稳定。

Ⅲ型：骶髂前后韧带断裂，耻骨联合韧带、骶结节韧带、骶棘韧带、骶髂韧带完全撕裂，半骨盆完全分离，旋转极度不稳而无垂直移位。

2）侧方挤压型（LC）

Ⅰ型：耻骨支斜形骨折和同侧髂骨翼

前部骨折。

Ⅱ型：耻骨支骨折，同侧髂骨后部骨折并错位（新月形骨折）。

Ⅲ型：一侧挤压伤，对侧APC（风吹样骨盆）。

3）垂直剪切型（VS）：前后方垂直移位，通常经骶髂关节，偶尔通过髂骨翼或骶骨。

4）联合损伤型：最常见的是垂直损伤联合侧方压缩。

开书样损伤的概念：指在外旋暴力导致的一侧或两侧半骨盆像翻开书本样外旋的骨盆损伤形式。

耻骨分离的程度：stage据耻骨联合分离程度进行分级如下：

Ⅰ级：耻骨联合分离＜2.5cm＋骶髂前韧带完整。

Ⅱ级：耻骨联合分离＞2.5cm＋单侧骶髂前韧带和盆底韧带撕裂。

Ⅲ级：耻骨联合分离＞2.5cm＋双侧骶髂前韧带和盆底韧带撕裂。

倾斜骨折的概念：骨盆合书样损伤的前环骨折部旋转并压挤泌尿生殖道。

十七、胫骨平台骨折伴有半月板损伤

▶病例：女性，49岁，车祸伤致右膝疼痛、肿胀、活动受限5天（图4-44）。

胫骨平台骨折波及胫骨关节面，可累及一侧或双侧，外侧平台最常受累。线性非移位胫骨平台骨折可能在前后位及侧位X线片都不能显示，应进一步行CT检查。关节腔积血提示潜在的关节内损伤，可能是骨折、交叉韧带、侧副韧带或半月板撕裂，最常受累结构为内侧副韧带、前交叉韧带及外侧半月板，因为胫骨平台外侧骨折常由外翻应力引起。若出现积脂血症则提示有累及关节面的关节内骨折。胫骨平台骨折合并半月板韧带损伤的概率为47%～99%，和受伤的暴力大小相关。有研究发现胫骨平台塌陷每增加1mm，半月板损伤的发生率增加约36.2%。若无关节内积液，应观察腓骨头和腓骨颈是否有骨折。

问题

（1）为什么外侧胫骨平台比内侧骨折频率要高？

（2）Schatzker分类包括哪几种类型？

医学影像学医师的责任

（1）明确骨折部位和骨折类型。

（2）提示临床胫骨平台塌陷的程度及伴发其他结构的损伤。

（3）是否需要进一步行其他影像检查，提出合理化建议。

（4）需要加做MRI检查吗？

临床医师需要了解的内容

（1）CT是判断骨折类型的重要检查手段。

（2）是否存在骨折块移位。

（3）Type4的骨折与膝关节的脱位有关。

（4）半月板和韧带损伤的证据。

注释

Schatzker分类在胫骨平台骨折中是最常被使用和广泛接受的分类方法。

1型：外侧平台单纯分离性骨折。

2型：外侧平台分离和压缩性骨折。

3型：外侧平台单纯压缩性骨折。

4型：内侧平台骨折，分离或压缩性可累及胫骨髁间嵴，容易发生神经血管损伤。

5型：内侧和外侧平台分离性骨折。

6型：横行干骺端骨折合并任一胫骨髁骨折，是最严重的类型。

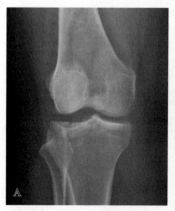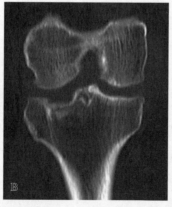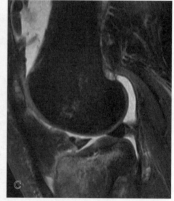

图4-44　A.X线片显示胫骨外侧平台骨质断裂，胫骨平台关节面塌陷；B.CT重建图像，CT示右胫骨外侧平台塌陷、骨折，断端移位；C.MRI显示外侧半月板前角撕裂，后角变性

十八、Jones骨折

▶病例：男性，17岁，左足扭伤后肿痛、活动受限2小时（图4-45）。

第五跖骨近端可以分为三个区。1区：第5跖骨粗隆部，此处发生的骨折称为假Jones骨折，往往为撕脱骨折，它占到了第5跖骨骨折的90%，愈合率高，非手术治疗有效；2区：第五跖骨骨骺-干骺部交界处，距离第五跖骨近端约1.5cm，此处发生的骨折称为Jones骨折，通常累及第4～5跖间关节，由于干骺部血供较差，Jones骨折不愈合的发生率较高，负重状态下可以导致骨折移位；3区：第5跖骨干骺部，距离第五跖骨近端约1.5cm以远处，此处易发生疲劳骨折。流行病学统计显示，Jones骨折占第5跖骨骨折的4%，占足部骨折的0.8%～1.9%，其多见于青壮年男性和老年女性。一般认为Jones骨折是由于足跖屈且内翻、腓骨短肌腱牵拉造成。第5跖骨近端血供来源于滋养动脉、干骺端动脉穿支和骨膜动脉分支。第5跖骨基底部有腓骨短肌腱、跖腱膜与第3腓骨肌腱附着，血供相对丰富。而第5跖骨滋养动脉位于第5跖骨粗隆尖远端约26.8mm处，起源于第4跖骨跖侧动脉，于第5跖骨跖内侧进入第5跖骨并向远侧与近侧分支。因此，干骺端与骨干结合部形成相对缺血区，这也是Jones骨折后不易愈合的原因。

问题

（1）Jones骨折的概念是什么？

（2）为什么Jones骨折不易愈合？

医学影像学医师的责任

（1）熟悉Jones骨折的定义，并且能够准确测量骨折线与第5跖骨粗隆尖的距离。

（2）Jones骨折不需要紧急手术，但在需要准确、及时地完成影像学报告。

临床医师需要了解的内容

（1）是否存在骨折；骨折的位置。

（2）与第五跖骨粗隆尖的距离。

（3）是否存在断端移位？移位的程度如何？

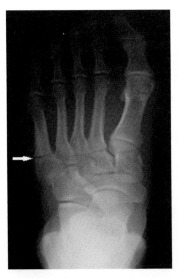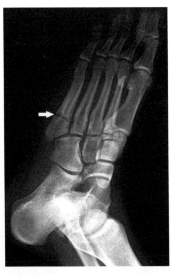

图4-45 第5跖骨近端骨质断裂，断端无明显错位及成角，周围软组织肿胀

（4）骨折的具体分型是什么？

（5）是否存在关节内骨折。

（6）是否合并其他部位骨折。

注释

第5跖骨近端骨折的分型。临床中选择合理的分型系统对指导治疗至关重要。Torg根据愈合潜力将其分为结节部和结节部远侧1.5cm以内的骨折，其中根据放射学表现又将结节部以远1.5cm内骨折分为三类：Ⅰ型（急性骨折）指骨折线较狭窄，髓腔不存在硬化的骨折；Ⅱ型（延迟愈合）指骨折线广泛，有髓腔硬化；Ⅲ型（不愈合）指髓腔被硬化骨填充而闭塞的骨折。后来出现了常用的Lawrence和Botte分型：Ⅰ区骨折是指涉及或不涉及跖骰关节面的结节部撕脱骨折，其发生率最高。Ⅱ区骨折指干骺端-骨干结合处涉及跖骨间关节面的骨折，由于处于血液供应的"分水岭"区域，容易出现骨不连。Ⅲ区骨折指近端骨干骨折，骨折线在跖骨间关节面以远，常有前驱症状，多见于运动员。

十九、Lisfrancs骨折

▶病例：男性，58岁，于4小时前不慎被车撞伤右足及右小腿，当时即感肿痛、畸形、活动受限，急送当地医院，给予石膏固定，为求进一步治疗来我院。专科查体示：双足肿胀，右足明显，可见多处皮下淤血、瘀斑；双足跟部压痛、叩击痛；双足活动可；双侧足背动脉搏动可触及，感觉正常（图4-46）。

Lisfranc损伤所包括的范围非常广泛，涉及跖跗关节的任何骨性或韧带组织的损伤。跖跗关节是由前中足之间关节、第1～3跖骨及其相应楔骨形成关节、第4～5跖骨和骰骨相关节组成的足的横弓结构。该关节的骨和韧带结构特点使之具有相当的稳定性。跖跗关节结构可划分为三柱，内侧柱由第1跖骨和内侧楔骨组成，中柱由第2、第3跖骨和中、外侧楔骨组成，外侧柱由第4、第5跖骨和骰骨组成。其中第2跖骨基底部深入至3个楔骨形成的马蹄形凹槽之中，在跖跗关节的稳定中起重要作用。跖骨基底及楔骨、骰骨形成一拱形结构，具有较好的稳定作用。在软组织稳定方面，跖骨颈部由骨间横韧带将相邻跖骨连接在一起，跖骨基底除第1、第2跖骨外也有骨间横韧带相互

连接。同时，侧副韧带、关节囊、腓骨长肌腱、胫前肌腱和胫后肌腱均协助提供动力稳定。第1、第2跖骨基底间无韧带相连，使得第1跖骨具有一定的活动度，也是一应力薄弱部位。在内中柱稳定中起决定性作用的Lisfranc韧带，由第2跖骨与内侧楔骨骨间韧带、背侧韧带及跖肌间韧带组成。跖跗关节的跖侧有丰富的软组织保护，在结构上较牢固，而背侧仅有关节囊及韧带覆盖，在结构上较为薄弱，受到外力容易发生背侧损伤或脱位。Lisfranc损伤机制可分为直接暴力损伤及间接损伤。直接暴力损伤通常表现为足部重物压砸伤、碾压伤，该类损伤常伴发严重的软组织损伤。间接外力造成的Lisfranc骨折脱位损伤机制往往比较复杂，最常见的损伤机制为前足外展损伤。当后足固定而前足受到强大的外展应力时，应力往往作用于第2跖骨基底部内侧，该部位也是整个应力负荷传导的关键。第2跖骨基底部深入至3块楔骨形成的马蹄形凹槽中，形成一稳定的卯榫状骨结构，大部分情况下外展暴力无法造成第2跖骨基底部骨折脱位，整个跖跗关节可相应地保持稳定。然而当外展暴力足够强大，造成第2跖骨基底部骨折脱位时，原本稳定的卯榫状骨结构同时遭受破坏，继而发生第2～5跖骨

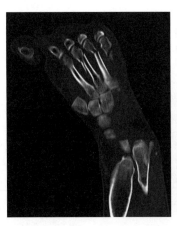
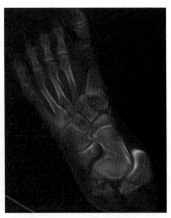

图4-46　跖跗关节脱位伴跖骨多发骨质断裂

骨折且向外侧脱位。第2跖骨基底部背侧的韧带、筋膜等软组织强度较差，为应力薄弱区。当距小腿关节（踝关节）及前足强力跖屈时，整个下肢的应力负荷作用于跗跖关节，容易造成该关节骨折脱位。由于跗跖关节解剖结构的复杂性和损伤表现的多样性，如果忽视或治疗不当，又常导致足部慢性疼痛、Lisfranc关节创伤性关节炎、畸形等永久性伤残，致残率极高。

Lisfranc损伤首次就诊时的漏诊误诊率可高达1/3，常规X线片检查仍然是诊断Lisfranc损伤的重要手段，足部斜位X线片能更好地显示整个跗跖关节，尤其是向足侧斜位的28.9°成角，能获得最佳的跗跖关节复合体形态特征。患肢负重位、应力位X线检查对于有临床症状而患肢正、侧、斜位X线片上未见明显异常的患者至关重要，它可以明确非典型或隐匿的Lisfranc损伤。CT对于评价骨结构的完整性更为敏感，24%普通X线检查无法发现的隐匿性Lisfranc损伤可通过CT发现，而MRI在确诊韧带断裂方面有更高的灵敏度和准确度。

问题

（1）跗跖关节的正常解剖有何特点？

（2）跗跖关节损伤后有哪些方法进行评价和诊断？

（3）跗跖关节损伤为什么可以遗留关节功能障碍和关节炎？有何关系？

医学影像学医师的责任

（1）应详细地分析和评价Lisfranc关节的正常影像学表现。

（2）是否存在Lisfranc损伤，程度如何，属于哪种？是否需要CT扫描检查。

（3）是否存在背侧韧带、骨间韧带和跖侧韧带的损伤？韧带损伤的程度如何？

（4）Lisfranc损伤的分型。

（5）是否存在其他部位的骨折和关节损伤。

（6）及时与首诊医师通报损伤情况。

临床医师需要了解的内容

（1）是否存在Lisfranc损伤，是哪一型？

（2）骨折的位置和移位方向。

（3）X线摄片不确定有骨折或脱位时，是否需要负重X线摄片检查；是否需要CT检查。

（4）综合分析，确定损伤的整体情况，为了不造成长期的后遗症及时选择最佳的整复、手术和治疗方案。

（5）是否还存在其他部位的损伤；需要扩大检查的范围吗？

注释

Lisfranc损伤的分型。Lisfranc损伤的分类涉及力学损伤机制、骨折移位方向及病理形态学。Lisfranc损伤分型由Quenu及Kuss于1909年提出，Hardeastle于1982年做了进一步修改并沿用至今。通常将Lisfranc损伤分为三型：A型为同向型脱位，即所有5个跖骨同时向一个方向脱位；B型为单纯型脱位，仅为部分跖骨脱位，不累及所有跖骨（又可分为两个亚型，B1型为单纯第1跖骨脱位，B2型为外侧数个跖骨脱位）；C型为分离型脱位，第1跖骨与其他跖骨向相反方向脱位（也可分为两个亚型，C1型仅累及部分跖骨，C2型波及全部跖骨）。

1909年由Quenu和Kuss基于三柱理论提出了分型：同侧型、孤立型、分裂型。1982年、Hardca stle又将其改良为A、B、C三型。Myerson等又再以上三型的基础上，将B型和C型细分为B1、B2，C1和C2型。A型：所有跖骨均向同一方向移位；B1型：第1跖骨内侧脱位；B2型：第2至第5跖骨向外侧移位；C1型：部分跗跖关节存在在不同方向的移位；C2型：全部跗跖关节均存在不同方向的移位。

二十、足关节三踝骨折

▶病例：女性，38岁，主因外伤致左侧踝关节疼痛、肿胀、活动受限5小时就诊（图4-47）。

踝关节骨折是临床中最为常见的关节内骨折，在全身骨折中约占3.92%，踝关节负重面积小，承载重量大，因此关节软骨所受压强较大。三踝骨折较为常见，又称Cotton骨折，包括内踝骨折、外踝骨折和后踝骨折等不同类型，它属于关节内骨折，有时可合并有下胫腓联合分离及韧带损伤，直接影响到踝关节的稳定和踝穴的正常结构，若不及时治疗，易造成踝关节不稳定及创伤性关节炎等不良后果。踝关节比较接近地面，如果作用于踝关节的暴力不能得到有效缓冲，即可导致该部位骨与韧带系统的损伤。Lauge-Hansen认为：无论足处于旋前位还是旋后位均可使身体失去平衡，为重获平稳，躯体代偿性的处于外旋位。当足部极度旋前或旋后时，距骨在踝穴中同步发生外旋，致伤外力达到一定程度时发生外踝骨折，外侧稳定系统遭到破坏，距骨失去约束，关节面向撞击胫骨后缘和内踝，造成后踝和内踝骨折的

整个过程非常迅速，韧带的损伤与骨折几乎同时出现。距骨在踝穴内的失稳、发生异常活动是造成踝关节骨折、发生后期创伤性关节炎的极重要因素。三踝骨折可见于Lauge-Hansen分类法的旋后-外旋型的Ⅳ度损伤、旋前-外旋型Ⅳ度损伤和旋前-外展型Ⅲ度损伤。拍摄X线片时，除包含正位（前后位）片外，还应增加踝穴位（足内旋15°～25°前后位，将患者足向内旋至外踝与内踝同一高度，能同时看到内侧透亮间隙和外侧透亮间隙，内侧透亮间隙≥6mm，表明可能存在内侧副韧带损伤，外侧透亮间隙若大于5.5mm，则表明存在异常）和侧位。

问题

（1）踝关节单纯X线检查进行评估时，踝关节以外是否应该对骨结构的骨折进行更加详细的检查。

（2）踝关节的旋外损伤中，在对内踝单独骨折进行评估中，影像科医师应该做出哪些评价方案。

医学影像学医师的责任

（1）熟悉踝关节的正常解剖和结构。

（2）熟悉三踝骨折的定义及受伤机制。

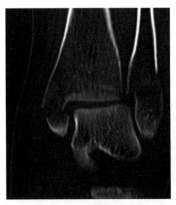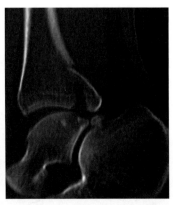

图4-47　左侧内踝、外踝及后踝骨质断裂，累及关节面，关节间隙不规则增宽，周围软组织肿胀

（3）了解踝关节骨折的分型。

（4）当X线诊断不明确时，应建议临床结合CT检查或MRI检查。

（5）关注韧带是否损伤。

（6）踝关节三踝骨折虽然不是很紧急，但及时、准确地做出影像学报告非常关键。

临床医师需要了解的内容

（1）骨折是否为三踝骨折；严重程度如何？

（2）三踝骨折受伤的机制及骨折的分型。

（3）是否合并有踝关节半脱位或脱位。

（4）是否合并开放外伤；是否存在除踝管外的血管神经损伤。

（5）是否合并踝管内结构的损伤。

（6）周围软组织损伤情况如三角韧带、距腓韧带、踝关节囊等。

（7）对于踝关节正侧位片上显示的内踝和后踝或者前踝的骨折是否存在合并高位腓骨骨折。

注释

踝关节骨折分型目前临床上使用的是Lauge-Hansen分型。Lauge-Hansen根据受伤时足所处的位置及距骨在踝穴内所受外力作用将踝关节骨折分为五型：即旋后-内收型、旋后-外旋型、旋前-外展型、旋前-外旋型以及垂直压缩型；在这个分型中旋后与旋前指受伤时足所处的位置，而内收、外展与外旋则分别为距骨在踝穴内受到的外力作用，具体如下。①旋后内收型（分两度）：Ⅰ度，外踝撕脱性骨折或外踝韧带断裂；Ⅱ度，Ⅰ度基础上加内踝骨折。②旋后外旋型（分四度）：Ⅰ度，下胫腓前韧带的撕裂或胫骨前结节撕脱骨折；Ⅱ度，Ⅰ度基础上加外踝斜型骨折；Ⅲ度，Ⅱ度加后踝骨折；Ⅳ度：Ⅲ度加内侧三角韧带断裂或内踝骨折。③旋前外展型（分三度）：Ⅰ度，内侧三角韧带断裂或者内踝撕脱骨折；Ⅱ度，Ⅰ度加下胫腓联合部位损伤，可并发后踝骨折；Ⅲ度，Ⅱ度加外踝位于下胫腓联合上方斜型骨折。④旋前外旋型（分四度）：Ⅰ度，内侧三角韧带断裂或者内踝撕脱骨折；Ⅱ度，Ⅰ度加下胫腓前韧带损伤或骨间韧带断裂；Ⅲ度，Ⅱ度加外踝位于下胫腓联合上方螺旋或斜型骨折；Ⅳ度，Ⅲ度加下胫腓后韧带损伤，可伴发后踝骨折。⑤垂直压缩型，可分为单纯垂直压缩型和复合外力垂直压缩型。

二十一、距骨外侧突骨折

▶病例：男性，39岁，7天前摔伤致右踝部肿胀、疼痛，活动受限就诊。专科查体示：右踝部肿胀、压痛明显，可扪及骨擦感，右踝关节活动受限，右侧足背动脉搏动可触及，右下肢皮肤感觉正常（图4-48）。

距骨外侧突骨折是外踝三角韧带（深部）附着处部分的骨折，临床相对少见，可被误诊为外踝骨折，特别是在合并有内踝骨折时更易被误认为内外踝骨折。距骨外侧突骨折与其解剖特点有直接关系。距骨外侧突位于距骨体外侧下缘，呈中间部分增宽的尖嘴状扁状凸起，其向下包容跟骨后关节面的外侧，并与之相关。外侧突尖端有外踝三角韧带深部纤维及距跟韧带附着，并与踝关节囊相连。起到稳定距跟关节的作用。距骨外侧突外上方与外踝相关节，并被外踝所遮挡。在经外踝的跟骨、距骨冠状切面上，距骨外侧突位于外踝内下方与跟骨外上方之间。这些解剖特点，决定了距骨外侧凸受到突然外力作用时，间接损伤是造成其骨折的主要原因。关于距骨外侧突骨折机制，目前临床上有不同看法，有学者认为是足突然强力外翻时，其被外踝和跟骨相互挤压而发生骨折，有的学者认为突然内翻时的背伸暴力压迫于距骨外侧突造成骨折，还有学者认为是内翻的足强力背屈的压缩和剪切应力所致。从单一的X线片诊断距骨外侧突骨折具有一定的局限性，40%～50%的可能性会造成漏诊。对于该病的认识是非常重要的，忽略或者是不准确的治疗都会带来后期不良问题等重大危险。例如，可能会形成假关节，最终需要手术治疗。

问题

（1）距骨外侧突骨折的特殊性是什么？

（2）距骨外侧突骨折X线的局限性是什么？

医学影像学医师的责任

（1）应准确的判断有无距骨外侧突骨折；其分型如何？

（2）是否合并其他部位骨折和关节损伤。

（3）当患者体征明显时，应建议医师结合CT检查。

临床医师需要了解的内容

（1）是否存在骨折；骨折的位置。

（2）是否存在断端错位；错位的

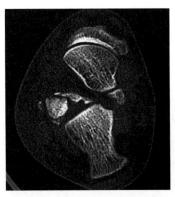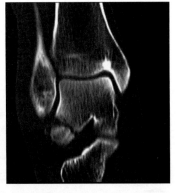

图4-48　右侧距骨外侧突骨折，断端错位，骨片分离，周围软组织肿胀，余右踝关节组成骨未见明显骨折征象

程度。

（3）骨折的分型。

（4）是否合并其他部位骨折。

注释

Hawkings讲述了距骨外侧突独有的三大骨折形态。

Ⅰ：单纯的骨折，波及胫骨关节面与踝骨关节面两方面。

Ⅱ：外侧整体凸起的粉碎性骨折，它也是连接着两个关节面。

Ⅲ：只与骨头下方关节相关的剥离性骨折。

二十二、幼年特发性骨关节炎

▶病例：男性，13岁，主因右髋疼痛1个月入院（图4-49）。

幼年特发性关节炎（juvenile idiopathic arthritis，JIA）是儿童时期的慢性全身免疫性疾病，主要以关节滑膜炎为主要特征，最终引起关节损伤和功能丧失。根据国际风湿病学联盟的定义，幼年特发性关节炎是指16岁以下儿童持续6周以上的原因不明的关节炎。其中关节炎是指关节肿胀或关节腔积液同时伴有至少2项下列指征：活动受限、活动时关节疼痛或者关节触痛、关节局部发热。国际风湿病学联盟儿科常委专家组将JIA分为全身型、少关节型、多关节型（RF阴性）、多关节型（RF阳性）、银屑病型、附着点相关型和未分化型。JIA是最常见的儿童相关性

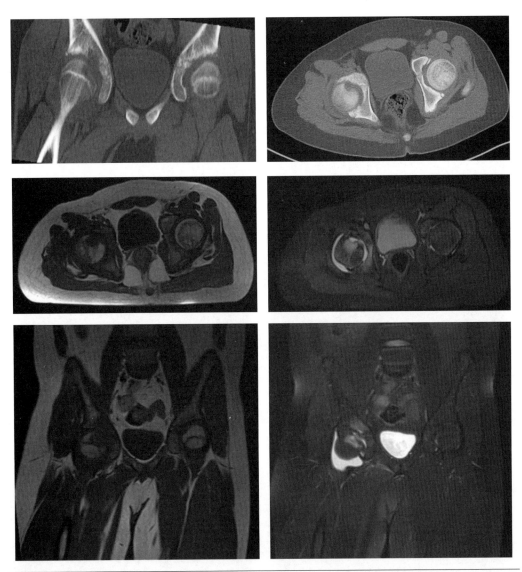

图4-49 右侧髋臼及股骨头可见斑片状溶骨性骨质破坏边界不清楚，磁共振成像呈长T_1长T_2信号。关节囊内积液增多

关节炎，其致残率非常高，早发现、早诊断、早治疗能够有效改善患者的预后。但JIA无特征性临床表现，也无特征性的实验室指标，因此，该病的诊断具有较大的困难。X线片早期无特异性表现，中晚期可表现关节间隙异常，关节面不光滑、滑膜层增生等。CT显示骨质的侵蚀破坏更加清晰。磁共振成像（MRI）是目前诊断JIA和评价治疗效果的最佳方法，尤其是对滑膜增生及软骨损伤具有较高的灵敏度，MRI的表现为：滑膜增厚、关节积液、骨及软骨的侵蚀破坏。强化MRI可以充分地观察到炎性关节病的一些指征：滑膜周围组织微血管内血流及容量、毛细血管通透性、关节软骨的黏蛋白浓度和胶原组织的厚度等的变化。MRI在疾病的活动期或缓解期，较之各项炎症指标更为敏感，对治疗方案更具有指导价值。本病与成人风湿性关节炎的本质区别为：年龄、关节挛缩和肌萎缩的倾向及某些关节外的征象。

幼年特发性关节炎具有短暂发病并具有自限性，但是约有10%的患者到成年后遗留严重的残疾，所以及时诊断，早期治疗很有意义。

急性滑膜炎可以进展为慢性滑膜炎并导致滑膜增厚、水肿、纤维化、增生等。可造成相应关节骨质破坏及软骨下损害，甚至导致关节功能障碍。

X线片：早期无特异性表现；中晚期可表现关节间隙异常，关节面不光滑、滑膜层增生等。

MRI：可以观察本病关节病变各时期的关节形态、滑膜情况，尤其是对软组织的早期变化较为敏感。

强化：可以充分地观察到炎性关节病的一些指征：滑膜周围组织微血管内血流

及容量、毛细血管通透性、关节软骨的黏蛋白浓度和胶原组织的厚度变化。

问题

（1）MRI诊断是否能发现JIA病变：滑膜异常。

（2）MRI对JIA患者的软骨异常（软骨退变）诊断依据是什么。

（3）MRI能否对JIA治疗后反应进行较为准确的评价。

（4）MRI发现JIA软组织病变时，是否能预测关节软骨变性或关节功能状态。

医学影像学医师的责任

（1）滑膜肥厚3～11mm。

（2）是否有关节腔积液。

（3）增强MRI有滑膜强化和滑膜血管翳征。

（4）对滑膜增生及软骨变性的诊断是否准确。

（5）是否有关节炎？与关节积液如何鉴别？

（6）是否是多个关节受累。

（7）病变的分期。

临床医师需要了解的内容

（1）是否能确定JIA的医学影像学诊断？依据是什么？

（2）以下JIA关节病变的主要指标结果如何

1）滑膜异常。

2）软骨损害的程度。

3）关节软组织情况。

4）关节功能状况。

（3）是否能提示医学影像学对JIA的预测。

注释

（1）幼年特发性关节炎的分型。国际风湿病学联盟儿科常委专家组将JIA分为以下几种类型。

1）全身型JIA：同时或之前发热至少2周以上，其中连续每天弛张发热时间至少3天以上，伴随以下一项或更多症状：①短暂的、非固定的红斑样皮疹；②全身淋巴结大；③肝脾大；④浆膜炎。应除外上述情况：A，B，C，D。

2）少关节型JIA：发病最初6个月1～4个关节受累，有2个亚型：①持续性少关节型JIA，整个疾病过程中关节受累数≤4个；②扩展性关节型JIA，病程6个月后关节受累数≥5个。应除外：A，B，C，D，E。

3）类风湿因子阴性的多关节型JIA：发病最初的6个月，5个以上关节受累，类风湿因子阴性。应除外：A，B，C，D，E。

4）类风湿因子阳性的多关节型JIA：发病最初6个月，5个以上关节受累，并且在最初6个月中伴最少间隔3个月以上且2次以上的类风湿因子阳性。应除外：A，B，C，E。

5）银屑病性JIA：1个或更多的关节炎合并银屑病，或关节炎合并以下至少2项：①指（趾）炎；②指甲凹陷或指甲脱离；③家族史中一级亲属有银屑病。应除外：B，C，D，E。

6）与附着点炎症相关的JIA：关节炎合并附着点炎症，或关节炎或附着点炎症，伴有下列情况中至少2项：①有骶髂关节压痛和（或）炎症性腰骶部疼痛表现或病史；②HL-B27阳性；③6岁以上发病的男性患儿；④急性或症状性前葡萄膜炎；⑤家族史中一级亲属有强直性脊柱炎，与附着点炎症相关的关节炎，炎症肠病性关节炎，Reiter综合征，急性前葡萄膜炎。应除外：A，D，E。

7）未分类的JIA：不符合上述任何一项或符合上述2项以上类别的关节炎。

其中对于A、B、C、D、E的解释是：A.银屑病或一级亲属患银屑病；B.男童6岁以上发病的关节炎，HL-B27阳性；C.强直性脊柱炎，肌腱附着点炎症，炎症性肠病性关节炎，Reiter综合征，急性前葡萄膜炎，或一级亲属患以上任意一种疾病；D.类风湿因子IgM间隔3个月以上2次阳性；E.患者有全身型JLA表现。

（2）MRI评价滑膜增厚的方法：①应该测量滑膜的最大厚径；②滑膜厚度大于2mm即为增厚，且常伴有关节积液；③小儿滑膜增厚的范围很大，可为3～11mm。

二十三、类风湿寰枢椎关节炎

▶病例：男性，69岁，多关节肿痛6

年余，确诊为类风湿关节炎。2天前患者无明显诱因出现左侧肢体无力，不能站起，伴头晕（与体位有关），无头痛，无

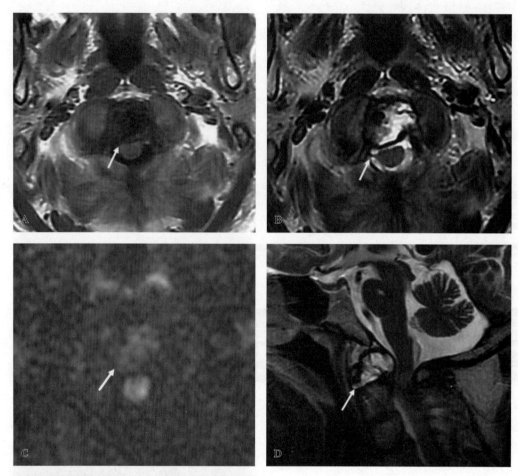

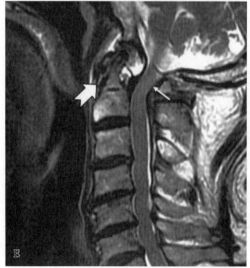

图4-50　A、B、C、D图分别为磁共振轴位T_1WI、T_2WI、DWI及矢状位T_2WI，示枢椎齿突形态异常，可见椭圆形T_1低、T_2高、DWI稍高信号影（白色箭头），大小约为2.4cm×1.5cm×2.1cm（上下×前后×左右径），致枕骨大孔区变窄，关节结构紊乱，相应水平脊髓受压；E图为磁共振颈椎矢状位T_2WI，示病变区脊髓受压水肿（白色箭头），寰枢前间隙变窄，提示关节结构紊乱（白色燕尾箭头）

恶心、呕吐，无意识障碍、抽搐等（图4-50）。

类风湿关节炎（RA）是一种常见的以关节组织慢性炎症性病变为主要表现的全身性疾病。它常以手、足小关节起病，多呈对称性，并逐渐侵犯多个关节，反复发作，最终导致不同程度的关节功能障碍。这种慢性炎症是一种滑膜增生性炎症和充血性炎症，血管翳形成会破坏关节的各个结构，关节囊积液和韧带松弛导致关节半脱位或脱位。

类风湿关节炎对脊柱的影响几乎均局限于颈椎，且发生率很高，早期约25%，随病情发展最终可有60%～70%的患者出现颈椎受累的症状。类风湿关节炎致颈椎病变包括寰枢椎半脱位、颅底下沉（寰枢椎纵向脱位）及下颈椎半脱位。

寰枢关节是RA最易受累的颈椎关节，寰枢椎不稳或半脱位则是RA常见的，也是最早发生的病变之一，在晚期RA患者中可高达70%，其产生机制主要是由于齿状突周围形成的类风湿血管翳造成齿突的侵蚀和稳定寰齿关节的韧带复合体——横韧带、翼状韧带、尖韧带和齿状突副韧带的松弛和破坏，关节囊关节软骨滑膜以及寰枢侧块关节等骨质结构破坏。

有学者将类风湿关节炎分为三型：①少关节型，受累关节少于4个；②多关节型，受累关节多于4个；③周身型，即Still病。认为引起半脱位的多见于后两型。

对病程长，受累关节多且关节受损、破坏、变形严重的类风湿关节炎患者，大都将治疗的重点放在对四肢关节的治疗和矫正上，往往忽视了寰枢椎的病变。

芬兰研究者报告，在等候整形手术的严重类风湿关节炎患者中，无症状的颈椎半脱位发病率较高。

目前对寰枢椎病变的检查手段很多，X线平片方便易行，对检查设备要求不高，且收费较低，患者易于接受，平片中骨结构的各个标志清晰，测量简便，数据也较准确；螺旋CT平扫及多平面重建可以显示颈周及椎管内软组织，显示骨皮质及骨纹理较平片清晰，对各间隙测量的数据更准确；齿突与颈髓和延髓关系密切，对平片和CT影像中显示的严重的寰枢关节半脱位患者，应加以MRI检查，尽早观察有无颈髓和延髓的受压或变性。

类风湿关节炎继发寰枢关节半脱位的影像表现与退变或外伤所致的半脱位大多无明显特异性，密切结合临床及重视对类风湿关节炎与颈部病变的关联性认识，是提高其早诊断、早治疗的关键。

问题

（1）类风湿关节炎破坏寰枢椎关节的机制是什么？

（2）对于怀疑类风湿性寰枢椎关节炎的患者，应该怎样选择合适的影像学检查方法？

医学影像学医师的责任

（1）掌握寰枢关节的解剖及正常测量值。

（2）认识并重视类风湿寰枢椎关节炎，对于因头部症状而行颅脑相关检查的类风湿关节炎患者，需重点观察寰枢椎关节情况，以免漏诊。

（3）对于怀疑类风湿寰枢椎关节炎的患者，一定要测量寰齿前间距（ADI）、寰齿侧间距（LADI），寰椎侧块宽度，并多方位多角度观察是否存在寰枢关节脱位，给予临床提示。

（4）对于此类患者，CT摄片时应提供轴位、冠状位、矢状位及VR图像，以期更加直观地显示病变特点；MRI扫描时除常规扫描序列外，应重点扫描寰枢关节的轴位及冠状位。

临床医师需要了解的内容

（1）类风湿寰枢椎关节炎的临床意义；是否需要手术处理。

（2）相应水平脊髓是否受压水肿变性。

注释

（1）正常寰枢关系：两寰齿间距等（差距＜2mm）、两对关节突关系对称、两椎间小关节（侧块关节）间隙相等、两侧块大小及形成相似，寰齿前间隙＜3mm。

（2）双侧寰齿侧间距（LADI）不对称不能单独作为寰枢关节半脱位的指征。

二十四、腰椎间盘突出症合并马尾神经综合征

▶病例：男性，48岁，腰部不适并间断左下肢放射痛1年余（图4-51）。

腰骶椎间盘损伤、突出造成椎管狭窄、压迫脊髓圆锥部马尾神经根，可出现马尾神经综合征。马尾神经综合征也可由肿瘤侵及脊髓、椎体感染肿胀压迫导致。主要表现为：大小便障碍、尿潴留、尿失禁和排便困难。

医学影像学表现

椎间盘局限性后突超出椎体边缘，硬膜囊、双侧侧隐窝和椎间孔呈现不同程度受压狭窄改变。常用椎间盘突出其测量方法如下：

（1）椎弓根间距离作为椎管横径。

（2）腰椎椎体后缘和棘突基底间距离作为椎管前后径。

（3）如果横径小于2.0cm，前后径小于1.5cm，应考虑为腰椎椎管狭窄症。

问题

（1）椎管狭窄症的放射学检查技术与测量方法是什么？

（2）马尾神经综合征的三大症状是什么？

（3）马尾神经综合征为什么会引起排尿困难？

（4）马尾神经综合征症状出现多长时间内为最佳手术时间窗？

（5）主要的CT、MRI表现是什么？

医学影像学医师的责任

（1）选择最优检查方法。

（2）综合评判椎管解剖结构。

（3）是否存在脊髓、神经受压；评价与预后程度的关系。

（4）是否存在椎管狭窄症，程度如何？显著时应及时与临床医师沟通。

（5）有马尾神经综合征症状，但是CT或MRI又没有发现明确异常时，应建议扩大椎管检查范围。

（6）如何考虑建议向头侧或足侧扩大扫描范围。

临床医师需要了解的内容

（1）影像学诊断直接关系着治疗的预后。

（2）是否存在脊髓圆锥部的病变？是什么病变、病变范围与性质？病变是向头

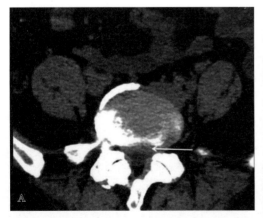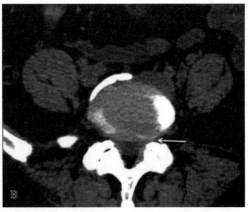

图4-51　图片示$L_5 \sim S_1$椎间盘膨出并向后突出（箭头），局部硬膜囊受压，椎管狭窄

侧发展还是向足侧发展，范围如何？

（3）椎管内压迫脊髓的原因是什么？

（4）脊椎椎管狭窄与脊髓受压时，有无其他原因的存在。

（5）影像学医师有何建议？

（6）有否急诊手术指征。

注释

膀胱的神经支配比较复杂，有交感神经，副交感神经和体神经。副交感神经从$S_{2\sim4}$部发出，交感神经从下腹部神经丛（$T_{11}\sim L_3$）。这些神经支配和调节膀胱括约肌，尿道肌群及直肠神经功能。这些神经变换时，可引起相应的神经功能损伤或失调，产生临床症状和体征。所以，神经损伤的影像学定位至关重要。

第 5 章

体内医用内置器影像危急值

第一节　MRI特殊检查技术

一、颅脑动脉MRI检查技术

（一）脑血管MR阅片原则与报告书写内容

两侧颈内动脉走行和管径如常，且对称排列。颈内动脉虹吸段正常，无移位或外部压迫。管腔内信号强度均匀。

大脑中动脉通常由每侧颈内动脉发出而且形成正常的岛袢。无局部的血管的狭窄或扩张。管腔信号均匀。血管走行柔和，无受压移位，无瘤样扩张和狭窄，血管粗细适中，无串珠样改变。

大脑前动脉无狭窄及移位征象。

前交通动脉和后交通动脉形态如常，长度无异常，无动脉瘤样形态和结构，无狭窄，腔内信号均匀，无内膜增厚。

椎-基底动脉位置如常，无扭曲和延长，无扩张和狭窄，管腔信号均匀。

两侧大脑后动脉、小脑上动脉、小脑前下动脉、小脑后下动脉等走行与分布均无异常，血管粗细适度，无狭窄和动脉瘤样扩张。

颅脑的其他部位无异常。

三维图像显示，无论从哪个方向观察均未见异常改变。

脑血管前交通支与视交叉的关系：前交通动脉支位于视交叉之上/之前/侧方。

后交通动脉支与颈内动脉连接点可呈漏斗状扩张，并非异常。

（二）常见脑血管变异类型

1. Willis环变异　Willis环完整者占96%，不完整者占4%，但动脉环的直径大小为全正常者占很小一部分，约占1/4。

2. 常见变异类型

A. 血管细小甚或消失缺如；

B. 大脑前动脉第一段纤细者约占40%；

C. 大脑后动脉第一段纤细者约占30%；

D. 后交通动脉支缺如者占4%～5%；

E. 颈内动脉和前交通动脉支缺如者非常少见；

F. 椎动脉不与基底动脉相通者偶见；

G. 前交通支成双者很常见。

（三）脑血管的侧支循环常见类型

1. 大脑前动脉近侧段的类型

A. 正常型

B. 一侧双干型

C. 一侧部分双干型

D. 一侧发育不良型

E. 一侧缺如型

F.两侧吻合成总干型

2.脑血管成像侧裂三角的测量（左侧位）：侧裂三角的上缘大体上平行于内耳孔至枕内粗隆的连线，从外耳孔上缘做与此线垂直线至颅顶内板，三角的上缘居于此线的中点位置。

3.基底动脉沿脑桥腹侧中线上行直达脚间池部位，与脑桥不紧贴。常见它向一侧弯曲或呈S形，但不偏离中线0.4cm。

4.小脑后下动脉一般起于椎动脉远侧，距基底动脉联结处0.5～2.0cm。

5.小脑上动脉起于基底动脉远端距大脑后动脉起点2.5mm。

（四）颈内动脉

床突上段位置略居外，升段向上面略向外侧斜行达分歧部。

大脑前动脉、中动脉水平段与升段一般呈T形，其两端不高于分歧部。

虹吸曲最内点与中线距离平均为1.0cm。

注释

脑血管造影技术还缺乏最科学的测量方法和数据作为虹吸各段位置是否正常的标准。判断有无异常时，在很大程度上主要还是靠观察，而不是测量。这一点还有待于在CTA或MRA图像上实践和总结。

（五）大脑前动脉

大脑前动脉位于中线，主要绕胼胝体走行。升段居终极稍前方，于两侧大脑半球之间上行，呈向上前方走行。从垂直段又分出眶顶支（常显示不佳）和额极动脉，向前行，居大脑前动脉的前方，继而沿胼胝体嘴及膝的曲度先向上前，再向后上走行。这一段很短，称为膝部。沿胼胝体上面向后几近水平走行为胼周段。由之分出胼缘动脉与胼周动脉。

胼周动脉多呈均匀，光滑上突的弓状。偶可呈波浪状。

胼缘动脉可以是一支或数支，自任何一段发出。

大脑前动脉垂直段与膝段位置变异较大：

A.垂直段常突向上后方呈浅弧形（80%）。

B.垂直段呈直线状几近水平走行与眶顶平行者（15%）。

C.垂直段呈直线状斜向上前方（5%）。

膝段的正常变异是血管屈曲的弧度：

A.常是张开较小的圆弧状（60%）。

B.呈张开较大的圆弧状（20%）。

C.其余形态占20%左右。

大脑前动脉在冠状位（正位）像上可分为水平段、纵行段和两段相连接的膝段。

A.水平段多与分歧段在一个平面上，有时可低于分歧段，但是很少高于分歧段，阅读图像时应高度重视。

B.纵行段除纤曲部分可以略偏行于一侧外，主体不应离开中线，如偏离3.0mm时，则认为异常。

C.大脑前动脉及其分支彼此重合，不能一一分辨，但排列多呈一条直线。

大脑前动脉发生侧移位时，还会出现形态学上的改变。常见的有额极征和大脑镰征。

额极征：也称为费氏征（Fischer），是指大脑前动脉纵行段中部稍向中线返回，形成一个典型的成角现象，角顶指向病侧，是由于额极动脉被牵拉所致。

大脑镰征：在前后位像上，发生侧移位的前动脉纵行段上部，即胼周动脉后段同没有移位或轻微移位的末段之间的连接处出现一个转折成角，形成大脑镰征。

注释

观察血管解剖位置时，还应注意其纡曲血管的纡曲度，对确定有无移位有所帮助。

（六）大脑中动脉的解剖与影像学表现

大脑中动脉的主干支位于外侧裂中，居于脑岛表面，偏于大脑半球外侧。大脑中动脉可分为水平段、侧裂段及脑凸面分支三部分。

侧位像上，水平段近于轴位，显示不佳。在向后走行，转进入侧裂池的转弯处分出额顶升动脉支。其近段与大脑中动脉重合，主干较短，随之分出 2～3 个细分支呈垂直上升型，稍后倾，位居大脑前动脉垂直段稍后，或呈稍前倾型，居垂直段稍前方。因其分支上行时几乎是平行，又状如蜡台，故又称为蜡台动脉。值得注意的是该动脉的大小与分布差别较大，应认真鉴别。

大脑中动脉的侧裂段为 1～3 支比较粗大，比较直行的动脉干，位居脑岛表面，从蝶鞍上方向后上方呈对角线走行。此线位于床顶线上方 1.0cm 以内的位置，儿童一般为不大于 1.5cm 的位置内。超过上述值可以认为该血管为向上移位。床顶线是从前床突至枕内粗隆上方 9.0cm 颅骨内板的连线。

侧裂段动脉分支起点变异较大，也可由主干分出，或某一支较大作为主干的延续部分，分支则可这一支上。

侧裂段可发生上、下方向的移位。判断上下方向移位可以借助床顶线标志来测量。侧裂段前部有时可轻度向上弯曲，需与病理性占位区别。CTA 或 MRA 图像需与颅全像观察。

侧裂动脉三角也称为侧裂三角。即大脑中动脉自颈内动脉分出后向外侧并略向前方走行，然后又转向后上方进入侧裂池，于岛叶表面走行。在进入侧裂池转弯的地方再分出额顶升动脉。此动脉向上走行，分成小分支沿岛叶表面上行到岛叶上部，转向下行一段距离，又再向外下方沿被盖弧形折曲，走出侧裂池上行分布于额顶叶表面。

颞后、顶后动脉支及角动脉由中动脉分出后也和额顶升动脉走行相同，在岛叶表面上行，经向下折曲后出侧裂池而分布于脑表面。这些脑动脉支在脑岛上部的向下的转折点，于侧位（矢状位）像上表现为血管轴位像，分别成为致密点（高信号或流空信号）。顶后动脉或角动脉从脑岛表面向外走行出侧裂池，没有上下走行的转折，侧位像（矢状像）上为轴位，表现为一圆形血管致密影（高信号或流空信号点），此点即侧裂点。上述的转折点与侧裂点相连线，形成一条直线，从脑岛的最前点到最后点。这条直线构成侧裂三角的上缘。侧裂点则系侧裂三角的角顶。而侧裂三角的下缘则为由侧裂点沿中动脉下分支到中动脉的最前端，即中动脉进入侧裂的转折处的连线。角底或其前缘则是额顶升动脉的第一分支。

侧裂点即侧裂三角之角顶代表侧裂的最后、最高端，大致于后床顶线中点附近。侧裂三角在解剖学上代表岛叶表面位置，为一个较大的三角形面，其位置、形状及大小变异较小。近 50% 呈等腰三角形，2/5 例其上前方近成直角，余者多为前下角呈近直角形。底边或前缘平均长 3.0cm（2.5～4.0cm），高（角顶至底边的垂直距离）平均为 5.5cm（4～6.5cm）。

判断侧裂三角的移位与变形，应密切结合临床和原始CT、MRI图像，还是要靠密切观察。

前后位像上（冠状位），大脑中动脉水平段由分歧部向外走行，稍突向上呈直线状，转向上面成侧裂段。水平段与侧裂段的拐弯处为膝部。水平段平行于或稍低于分歧部，如高于分歧，则可能有抬高或上移位。水平段的长度变异很大。膝部距颞骨内板距离为2.5～3.5cm（平均为3.0cm）。

侧裂段动脉为1～3支动脉由膝段向上走行，行程微突向外。最内一支动脉的最突点（约为侧裂动脉的中点）到颅骨侧内板水平距离为2～3cm（平均为2.7cm）

侧裂点距颅骨内板内缘水平距离为3.0～4.0cm（平均为3.5cm）。

脉络膜前动脉多起自颈内动脉末段后交通支稍上方，有时起自于大脑中动脉、后交通支和分歧部，变异较大。向后走行，经海马回内后侧略上　行向内，再转向外至脉络膜裂进入侧脑室下角。

脉络膜前动脉支侧位（矢状位）像上，显示率很高，池段显示率为95%，室段显示率为70%。在前后位像（冠状）上，显示率低（25%左右）。因脉络膜前动脉靠近小脑幕切迹，池段与海马回、室段与三角区紧贴，比较呈游离状，故对小脑幕切迹疝也有诊断意义和价值。

二、颅脑静脉MRI检查技术

1.正位像　上矢状窦、下矢状窦、直窦、横窦和乙状窦均显示良好。

静脉窦连续性好，形态与位置如常，窦内信号均匀，未见血栓信号。相引流的诸条脑静脉显示良好，走行如常，无闭塞或缺如，特别是大脑大静脉显示很清楚。两侧横窦略有不对称，属生理性表现。

2.三维图像显示　无论在哪个方向均未见异常改变。所支配的脑实质区未见静脉性梗死改变。脑质信号均匀，脑沟、脑裂及脑池无增宽或变窄。脑中线结构居中。脑的浅静脉其位置及走行变异较大，对定位诊断帮助仅供参考。

3.侧位像上（矢状）　终静脉（视丘纹状体静脉）向前向下行与脉络膜静脉汇合，再向下行过室间孔，又与透明中隔静脉汇合成大脑内静脉。此汇合点称为静脉角，表现为呈弧度突向前方拐弯，上为终静脉，下为大脑内静脉。它代表室间孔位置。大脑内静脉呈上突的圆滑弓状向后下连行数厘米，行出第三脑室后，两侧相合而成大脑大静脉。

大脑大静脉很短，按胼胝体压部之弧度向后向上行与下矢状窦相连而终止于直窦。

基底静脉约于蝶鞍上方1.0cm处向后上行终于大脑大静脉。

4.前后位像上　终静脉向内下方走行。大脑内静脉由于近于轴位，所以呈现窄带状近中线或居中线旁1～2mm处。大脑大静脉则呈圆点状居中线。

5.静脉角测量　以鞍结节至大脑内静脉起点连线为基线，与基线中点做垂直线，静脉角居此垂直线前6.5mm，后5mm之间，居基线上方23～40mm。

三、肾动脉MRI检查技术

重要的测量数据

1.腹主动脉

*18～30mm。

2.主动脉分叉

*L_4～L_5的水平。

3.肾动脉的起点

*$L_1 \sim L_2$的水平。

4.肾动脉

*直径4 ～ 10mm。

5.肾上极的位置

（1）右侧：L_1的上缘。

（2）左侧：T_{12}的下缘（右肾比左肾低一个椎体的高度）。

6.肾脏上极间的距离

*约10cm（4 ～ 16cm）。

7.肾脏下极之间的距离

*约13cm（9 ～ 18.5cm）。

8.肾脏的大小

*头尾向：8 ～ 13cm（头尾向的差异＜1.5cm）。

肾脏皮质厚度：

*4 ～ 5mm。

达到皮髓质平衡的时间：

*1分钟。

9.对比剂排泌进入肾盂肾盏系统

*3分钟。

10.输尿管的宽度

*4 ～ 7mm。

下腔静脉：

*横径为2.5cm。

四、骨盆和下肢血管MRI检查技术

重要的测量数据

1.分支

*在$L_4 \sim L_5$水平。

血管的管径：

2.腹主动脉

*2 ～ 4cm。

3.股浅动脉

*0.7 ～ 1.5cm。

4.腘动脉

*0.6 ～ 1cm。

五、磁共振胰胆管造影技术（MRCP）

重要的测量数据

1.胆囊

*水平直径为5cm（＞5cm可疑为积液）。

2.胆总管的宽度

*≤8mm（胆囊切除术后：≤10mm）。

3.胆囊管

*长度约4cm。

4.胰管

*宽度：1 ～ 3mm。

六、颈动脉MRI检查技术

重要的测量数据

易于狭窄的部位

*颈内动脉：

－颈动脉分叉（约占所有颈动脉狭窄的2/3）

－颈动脉虹吸段的入口

－颈动脉虹吸段内

*椎动脉

－锁骨下动脉起始处

－颅颈连接点穿过硬脑膜处

第二节 体内医用内置器典型病例及危急值

体内医用内置器医学影像学评估

▶病例1：男性，29岁，车祸13小时（图5-1）。

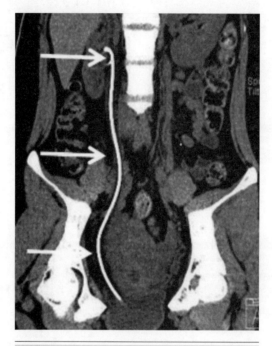

图5-1 DJ管置入（直箭头）

▶病例2：男性，41岁，外伤3天（图5-2）。

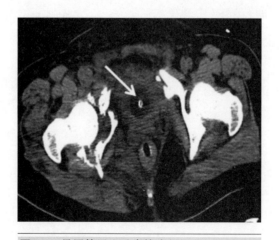

图5-2 导尿管置入（直箭头）

▶病例3：男性，65岁，头晕多年，脑梗死住院治疗后1个月，症状同前。颈内动脉支架术后1个月（图5-3）。

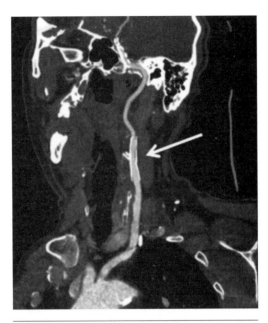

图5-3 颈内动脉支架置入（直箭头）

▶病例4：男性，62岁，贲门胃底癌术后3年10月余，复发后行支架置入术2年余，进食困难2天（图5-4）。

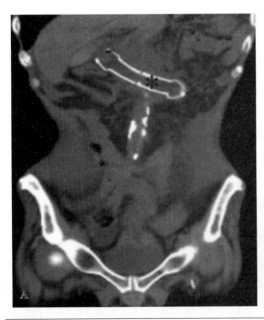
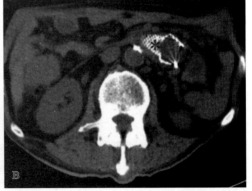

图5-4 食管胃底支架脱落（星号）

▶病例5：患者，74岁，高血压病20年，糖尿病病史11年，降主动脉内支架置入术后1年（图5-5）。

感染性动脉病变死亡率上升，应尽快清除支架，重建血液循环。

问题

被感染的血管内支架最常见的病原菌是什么？

医学影像学医师的责任

（1）应立即报告主动脉周围软组织的异常表现，并建议静脉内注射抗菌药物。

（2）应报告是否有明显的脓肿存在，提供动脉的变化和支架损伤的依据。

临床医师需要了解的内容

不正常的大动脉周围的软组织影的位置和程度。

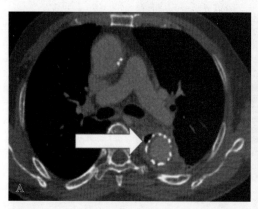
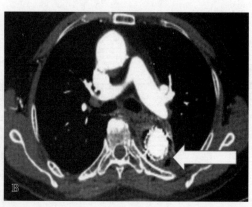

图5-5 大动脉内置器伴大动脉炎，CTA表现为大血管周围伴有脂肪组织和液体存留，同时大动脉周围有气体影（直箭头）

▶病例6：患者，68岁，高血压动脉硬化10年余，胸闷气短1年，胸痛2个月，行动脉夹层支架术治疗后复查（图5-6）。

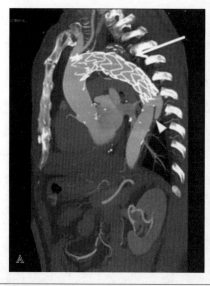
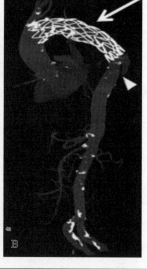

图5-6 主动脉夹层支架术后，CTA示主动脉弓及胸主动脉起始部网格状致密影（直箭头），其内造影剂充盈良好。网格状致密影下端可见主动脉内膜线及真假腔形成（三角），其内均可见造影剂充盈

▶病例7：患者女性，68岁。下腔静脉滤器置入术后6个月，复查CT造影（图5-7）。

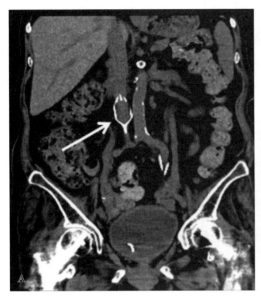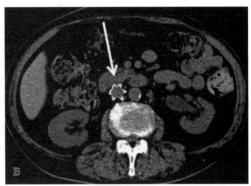

图5-7　下腔静脉滤器置入（直箭头）

▶病例8：男性，65岁，心绞痛（图5-8）。

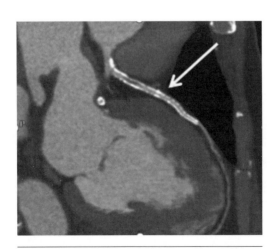

图5-8　冠状动脉支架置入（直箭头）

▶病例9：女性，69岁，心慌气短，伴有心律失常，心脏起搏器置入术后复查（图5-9）。

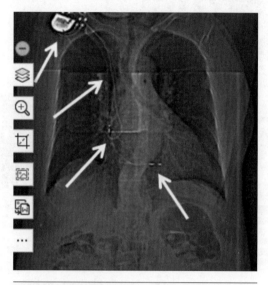

图5-9 心脏起搏器置入（直箭头）

▶病例10：女性，46岁，宫内节育环置入术后20年，腹痛3个月（图5-10）。

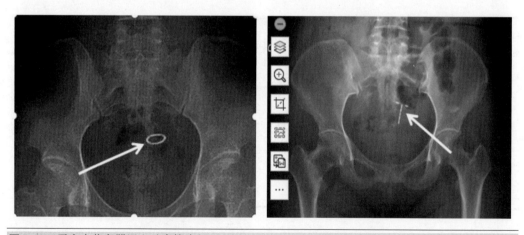

图5-10 子宫内节育器置入（直箭头）

▶病例11：男性，74岁，胆道梗阻行胆道内支架置入术后1个月，肝区胀痛20天（图5-11）。

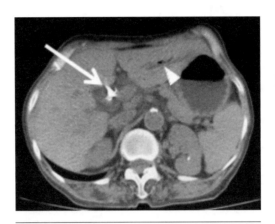

图5-11 胆道塑料支架置入（直箭头），肝内胆管散在气体（三角）

▶病例12：女性，43岁，胰腺炎、胰腺囊肿1年余。行胰腺囊肿内置入双猪尾支架术（图5-12）。

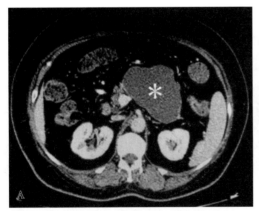
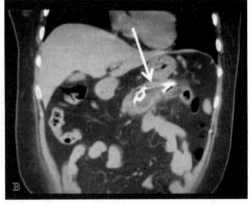

图5-12 胰腺假性囊肿（星号），囊肿内放置双猪尾支架作为内引流（直箭头）

▶病例13：男性，32岁，梗阻性黄疸，行胆管入支架置入术（图5-13）。

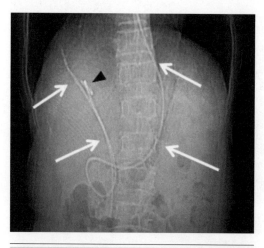

图5-13 胆总管（直箭头）及胆管支架置入（三角）

▶病例14：男性，64岁。十二指肠肠腔狭窄合并胆道梗阻。行介入性放射学治疗（图5-14）。

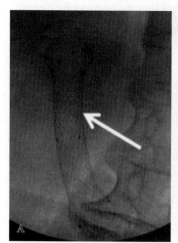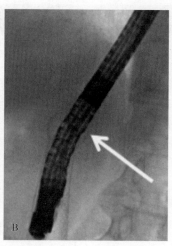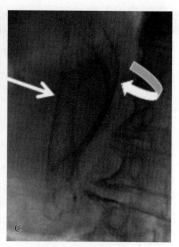

图5-14 十二指肠肠腔狭窄合并胆道梗阻，于十二指肠（直箭头）及胆道内（弯箭头）各放置一根金属支架，解决患者消化道梗阻及胆道梗阻

►病例15：男性，68岁，患胆道肿瘤，行胆总管内支架置入术治疗（图5-15）。

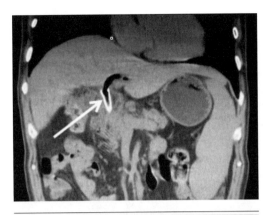

图5-15 胆总管金属支架置入（直箭头）后，可见肝内外胆管积气，证实支架引流通畅

►病例16：男性，58岁，胆系肿瘤，梗阻性黄疸，行胆总管内支架置入术治疗（图5-16）。

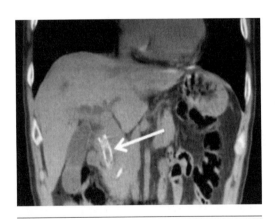

图5-16 胆总管金属支架置入（直箭头）后，肝内胆管未见积气，间接证实支架堵塞

▶病例17：男性，57岁，糖尿病病史10年。行双侧骶骨头及人工关节置入术治疗。双侧髋关节活动受限，关节肿痛半月余（图5-17）。

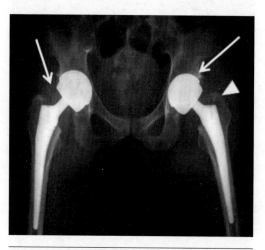

图5-17 人工关节置入（直箭头）后感染，周围骨质密度不均（三角），并可见骨膜反应

感染是骨科手术严重并发症之一。

在内固定术后进行一系列X线片检查是非常有用的，尽管早期置入物松动常为感染引起，但对感染来说缺乏敏感性和特异性。人工关节感染时，人工关节周围明显的骨质溶解、吸收，非均匀性间隙是感染后的松弛，局部有斑片状骨吸收。骨痂生成时周围也可以有少量积液。气体是感染的主要依据之一。聚乙烯材料的人工关节引起的感染有时鉴别困难。假体感染的X线征象几乎都可以在无菌性松动的患者中表现出来，比如假体松动、骨膜炎、局灶性骨溶解及假体旁透亮线等。鉴别感染和无菌性松动困难，新的骨膜下成骨及出现连接骨皮质的窦道对于明确感染有重要价值。

CT与MRI和X线片相比对软组织异常有更高的分辨率，与放射性核素扫描相比提供更多的解剖细节。感染早期MRI即可显示病变部位骨内和骨外的变化，包括病变部位的骨髓破坏、骨膜反应等。CT和MRI主要的缺点在于金属置入物周围的成像受干扰。

核影像：^{99m}Tc寡聚集区常提示去血管化和死骨存在，但此法不能将无菌性缺血和感染区分开来。^{99m}Tc标记的环丙沙星能够准确地诊断多细菌感染菌类和部位。这种成像方法不用采取血液或标记血细胞，避免了血液污染和病毒的传播，它适用于评价细菌耐药和粒细胞减少的患者，FDG-PET优势在于能够确保诊断结果在1.5～2小时。

问题

（1）核医学对人工关节感染的评价有何作用？机制是什么？

（2）人工关节术后关节痛的原因是什么？

1）假体松动。

2）聚乙烯磨损。

3）假体周围骨溶解。

4）关节纤维化。

5）软组织撞击。

6）关节外因素：腰椎病变、血管疾病。

医学影像学医师的责任

（1）应及时报告。

（2）有气体存在时，提示有坏死组织存在，应与外科医师联系。

临床医师了解的内容

（1）骨吸收的存在，和液体较多及软组织气体是否有同样的意义。

（2）穿刺关节是诊断感染的金标准。

注释

（1）体内医用内置器的医学影像学评价一般包括导管或引流管，远端的位置是否有圈绕、环袢或打折，有否移位或堵塞，对于人工关节和金属板钉是否位置合适，有否松动或移位，与临床骨质的间隙有否增大，邻近骨质是否有吸收或不连续，周围及关节内是否有积液，关节间隙与正常比较是否有异常变化，支架位置是否适宜，支架内是否通畅，有无充盈缺损，有无造影剂外渗和造影剂积聚（假性动脉瘤），支架有否断裂或移位，支架两端是否位于狭窄处于正常合适的部位，周围有无软组织肿胀和积气，有否异常强化改变等。ERCP支架术后的评价，主要是观察胆系内是否有造影剂充盈或积气，这代表支架通畅，胆管边缘光滑锐利，如果有胆管内积气伴有边缘模糊和伴随状低密度，代表合并感染等情况，应及时向临床医师报告，以便优化治疗方案或循环再构。

（2）CT检查的一个非常重要作用是支架术后的随访，包括评价手术效果和各种并发症。CTA能评价手术导管和血管支架，这些结构物的中央如果没有对比剂充盈或者有充盈缺损提示有血栓并可能存在很严重的临床并发症。CTA对金属支架产生的伪影较弱，评价血管内支架优于MRI，可以确认支架通畅，显示各种并发症，如支架狭窄、支架断裂、支架脱离血管壁、残余的血管狭窄和假性动脉瘤，CT也适用于儿童的血管内支架，但是要注意采取儿童剂量。一般情况下，CT能评价支架内轻度到中度的狭窄，甚至是附壁血栓情况，有助于评价支架治疗后有无积液等周围组织状况。如果出现腔外对比剂积聚，则提示存在假性动脉瘤，这一点很重要，应该与临床医师沟通，一般需立即手术治疗，周围或邻近有血肿时，CT表现为中等密度影，可有轻度的周边强化表现，没有对比剂外渗。CTA在显示血管内支架的位置和开放情况方面很清楚，还能发现支架有无移位、断裂和扩张不全等情况。对于小儿CT血管成像在内的CT检查技术，有利于显示心脏外的主动脉、肺动脉和肺静脉，要求放射学医师具备丰富的心脏血管解剖学、生理学和手术技术等多方面知识。